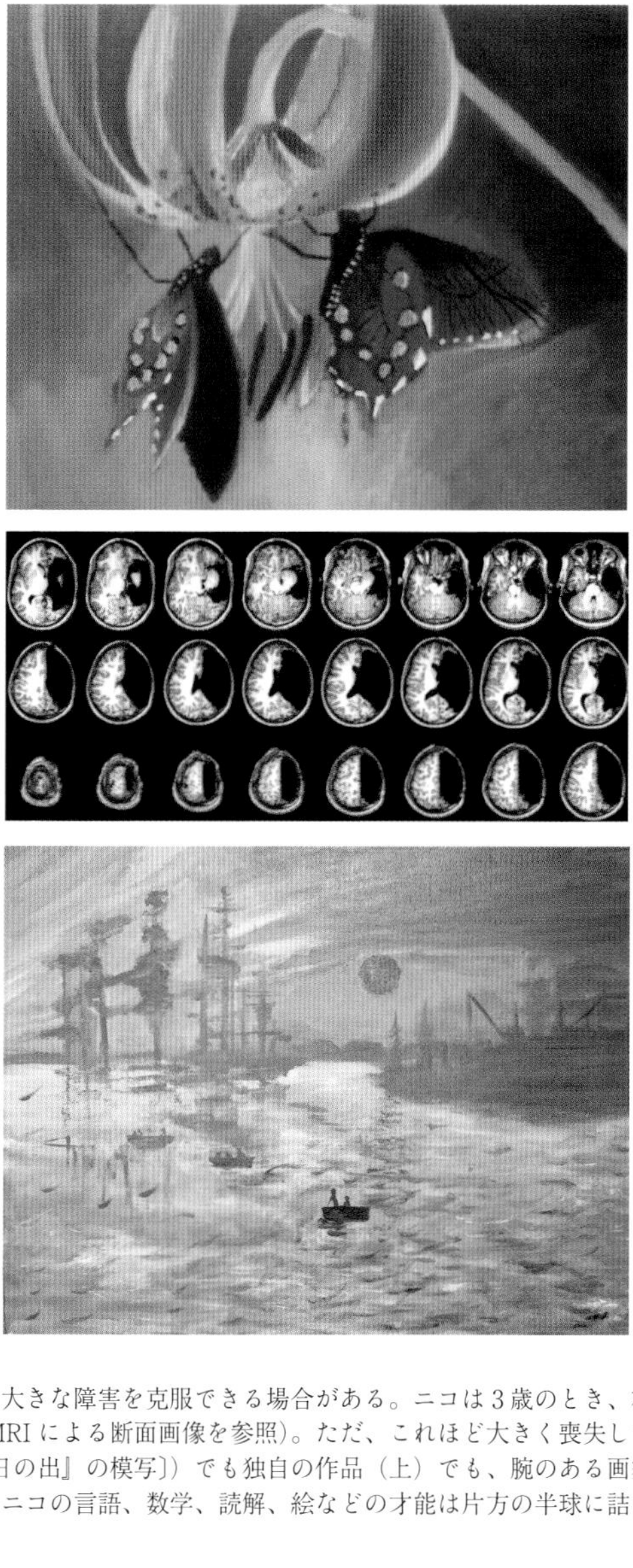

図 1　脳の可塑性で大きな障害を克服できる場合がある。ニコは 3 歳のとき、右半球を外科的に除去された（中央の MRI による断面画像を参照）。ただ、これほど大きく喪失しても、ニコは、模写（下〔モネ『印象、日の出』の模写〕）でも独自の作品（上）でも、腕のある画家になることができた。学習によって、ニコの言語、数学、読解、絵などの才能は片方の半球に詰め込まれている。

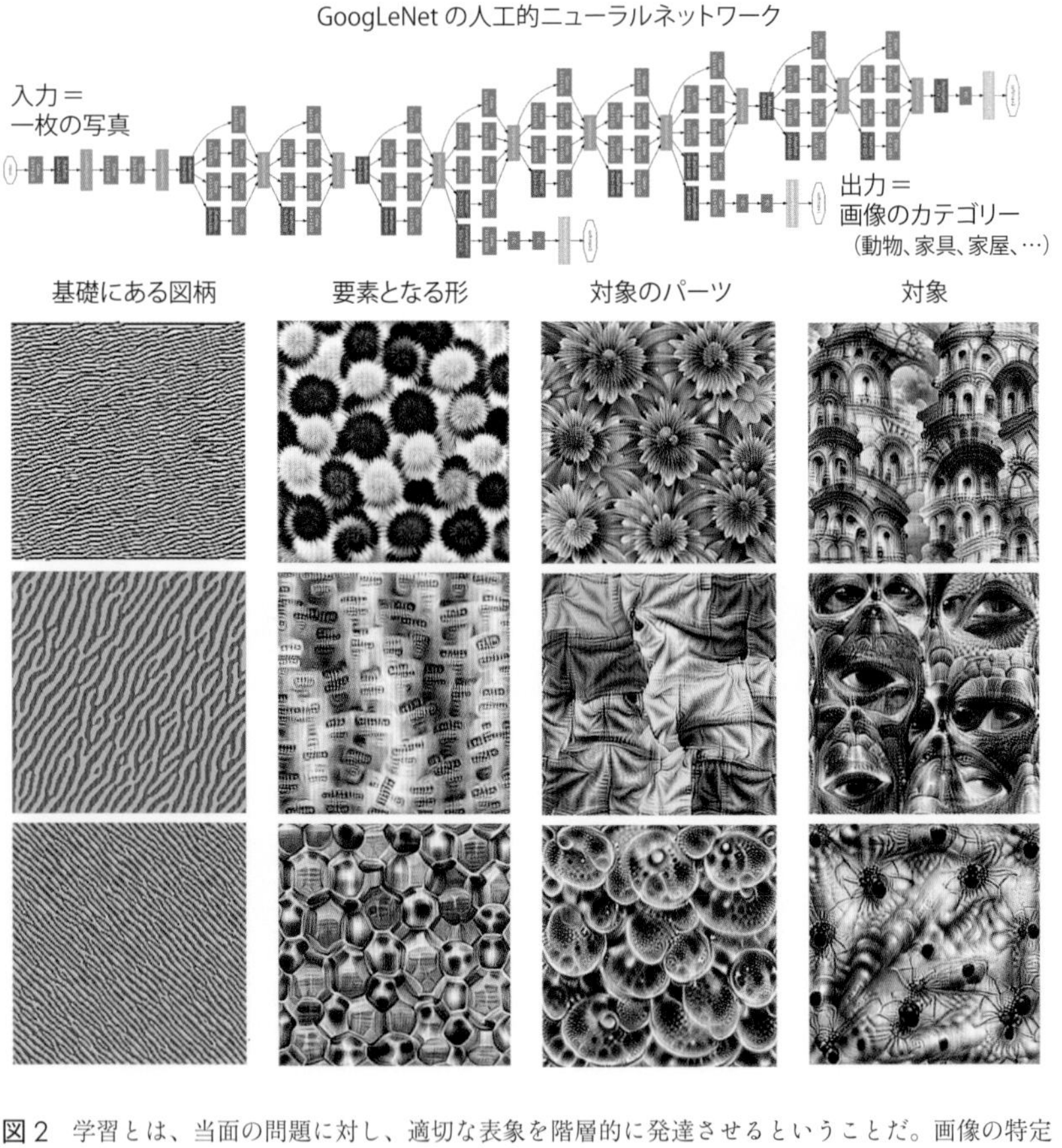

図2　学習とは、当面の問題に対し、適切な表象を階層的に発達させるということだ。画像の特定を学習するGoogLeNetネットワークでは、何百万ものパラメータを調節することによって、階層の各段階で、現実の有効な面を認識できる。最も低次のレベルでは、シミュレーションしたニューロンは、線の向きや肌理のような基本的な図柄を感取する。階層を上がるにつれて、ニューロンはだんだん複雑な形に反応するようになり、家屋や眼や昆虫を捉える。

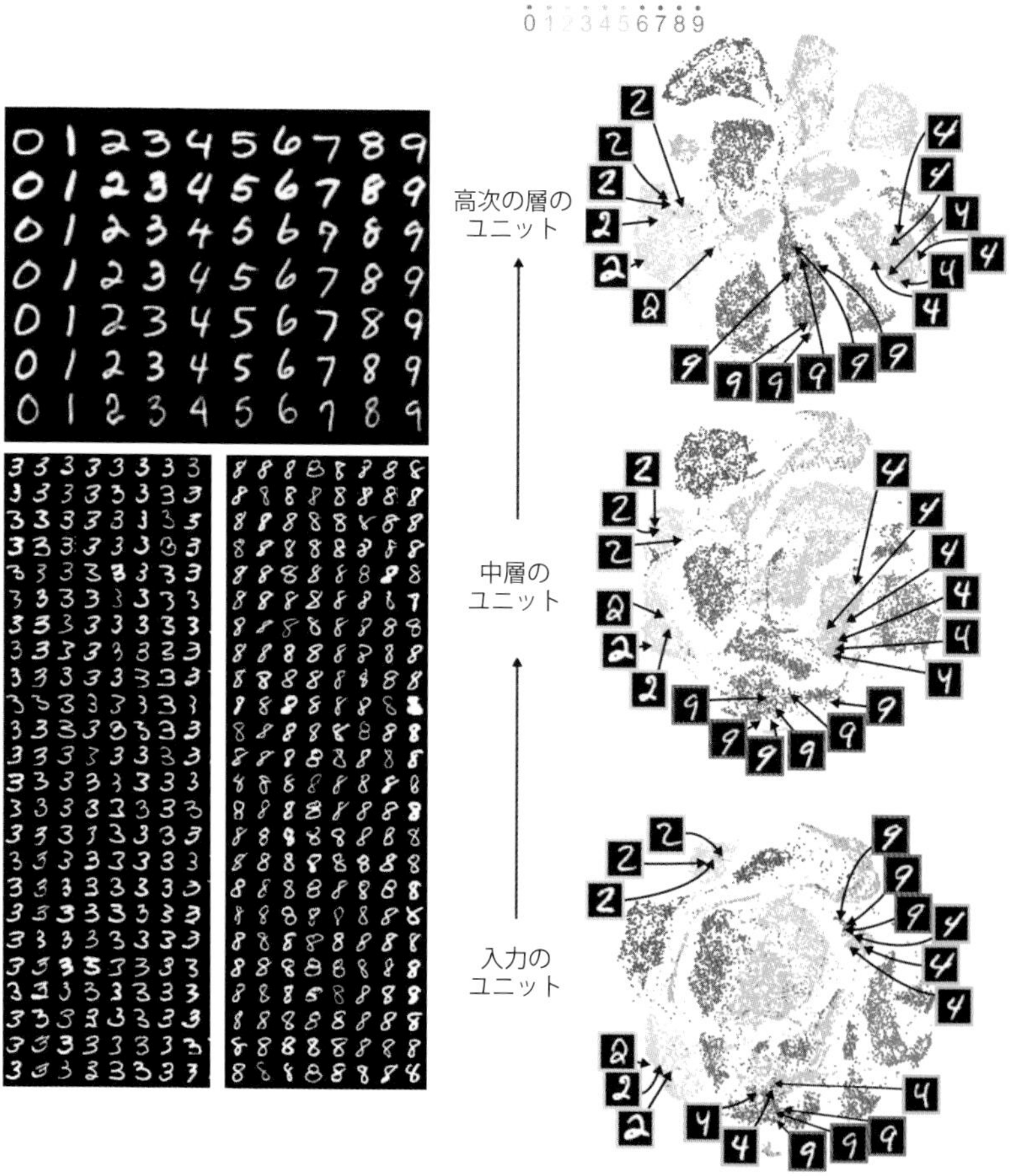

図３　ディープ・ニューラルネットワークは手書きの数字の類別をどのように学習するのだろう。数字の識別が難しいのは、どの数字にも何百通りもの書き方があるからだ。神経の階層構造の最も下のレベルでは（右下）、人工ニューロンが、9と4のような外見の似た数字を混同している。階層を上に昇るほど、同じ数の像をすべてひとまとめにして、明瞭な境界で分離できるニューロンが増える。

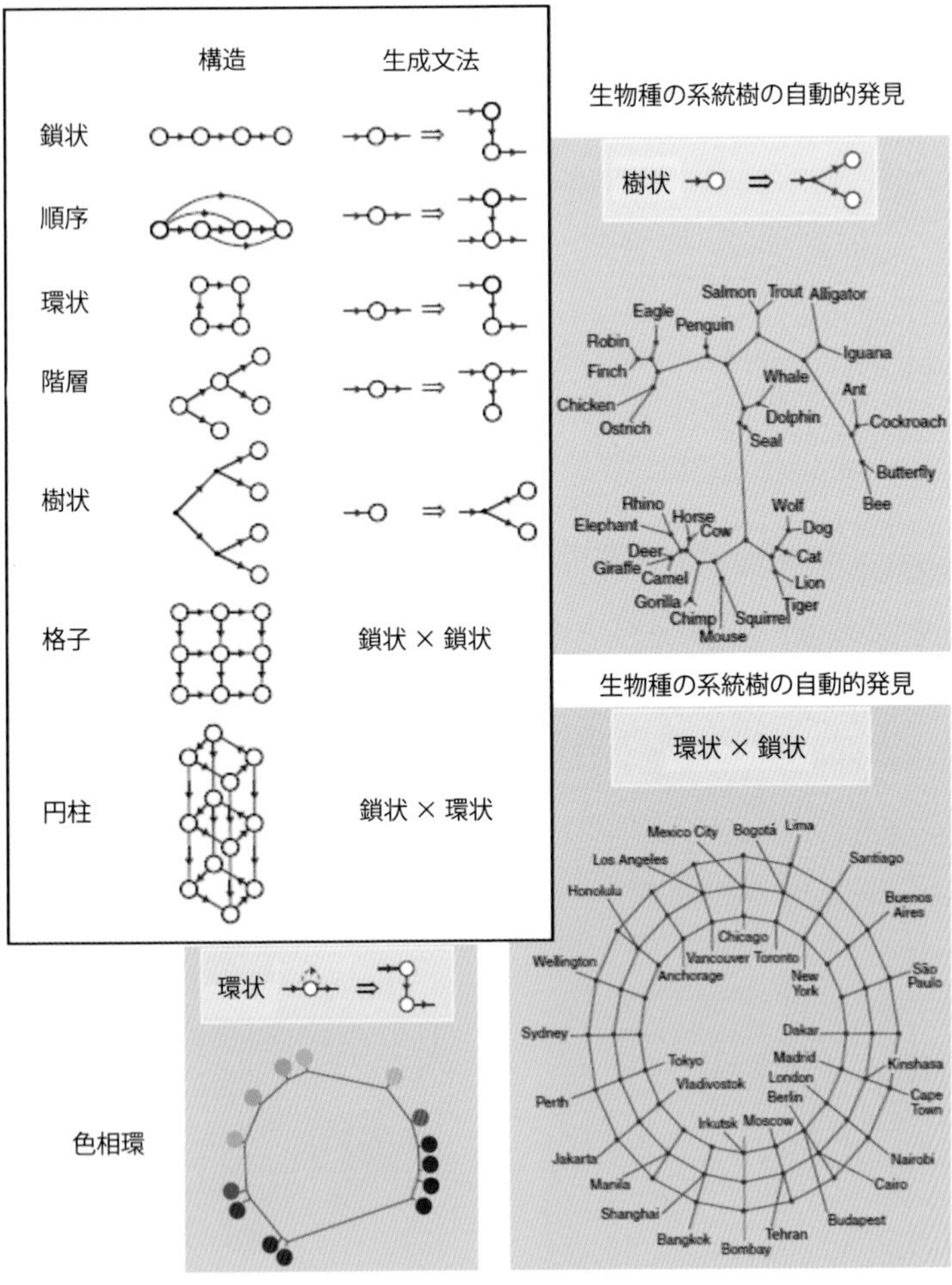

図 4　学習とはある領域の文法を推論することだ。MIT では、二人の計算機科学者が科学的分野の隠れた構造を発見するアルゴリズムを考案した。そのシステムは、組み合わせると、直線、平面、円、円柱……など、あらゆる種類の新たな構造が生成できるような文法を与えられている。このアルゴリズムは、データに最もよく合う構造を選ぶことによって、動物種の系統樹（ダーウィン、1859 年）、地球が丸いこと（パルメニデス、紀元前 600 年）、色相環（ニュートン、1675 年）のような、科学者が何年もかかるような発見を行う。

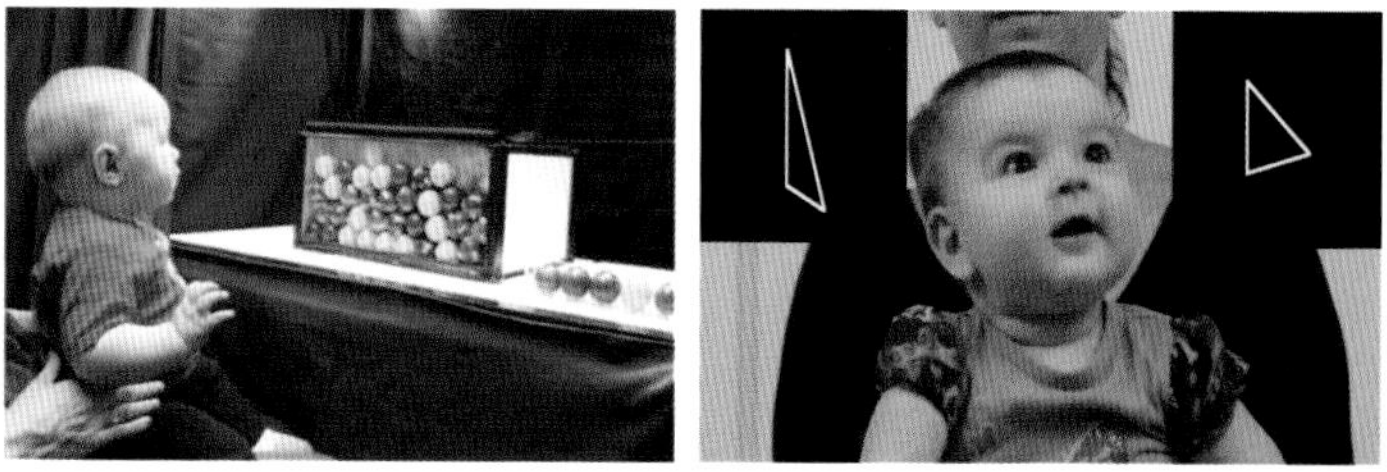

図 5　赤ちゃんは白紙状態どころではなく、膨大な量の知識を持っている。実験室では、物理学や数や確率や幾何学の法則に反する状況を見せられるときに赤ちゃんが見せる驚きを測定することによって、赤ちゃんの高度な直観力が明らかになっている。

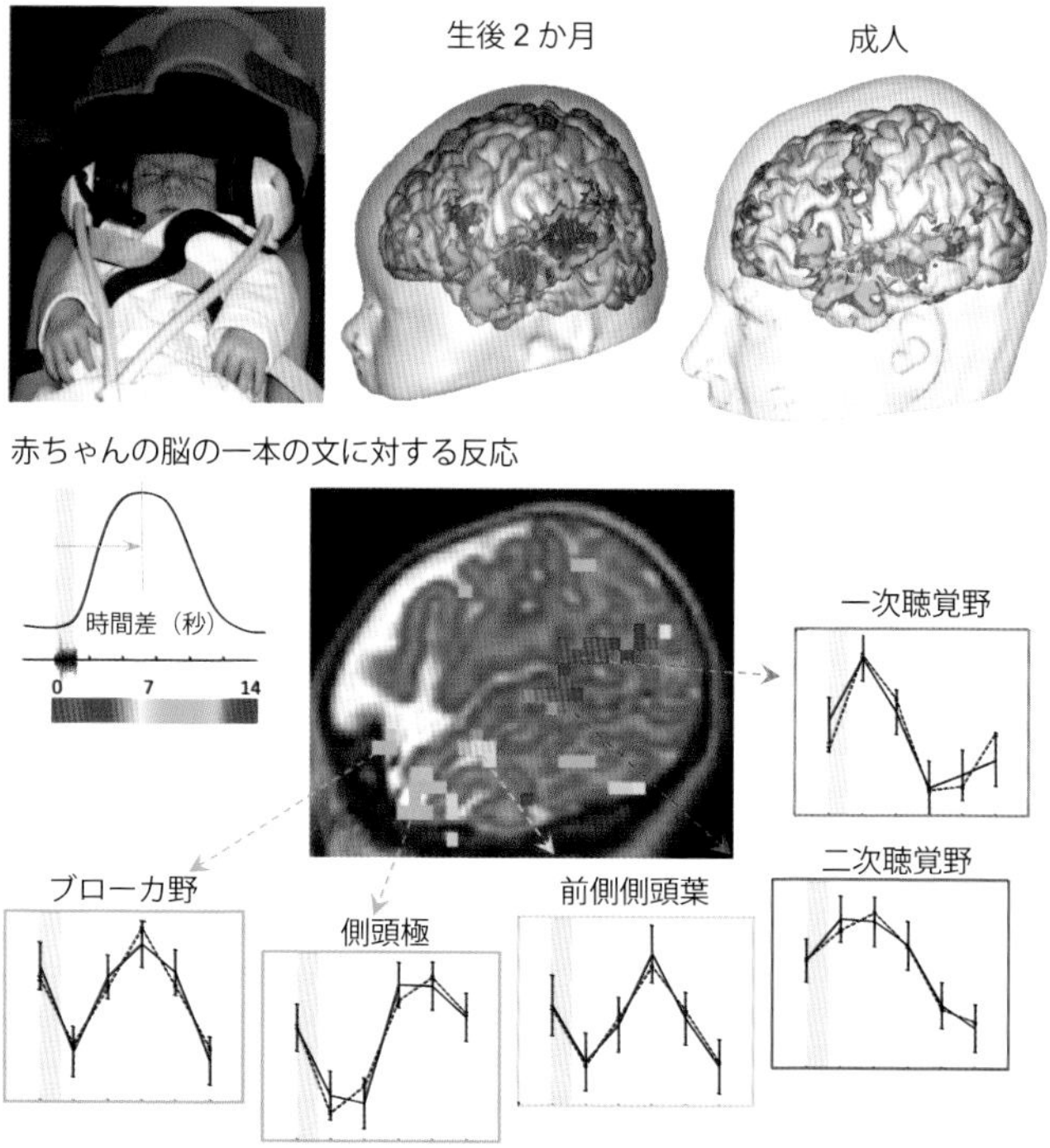

図 6　生まれたときの乳児の脳はすでに話し言葉を左半球の特定の回路へ送る。赤ちゃんが母語の文を聞いているときに脳を機能的 MRI でスキャンすると、脳の各領域による特定のネットワークが明るく映る——大人と同じように。この活動は一次聴覚野で始まり、それから徐々に側頭葉や前頭葉に、大人と同じ順番で広がる。こうしたデータは、脳はもともとばらばらで、環境の刻印を待ち受けている白紙にすぎないという考え方を否定する。

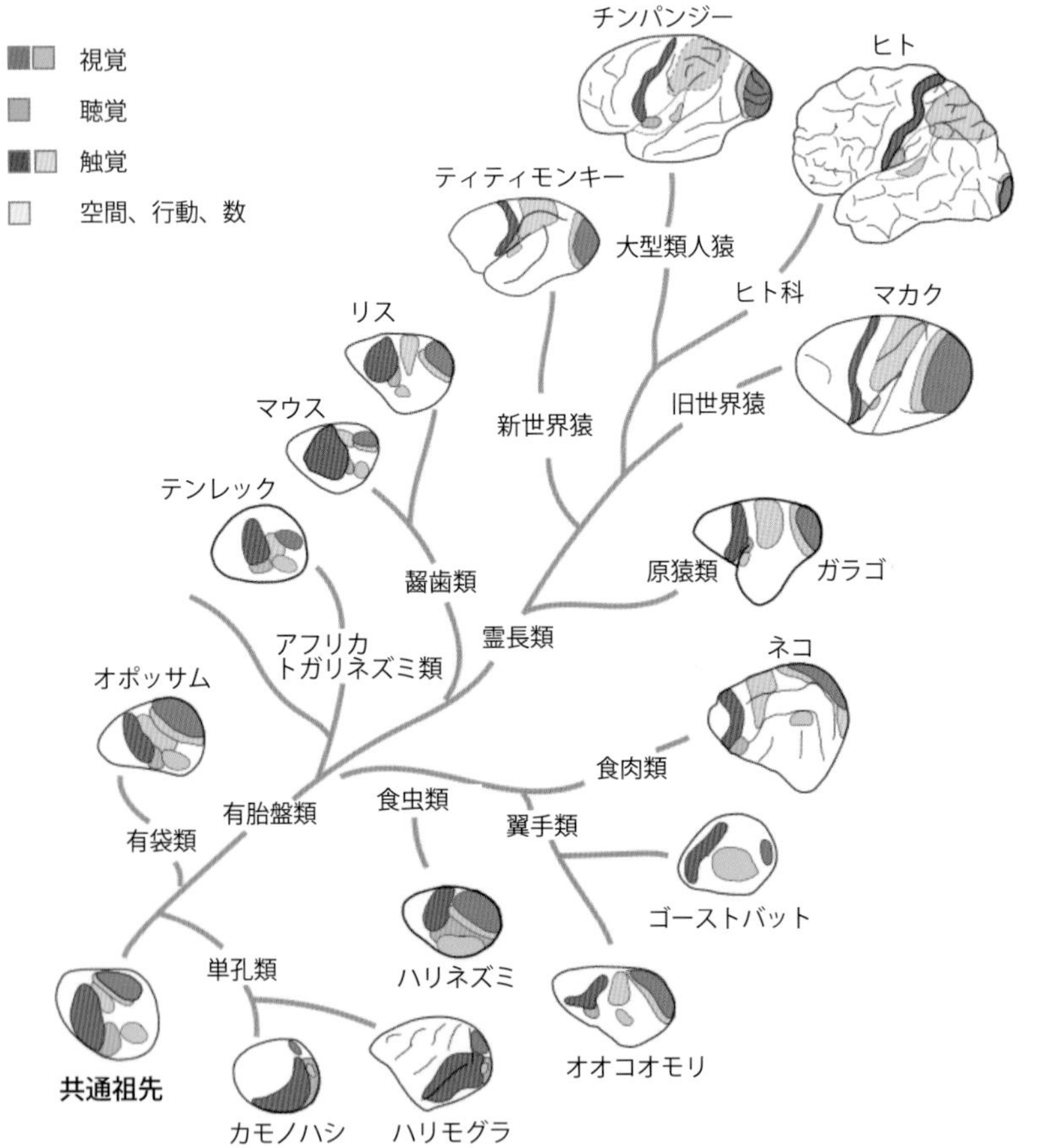

図７　人間の脳の基本構造には長い進化の歴史がある。多くの特化した領域（この図では一次感覚野の各領域）の基本的なレイアウトは他の種と共通している。その領域どうしは遺伝子の影響の下、生まれる前に配線されていて、妊娠第三期にはすでに活発になっている。霊長類の脳は、進化する中で、感覚野が小さくなるにつれて、頭頂葉、側頭葉、前頭前野の認知領域が拡大している。ヒトではこうした領域は特に可塑的で、思考の言語を宿し、生涯にわたり知識を増やすことができる。

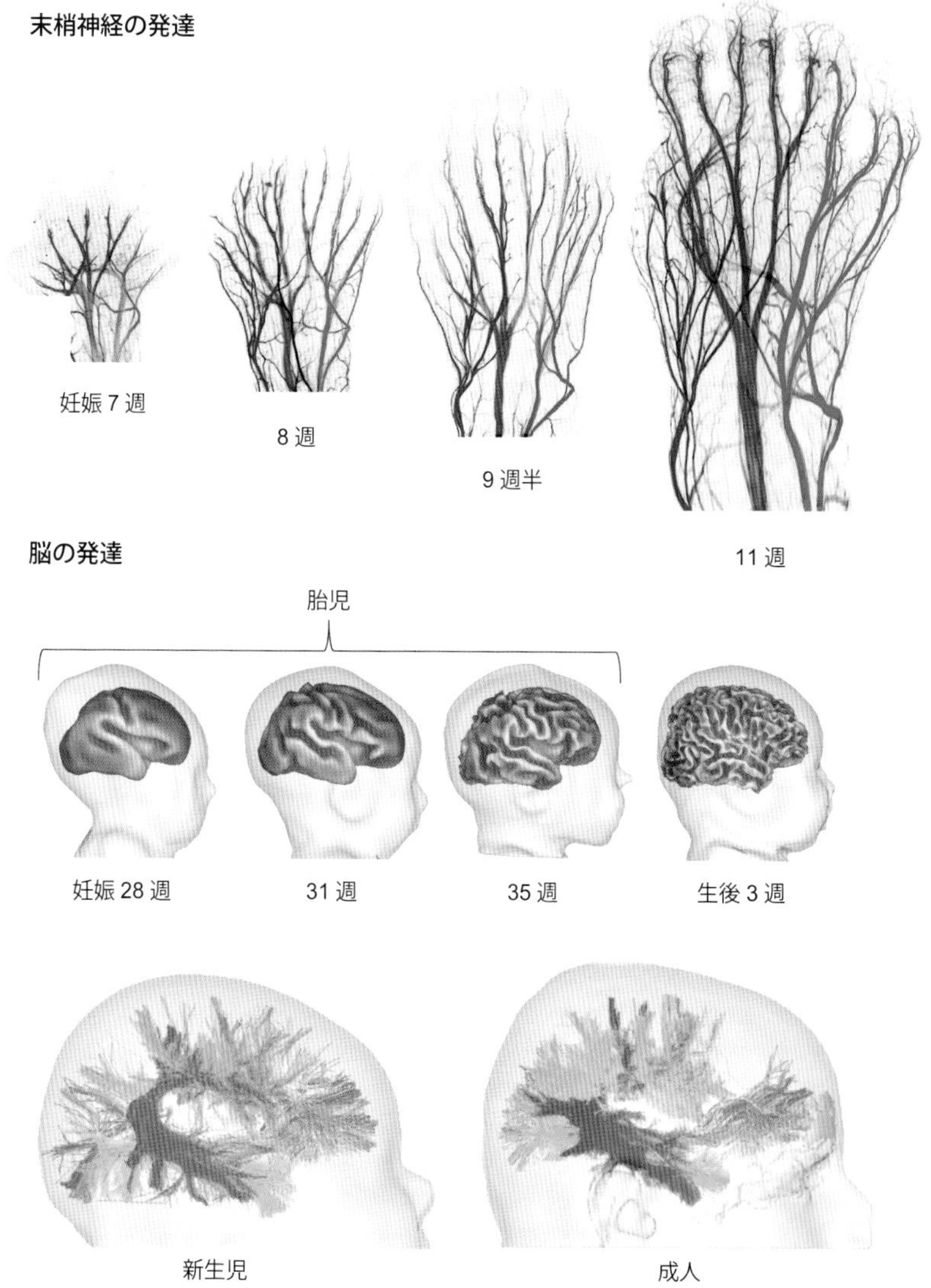

図 8　妊娠初期には、遺伝子によって体が組織される。5 本の指ができたり特定の神経分布ができたりするのに学習は必要ない。同様に、脳の基本構造は学習がまったくなくても定められる。誕生時には、皮質はすでに編成されていて、皺ができ、他の霊長類とは違う全人類に共通の結合のしかたをしている。しかし細かい配線は環境によって自由に変動しうる。胎児の脳は、妊娠第三期になる頃にはすでに、外の世界から受け取る情報に適応しつつある。

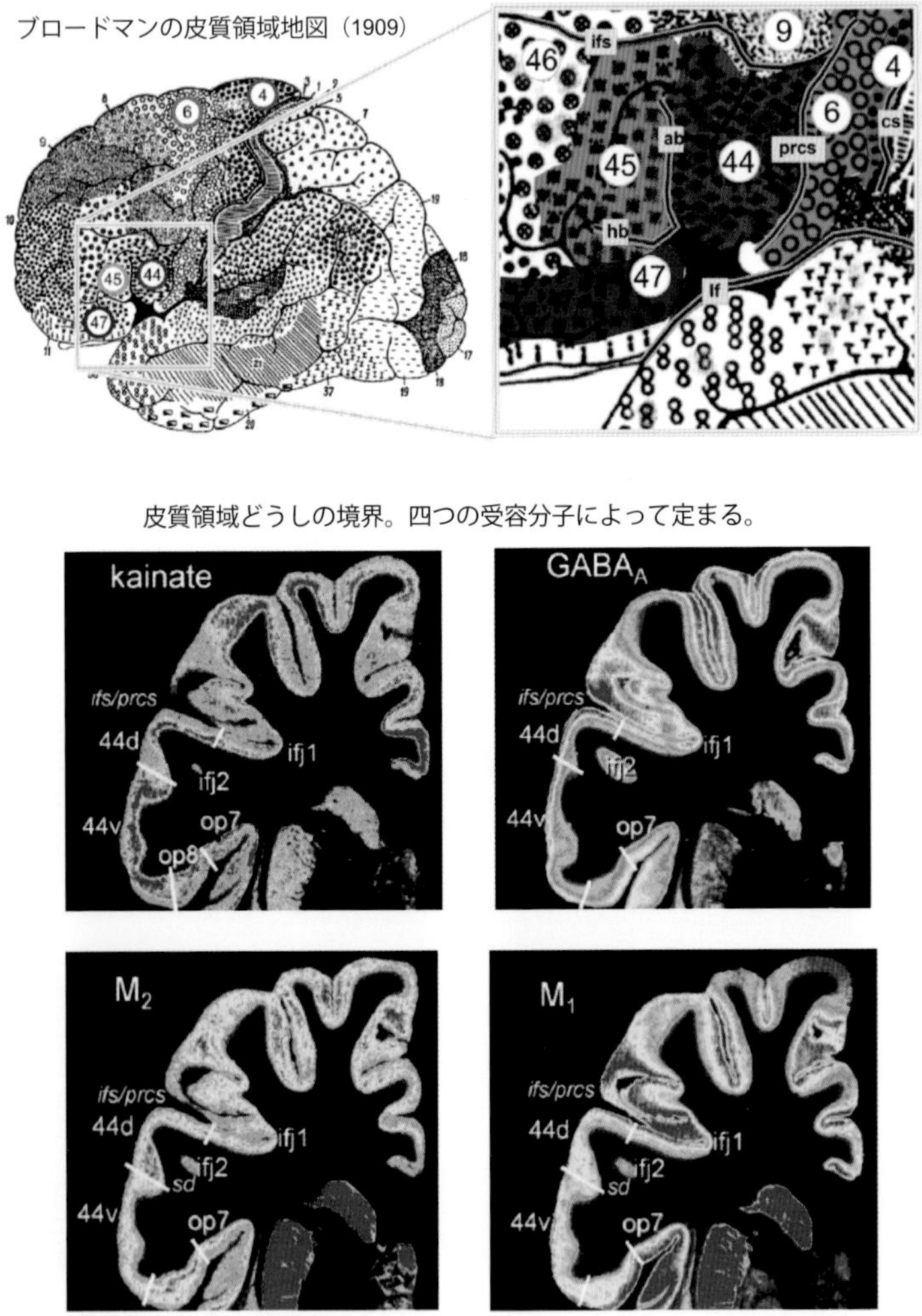

図 9　人間の皮質は分化して領域に分かれる。1909 年にはすでに、ドイツの神経学者コルビニアン・ブロードマン（1868 ～ 1918）は、神経の大きさや分布が皮質の領域ごとに異なることに気づいた。たとえば、言語処理にかかわるブローカ野の中に、三つの領域が区別された（44、45、47 という番号が振られた）。こうした区別は分子イメージングによって確かめられ、精度が上がっている。皮質は別々の領域によるタイル模様になっていて、神経物質受容体密度が急激に変化するところが境界のしるしになる。妊娠中は領域ごとに一定の遺伝子群が選ばれて発現し、特化した器官に分かれる。

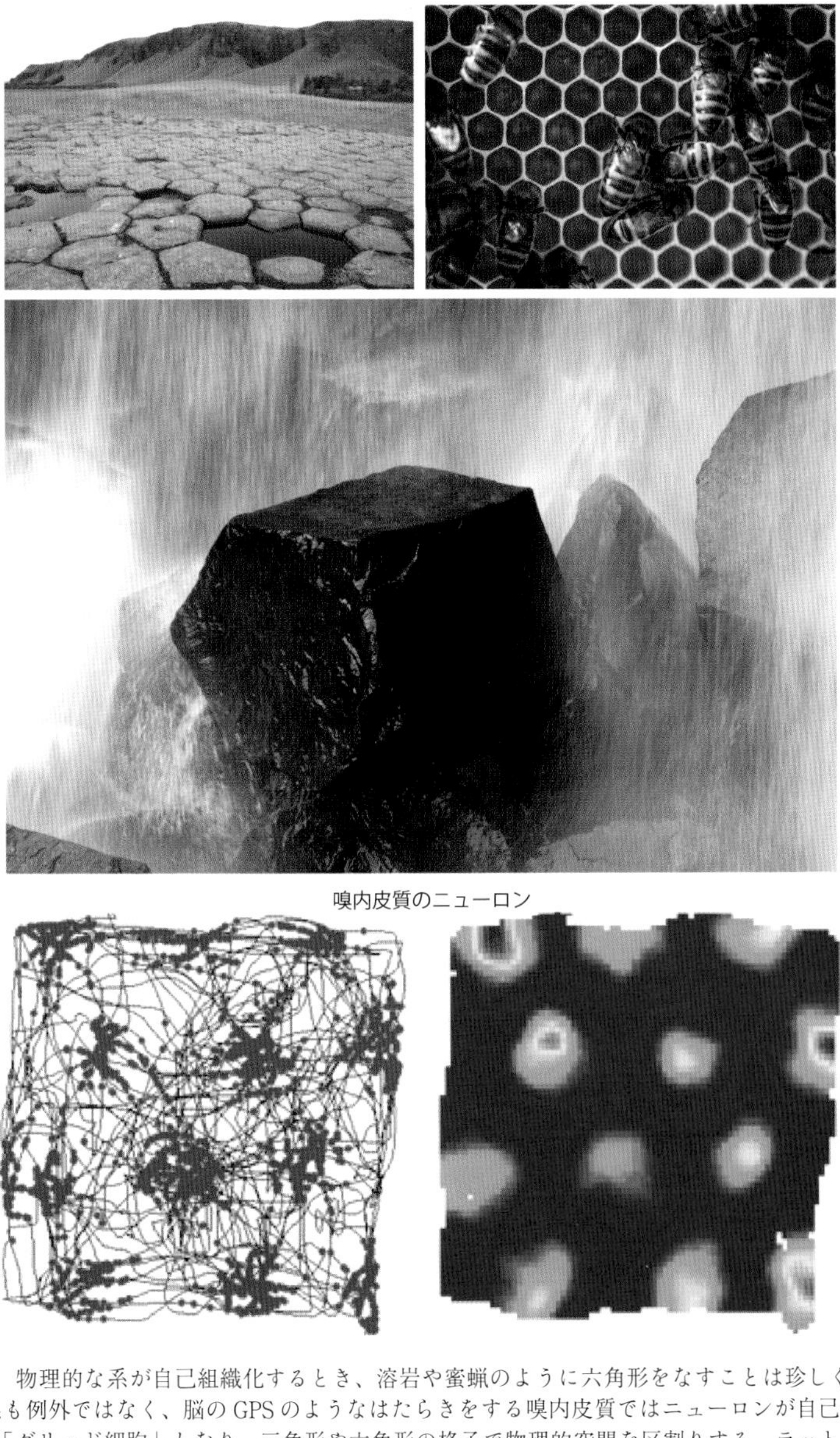

図 10　物理的な系が自己組織化するとき、溶岩や蜜蝋のように六角形をなすことは珍しくない。神経系も例外ではなく、脳の GPS のようなはたらきをする嗅内皮質ではニューロンが自己組織化して、「グリッド細胞」となり、三角形や六角形の格子で物理的空間を区割りする。ラットが大きな部屋を調べるとき、それぞれのニューロンは、ラットが三角形のうちの一つの頂点にいるときにのみ発火する。そのようなグリッド細胞は、ラットが動き回るようになってわずか一日で現れる。空間感覚は、このほとんど生得の GPS 回路に基づいている。

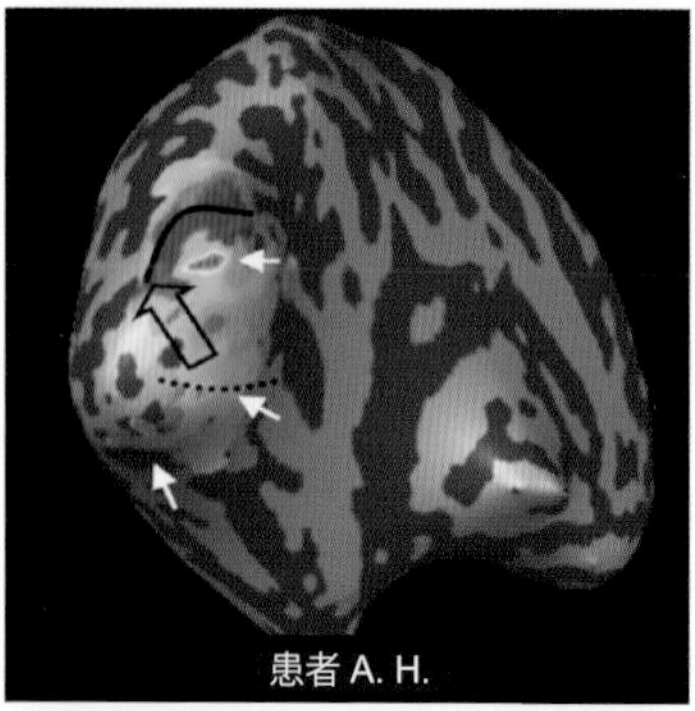

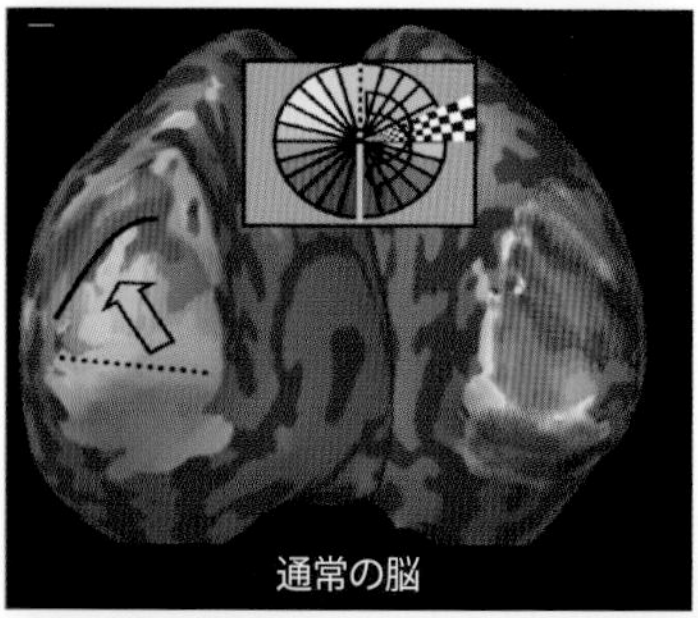

図 11　シナプス可塑性によって、脳は重大な損傷を受けたときに、一部なりとも自己組織化をやり直すことができる。A. H. という患者（上）は、妊娠七週で右半球が発達しなくなって、生まれたときに一方の脳半球だけしかなかった。通常の脳（下）の場合、入口近くの視覚野は世界の右半分しか表象しない。それでも A. H. の場合、ごくわずかな領域が組織化をやり直し、世界の左半分に応じるようになった（白い矢印で指した赤い部分）。つまり A. H. は、同じ損傷を受けた成人の場合とは違い、左側についてまったく見えないわけではなかった。とはいえ、この再組織化はささやかなもので、一次視覚野では遺伝子による決定論が脳可塑性を上回る。

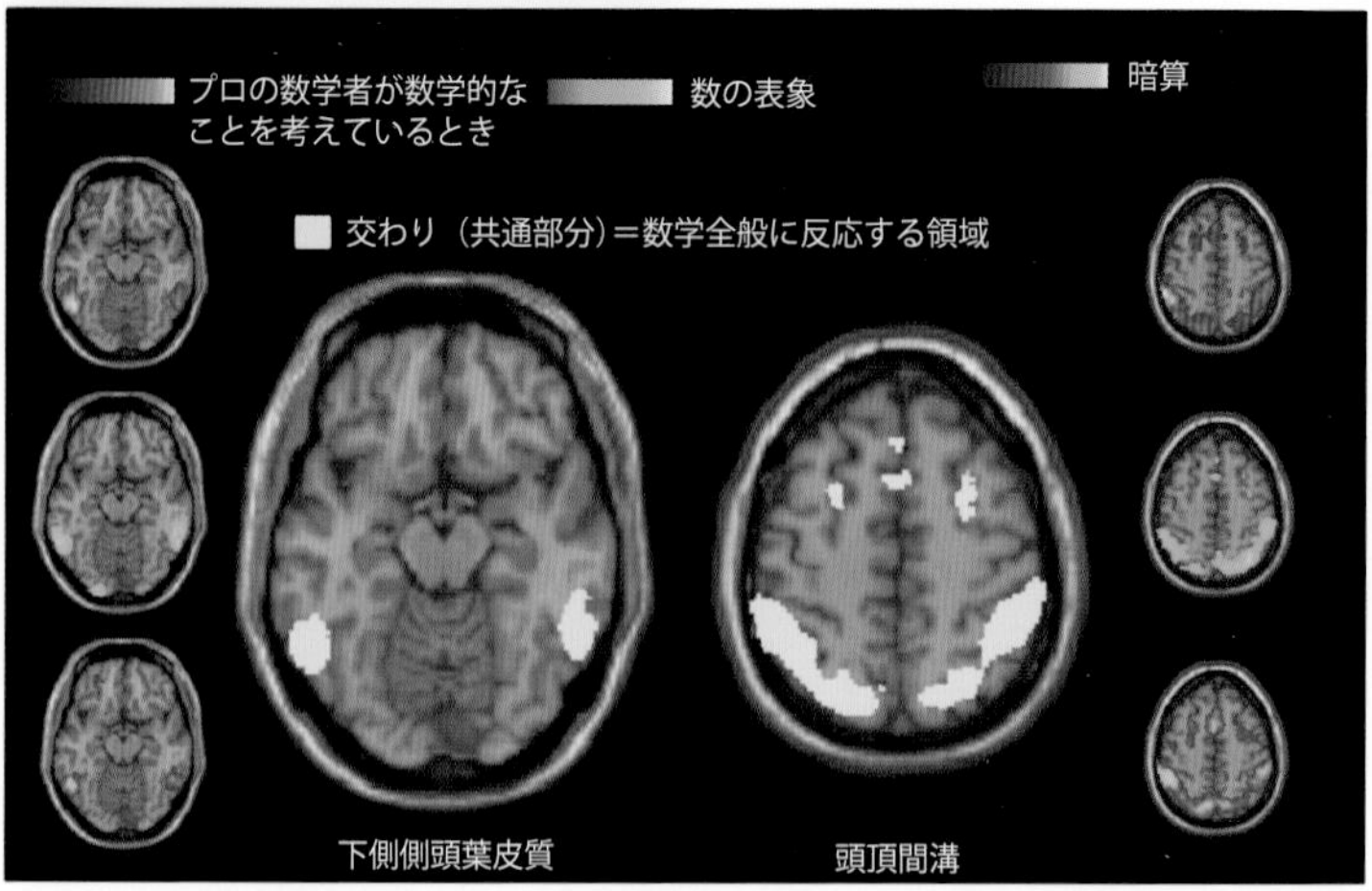

図 12　教育とは元の脳回路をリサイクルし、それを新たな機能に振り向けるということだ。私たちは生まれたときから、みな、数を表象するための領域をもっていて（緑）、それを私たちは暗算にも使う（青）。特筆すべきことに、もっと高度な数学概念を考えているときのプロの数学者さえ、やはり脳の同じ領域を使っている（赤）。こうした神経ネットワークはもともとは具体的な対象の集合に反応するが、その後はもっと抽象的な概念用にリサイクルされる。

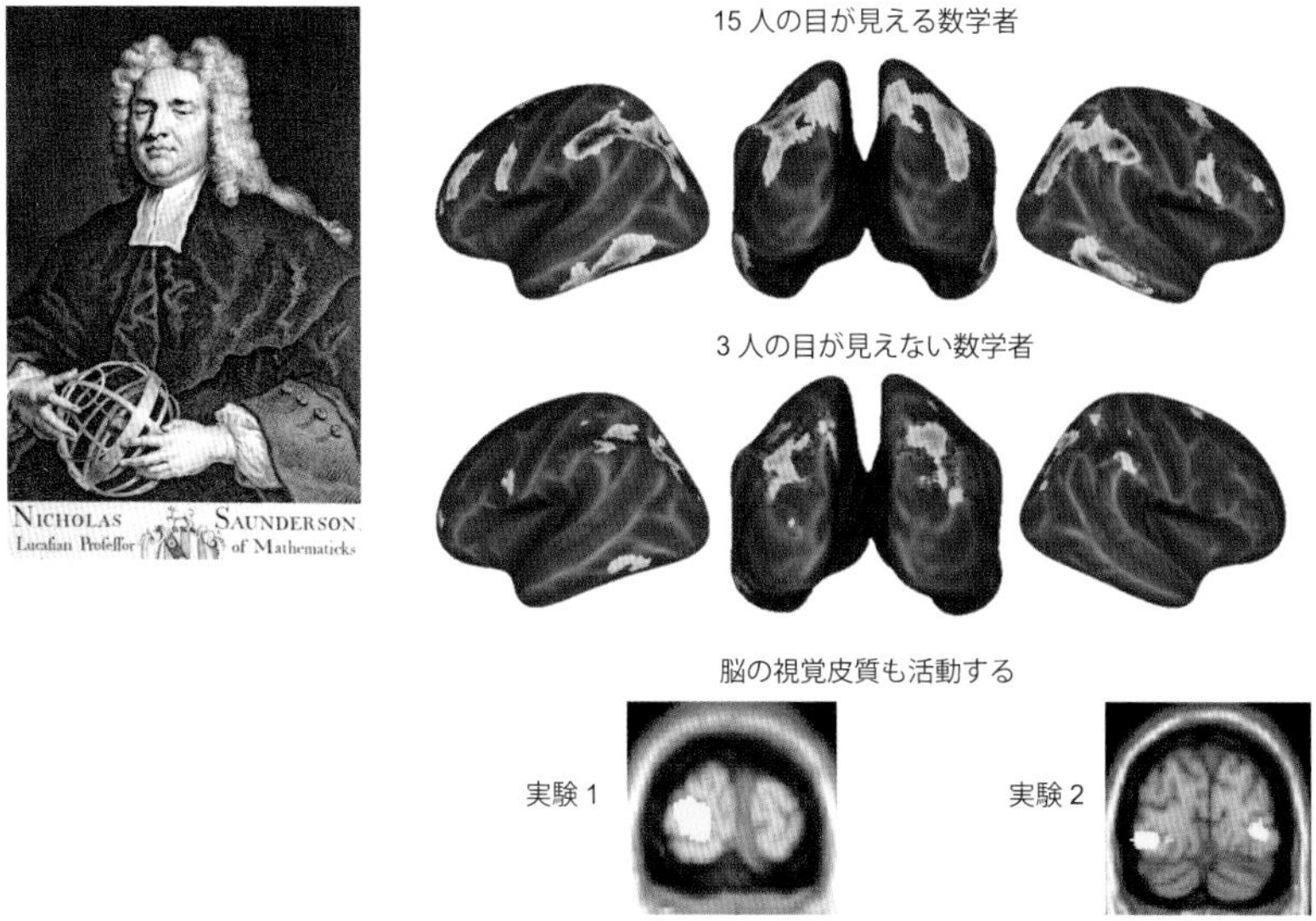

図 13　数学の獲得は感覚的経験からはほぼ独立している。目が見えない人でも優れた数学者になれる——そうした人々では、数学的なことを考えているときには、目が見える数学者と同じ頭頂葉、側頭葉、前頭葉の同じ領域が活発になる。違いは目の見えない数学者は視覚皮質を数学用にリサイクルするところだけだ。

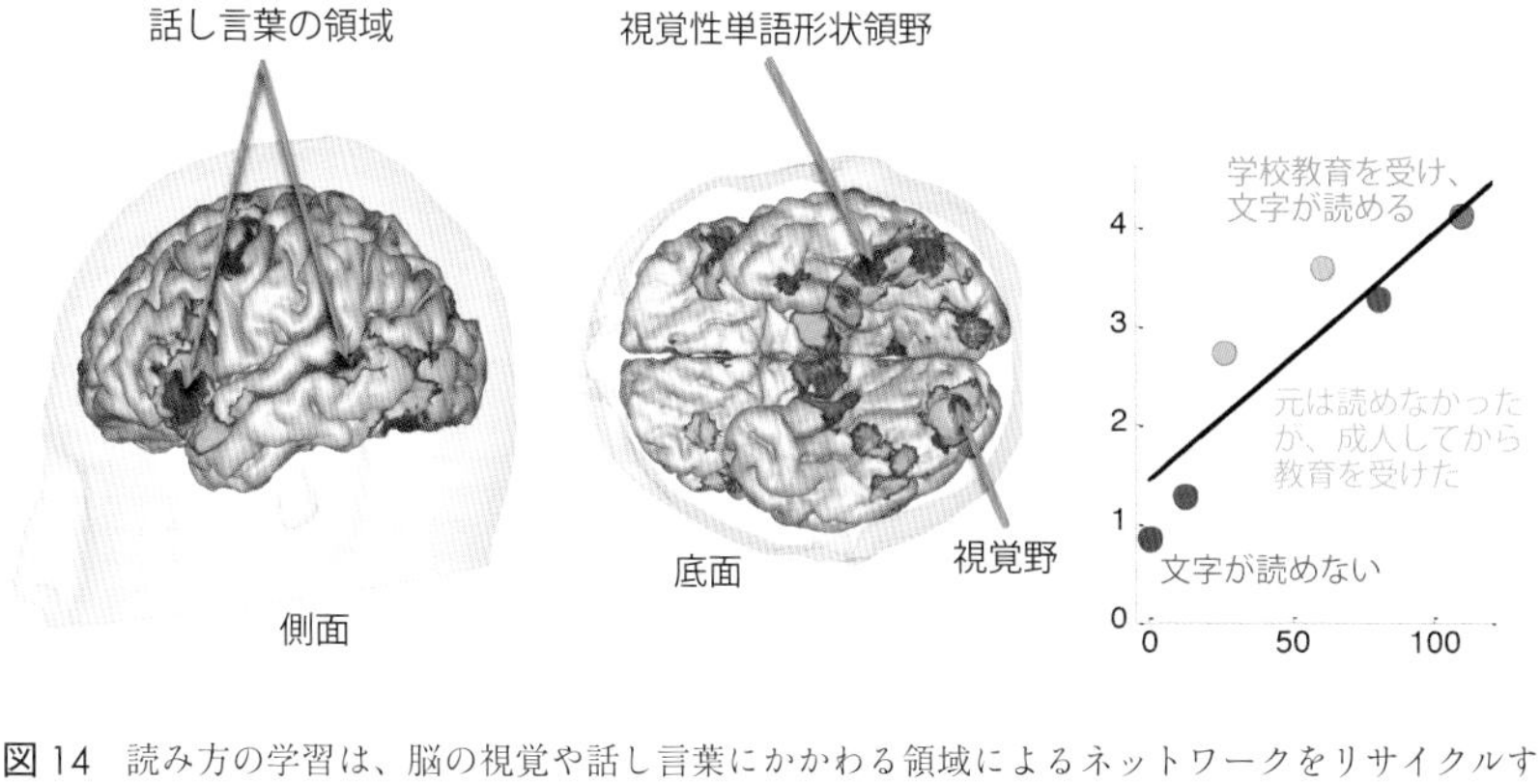

図 14　読み方の学習は、脳の視覚や話し言葉にかかわる領域によるネットワークをリサイクルする。色のついた領域が読み方の獲得によって影響される部分。文に応答する活動は、まったく字が読めない人から、熟練の読み手に至る読み方のスコアの上昇とともに増える。識字は脳に二通りの作用をする。とくに左半球の「視覚性単語形状領野」という領域で、視覚野を書かれた文字用に特化させ、視覚を通じて話し言葉の回路の活動を高める。

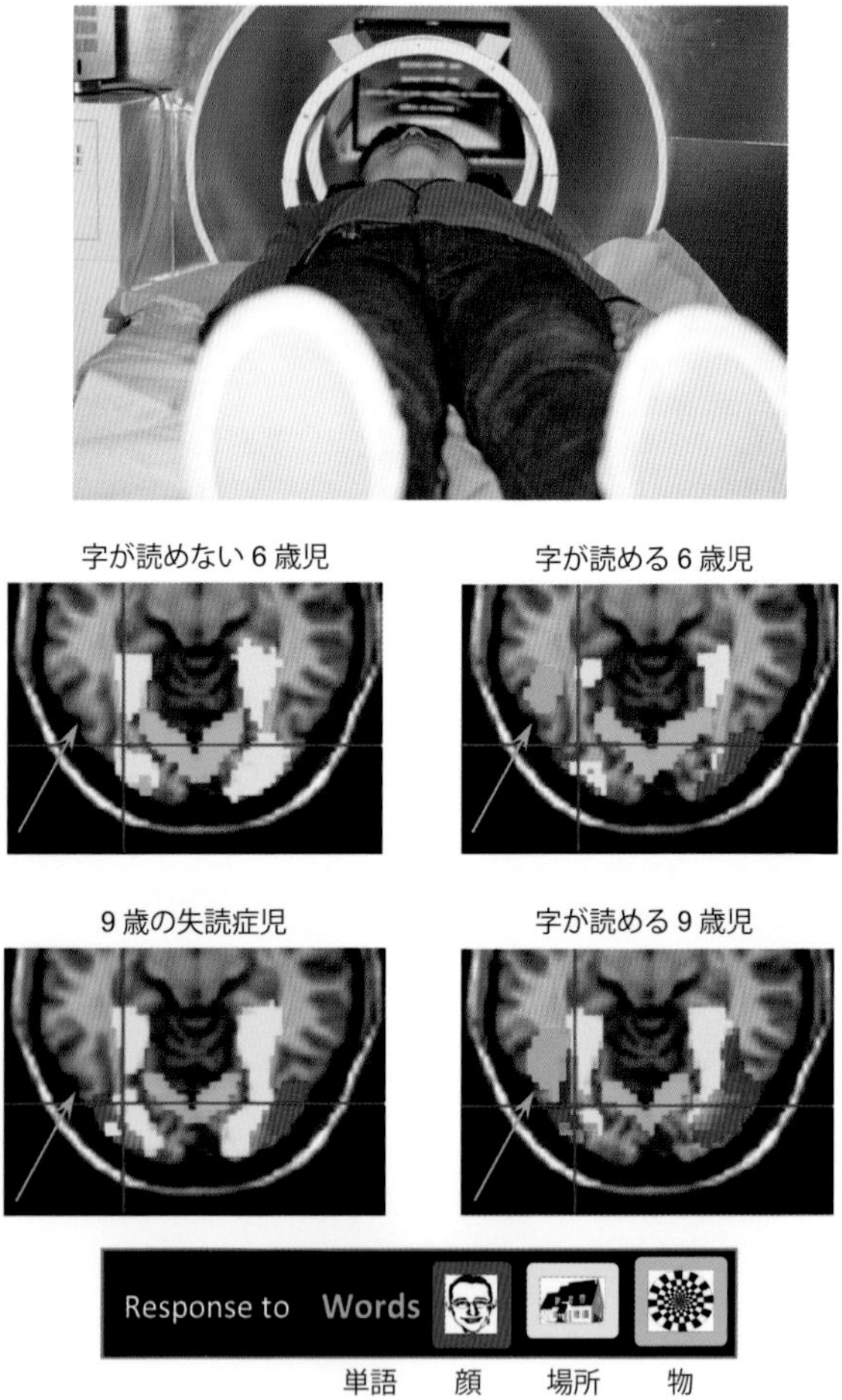

図 15　機能的 MRI を使って子どもの識字獲得を追跡することができる。子どもが読み方を学習するようになったとたん、左半球の視覚野が文字列に特化し始める。すべての霊長類が顔や物や場所を認知するために用いるモザイク状の領域の一部をヒトはリサイクルして読むことに充てる。

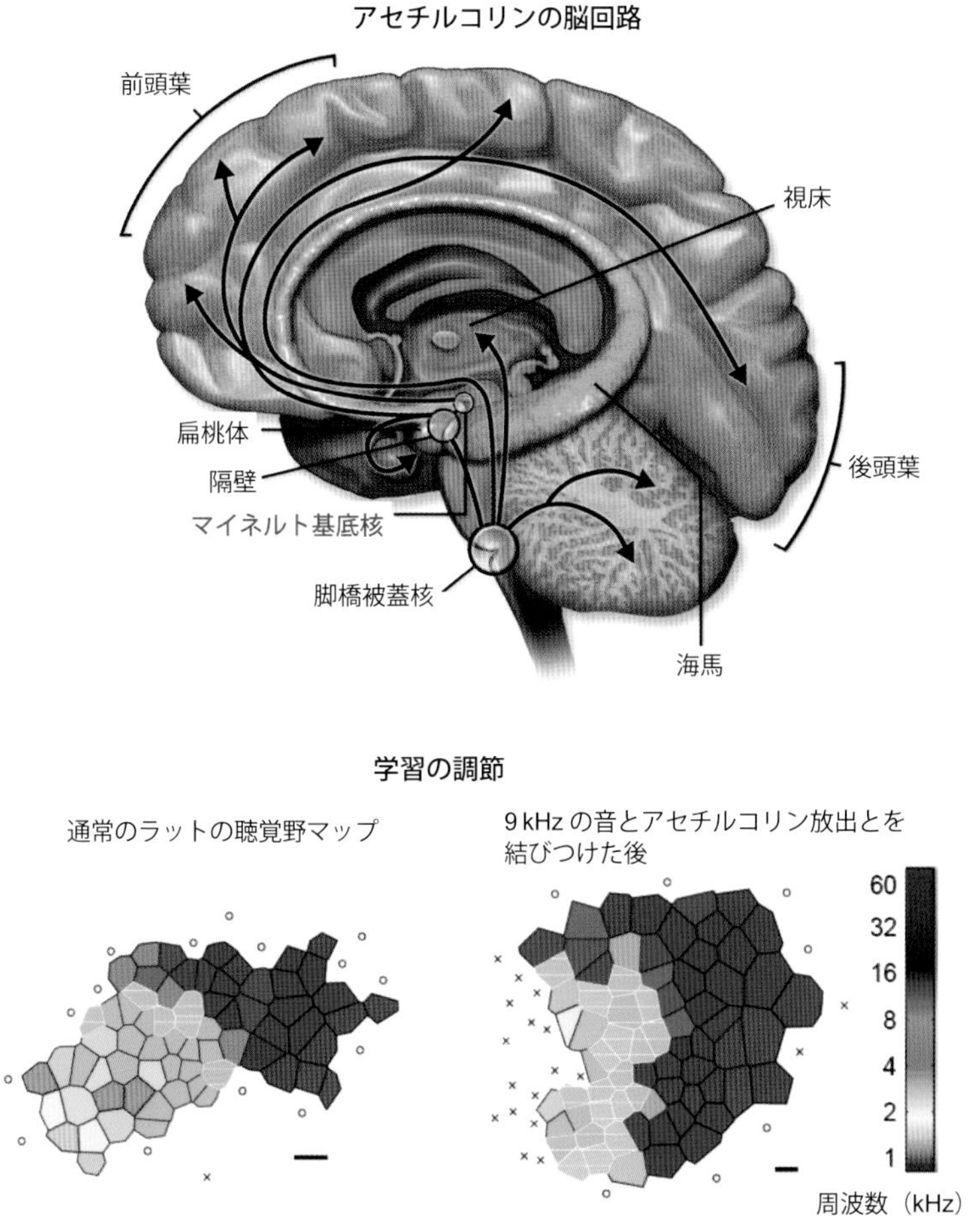

図 16　呼出信号は大規模に学習を調節できる。セロトニンやアセチルコリンやドーパミンのような神経修飾物質は、その信号が皮質の大部分に伝わり、注意を払うべき時を伝え、脳に学習せざるをえなくするらしい。下に示した実験では、ラットが9キロヘルツの音を聞かされる。これはマイネルト基底核の電気刺激と結びついていて、皮質にアセチルコリンを放出する引き金となる。音を聞かされて数日後、聴覚野全体がこの周波数近辺の音に侵略される。

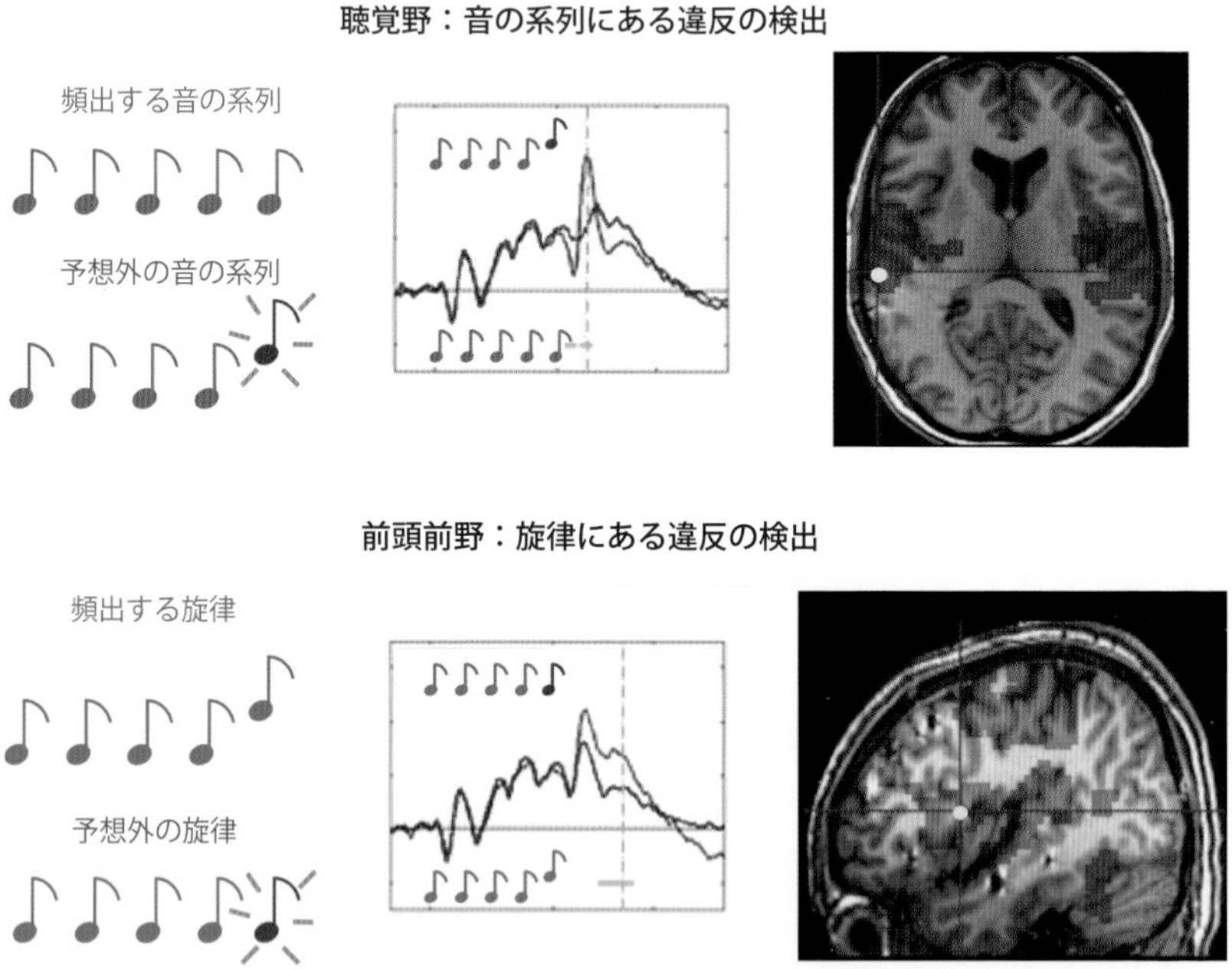

図 17　誤りフィードバックは学習の第三の柱だ。誤りを検出して訂正することによって、脳はだんだん環境のモデルを調節することを学習する。脳のほとんどすべての領域がエラー信号を発し、交換している。この実験では、脳は音の系列にある違反を検出することを学習する。まず、五つの音からなる短い旋律が何度か演奏される。予告なしに系列が変化すると驚きの反応（赤）が他の脳領域にエラーを知らせ、そちらが予測を修正できるようにする。聴覚野は局所的な予想との違いに反応するが（上）、前頭前野などの広がるネットワークは、旋律全体の大きな違反に反応する（下）。

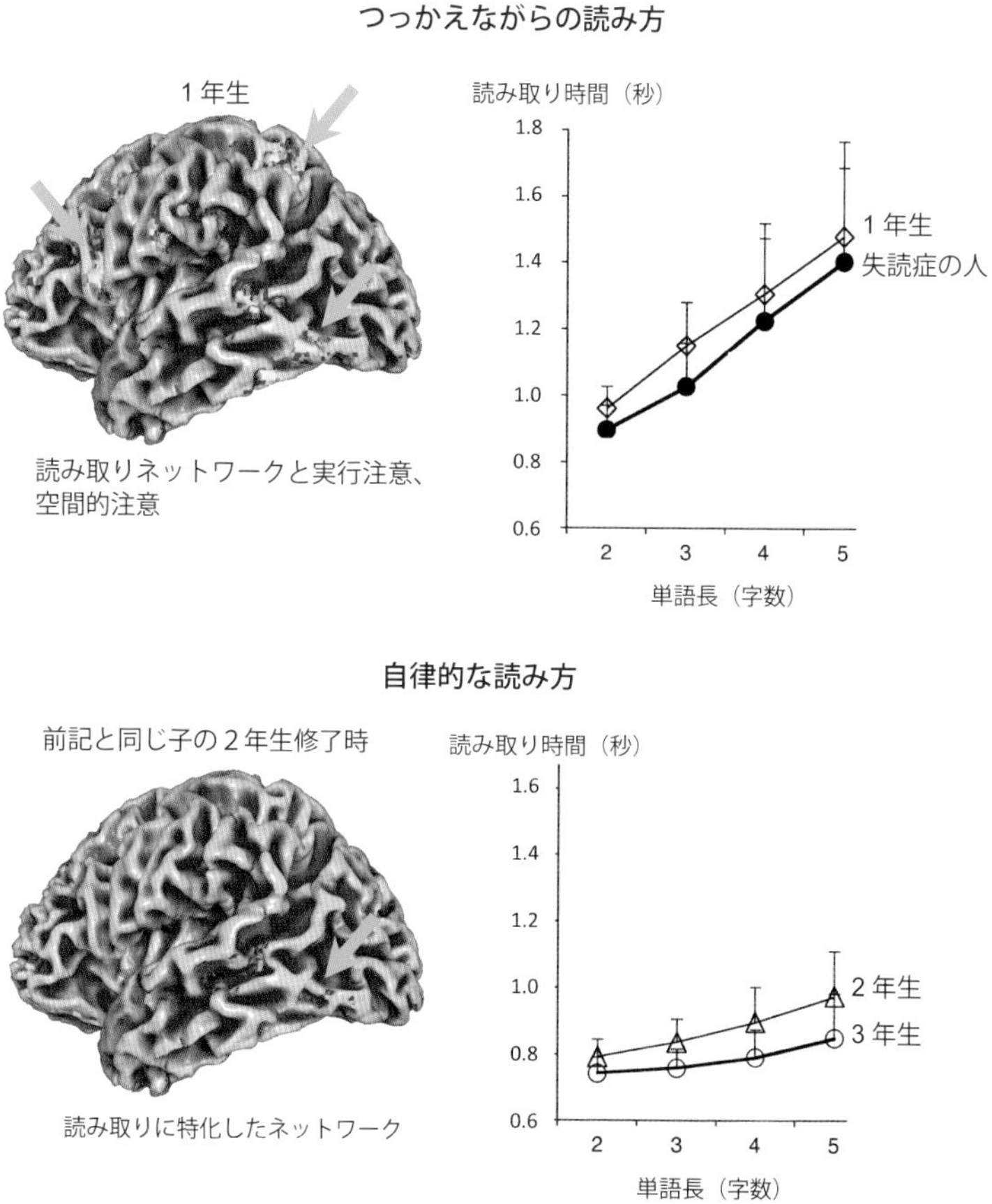

図18　定着は学習の第四の柱だ。初めはすべての学習が相当の努力を必要とし、その動作には頭頂葉と前頭葉の空間や実行注意の領域の強度の活動が伴う。たとえば読み方を習い初めの人は、単語の解読は、ゆっくりとした、手間のかかる、逐次的な処理となる。単語の字数が多いほど、読み方は遅くなる（上）。練習すると、自律性が生まれる。読み取りは高速で並行する、無意識の過程となる（下）。読むのに特化した回路が生まれ、皮質の資源を解放して他の課題に使えるようにする。

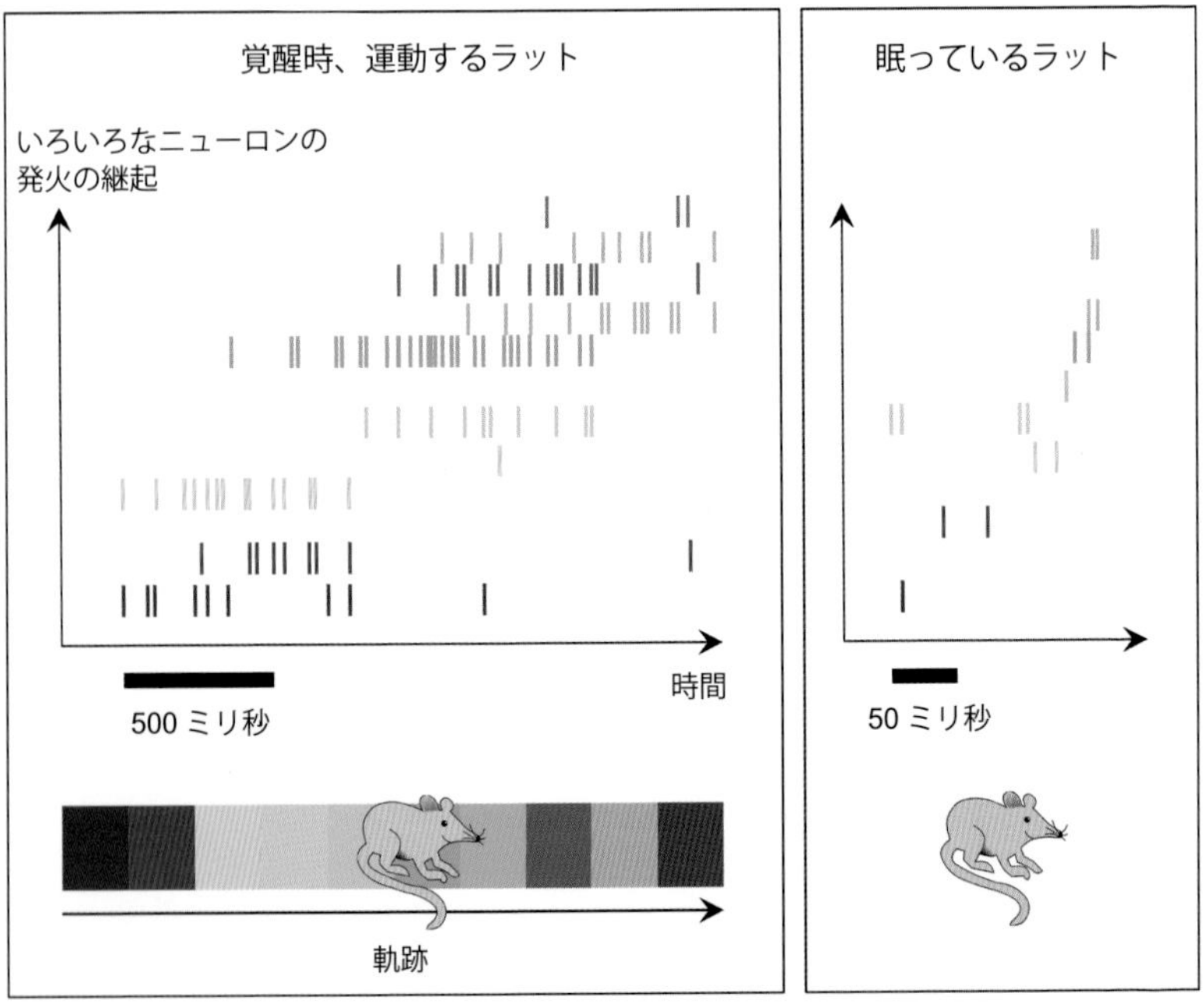

図 19　睡眠は学習の定着に重要な役割を果たしている。ラットが眠ると、その海馬にあるニューロンが、起きているときに経験したのと同じ一連の活動を、しばしば加速して再生する。この活動は、皮質に広がり、夜のうちに何百回と繰り返されることもある。そのようなニューロンによる再生が、日中に学習したことを定着させて自動化するのを助ける。私たちが眠っている間、脳は前日に見逃していた規則性を発見することさえある。

脳はこうして学ぶ

STANISLAS DEHAENE

スタニスラス・ドゥアンヌ［著］
松浦俊輔［訳］　中村仁洋［解説］

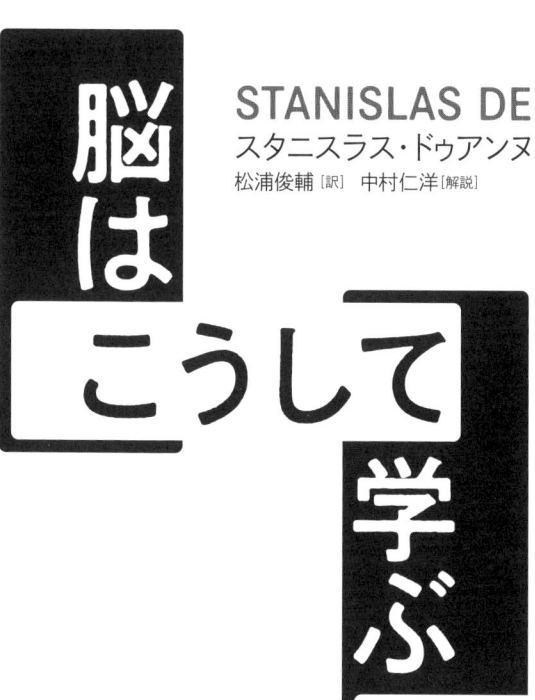

HOW WE LEARN
Why Brains Learn Better Than Any Machine...for Now

学習の神経科学と教育の未来

森北出版

How We Learn

Why Brains Learn Better Than Any Machine . . . for Now

●本書のサポート情報を当社Webサイトに掲載する場合があります．下記のURLにアクセスし，サポートの案内をご覧ください．

https://www.morikita.co.jp/support/

●本書の内容に関するご質問は，森北出版 出版部「(書名を明記)」係宛に書面にて，もしくは下記のe-mailアドレスまでお願いします．なお，電話でのご質問には応じかねますので，あらかじめご了承ください．

editor@morikita.co.jp

●本書により得られた情報の使用から生じるいかなる損害についても，当社および本書の著者は責任を負わないものとします．

今年生まれたオーロールに、
またかつて赤ちゃんだったすべての人々に

まず自分の生徒についてもっと注意して調べること。自分が生徒について何も知らないことは明らかだからである。

——ジャン＝ジャック・ルソー『エミール、あるいは教育について』(1762年)

次のような奇妙で驚くべき事実がある。われわれは人体の隅々まで知っているし、地球上のあらゆる動物を目録にしているし、あらゆる草を記述して名前をつけているが、心理学の技法は、何世紀も前から経験的なやり方に任せてきた。まるで心理学の技法は医師や育種家や農家の技法ほど重要ではないかのように。

——ジャン・ピアジェ「現代教育学」(1949年)

人がどう学習するかを知らなかったら、いったいどうすれば教え方がわかるだろう。

——L・ラファエル・ライフ、MIT学長(2017年3月23日)

目次

・〔　〕は訳者による補足。　・1、2などは原註。

はじめに

二〇〇九年九月、ある並外れた子どものおかげで、私は自分の学習についての考え方を根底から見直さざるをえなくなった。私はブラジリアのサラ病院を訪れるところだった。そこはオスカー・ニーマイヤー〔ブラジルの建築家〕風の白い建物にある神経リハビリセンターで、私の研究室とはおよそ一〇年前からの提携相手だった。センター長のルシア・ブラガが、患者の一人で、まだ七歳だが、それまでの半分は病院で暮らしているというフェリペと会うよう求めてきたのだ。ブラガは私に、フェリペが四歳のときに街で撃たれたという事情を説明してくれた――残念ながら、ブラジルでは珍しい出来事ではない。流れ弾がフェリペの脊髄を傷つけ、フェリペの体はほとんど完全に麻痺してしまった〔四肢不全麻痺〕。脳の視覚野も破壊し、フェリペは全盲になっていた。呼吸を助けるために喉の下部で気管に穴を開けられていた。そうしてそれまで四年以上病室暮らしで、動かない体に閉じ込められていた。

病室に続く廊下で、私は体に損傷を受けた子どもに向き合わなければならないという思いに胸が締めつけられたのをおぼえている。そして私が会ったのは……フェリペは他の七歳児と同じかわいらしい男の子だった。よくしゃべり、活気にあふれ、何にでも好奇心を抱いた。広い語彙で非の打ちどころなく話し、私の言葉にフランス語の単語が混じることについて意地悪な質問もした〔著者はフランス人〕。フェリペは以前から語学に熱心で、つねづね機会をとらえて身についた三か国語〔ポルトガル語と英語とスペイン語を話す）の語彙を豊富にしようとしていた。盲目で寝たきりにもかかわらず、自作の小説を書くことで想像の世界に飛び込み、病院のチームもそんなフェリペを応援してきた。何か月かすると、自分の話を助手に口述することや、その後にはコンピュータと音声カードに接続した特殊なキーボードを使って自分で書くこともおぼえた。小児科医と言語療法士がかわるがわる枕元に来て、その文章を、浮彫りによるイラストつきの、本物の触れる本にした。フェリペはその本を、残っているわずかな触覚を使って得意そうに指でなでた。そこで語られるのは、ヒーローやヒロインといった、自分で見ることはないが、他の子と同じように夢みるものの話だ。

フェリペとの出会いに私は感動し、また私たちの脳のおそらく最大の才能となるもの、つまり学習能力をもっと詳しく調べてみようという気になった。目の前にいるこの子は、自分の存在そのもので神経科学に課題を出していた。私たちの脳の認知能力は、フェリペと同じような環境の根本的変動がふりかかったとき、どう立ち向かうのだろう。この子と私とでは、感覚による経験の違いが尋常ではないというのに、なぜ同じ考えを共有できたのか。人々の個々別々の脳が、概念の学習のしかたや時期とはほぼ無関係に、同じ概念に収斂するのはいったいどういういきさつか。

多くの神経科学者は経験論者で、みな、啓蒙時代のイギリスの哲学者ジョン・ロック（一六三二～一七〇四）のように、脳はただ知識を環境から引き出すだけと考える。この見方では、皮質にある神経回路の主たる特性は、その可塑性、つまり入力に適応する能力にある。そして実際、神経細胞には、受け取る信号に応じて絶えずシナプスを調整するという顕著な能力がある。ただ、それが脳の主たる原動力なら、あのフェリペは、視覚や運動からの入力がなく、人として深刻な制約を抱えることになったはずだ。フェリペはどんな奇跡によって、通常とまったく変わらない認知能力を発達させることができたのだろう。

フェリペは決して特異な例ではない。ヘレン・ケラー（一八八〇～一九六八）やマリー・ウルタン（一八八五～一九二一）の話は誰でも知っている。どちらも生まれながらの聾で全盲だったが、それでも社会から孤立した苦難の年月の後、手話をおぼえ、最終的には目覚しい思想家にして物書きになった。本書の全体にわたり、他にも読者の学習についての見方を根底から変えてしまう（そう期待される）多くの人々の例に出会うだろう。その一人、エマニュエル・ジルーは、一一歳のときから目が見えなくなったが、一流の数学者になった。ジルーは、アントワーヌ・ド・サンテグジュペリの『星の王子様』に出てくるキツネの言葉をもじって、自信を持って言う。「幾何学では、大事なことは目に見えません。心で見ないと、よく見えないんですよ」。この盲目の人物は、いかにして抽象的な代数幾何学の空間をすいすいと渡ることができ、どうして平面や球や量を、目で見なくても操れるのだろう。ジルーは他の数学者と同じ脳の回路を使っているが、その視覚野は不活発なわけではなく、実はそれを数学に転用していることを後で見る。

本書では、ニコという若い画家も紹介する。この画家はパリのマルモッタン美術館を訪れて、モネの有名な「印象、日の出」（カラー口絵図1）の見事な模写を描いた。そのことはさほど特別なことではない。ただニコはそれを脳の左半球一つだけでやりとげた――ニコの右半球は、三歳のときにほぼすべて取り除かれていたのだ。ニコの脳は、その才能を半分の脳に詰め込むことを学んだ。通常の話す、書く、読むだけでなく、一般に右半球の機能と考えられている絵を描くことや、計算機科学や、さらにはスペイン・チャンピオンにまでなった車いすフェンシングも左半球だけでする。両半球それぞれの役割について言われていることはすべて忘れよう。ニコの人生が、右半球がなくても創造性と才能のある芸術家になれることを証明している。脳の可塑性は奇跡を起こすらしい。

ブカレストの悪名高い孤児院の話もする。そこでは子どもが、生まれたときからほとんど放置されたままだった——それでも何年か後には、一歳か二歳になる前に養子になった何人かは、ほとんど普通に学校へ通っている。

こうした例はすべて、人間の脳の並外れた復元力を表している。盲目になったり、半球を喪失したり、社会的に孤立したりといった大きなトラウマでも、学習の火を消すことはできない。言語、読解、数学、芸術的創造、すべてはヒトという種に特異な、他の霊長類にはない才能で、半球の切除、視覚や運動技能の喪失といった大きな損傷にも耐えられる。学習は生命の原動力であり、人間の脳は可塑性——自らを変えて適応すること——のとてつもない余地がある。ところが、大々的な反例も見つかる。学習が停止して、効果がないままになる例だ。一語も読めなくなる純粋失読という例を考えよう。私も自分で何人かの成人を調べたことがある。いずれもかつては立派に読めていたのに、脳のわずかな領域に限られる軽い卒中のせいで、「dog〔犬〕」や「mat〔ふとん〕」のような単純な単語も読み取れなくなっていた。ある三か国語を使える聡明な女性で、長年フランス紙の『ルモンド』を購読してきた人が、脳に損傷を受けた後、この日刊紙の紙面がヘブライ語みたいに見えるようになったと嘆いていたのをおぼえている。読むのを学習し直そうというその人の決意は、自身がかかった卒中がそれだけ重症だったぶん、強かった。ところが、二年間奮闘しても、読み取りのレベルは幼稚園児を超えるものではなかった。単語を一文字ずつ読むのにも何秒かかかったし、どの単語でもつまずいた。なぜ学習できなかったのだろう。また、難読症、算数障害、統合運動障害により、字を読んだり、計算したり、書いたりするのが根本的に難しいという子がいる一方で、そうした分野を楽々とこなせる子がいるのはなぜか。

脳の可塑性はほとんど気まぐれに見える。大規模な困難を乗り越えるときもあれば、たいていの点ではやる気も知能も高い大人や子どもに、どうにもならない障害が残る場合もある。それは特定の回路に依存しているのか？　そうした回路は年を経て可塑性を失うことになるのか？　可塑性は取り戻せるのか。どういう法則がそれを司っているのだろう。生まれてから子どもの幼少期が終わるまで、脳にそれほど力があるのはどうしてだろう。どんなアルゴリズムで私たちの脳の回路は世界の表象を形成するのだろう。それを理解すれば、もっとうまく、もっと速く学習できる助けになるだろうか。そこから、つまるところ私たちをまねし、それを上回ろうとさえしている、私たち以上に有能なマシン、人工知能を作るためのヒントが引き出せるだろうか。本書はそうした問いのいくつかに、徹底して学際的な形で、認知科学と神経科学だけでなく、人工知能や教育学も含めた最新の科学的発見に依拠して答えていく。

なぜ学習するのか

そもそも私たちはなぜ学習しなければいけないのか。学習する能力が存在することからして疑問に思われる。子どもは生まれたそのときから、直ちに話し方や考え方を知っていた方がよくないだろうか。ゼウス神の頭の中に、すっかり成人して武装もした姿で宿り、生まれ出たとたん鬨の声を上げたという女神アテナのように。なぜ私たちは、プログラム済みのソフトウェアを備え、生き残るために必要な知識をインストールされた状態で生まれないのだろう。ダーウィン的生存闘争からすれば、他の動物よりも多い知識を持って成熟した状態で生まれた動物が勝って、遺伝子を広めることになるのではないか。そもそも進化が学習を発明したのはなぜか。

私の答えは単純で、あらかじめ配線済みの脳はありえないし、望ましくもないということだ。ありえないというのは、私たちの知識をすべて、DNAが細部にわたって特定するとしたら、DNAの量はそれにはとうてい及ばないからだ。私たちの二三組の染色体には三〇億対の「文字」、A、C、G、Tがある――アデニン、シトシン、グアニン、チミンの分子だ。それでどれほどの情報が表せるだろう。情報量は、0か1の二つのいずれかに決まるビットを単位にして表される。ゲノムの四文字はそれぞれが二ビットの情報をコード化するので（各文字が00、01、10、11のいずれかに相当する）、私たちのDNAは合わせて六〇億ビットを持っていることになる。一方、思い出していただきたいのだが、今日のコンピュータでは、八ビットをひとまとまりにしたバイトで数える。つまりヒトゲノムの容量は約七五〇メガバイトということになる――旧式のCD-ROM、あるいは小容量のUSBメモリの容量だ。しかもこの初歩的な計算では、DNAにやたらとある冗長性〔七五〇メガバイトのデータすべてが意味のある情報とはかぎらないということ〕は考慮されていない。

私たちのゲノムは、もともとは一個の受精卵に閉じ込められた、何億年という進化から受け継がれたささやかな量の情報で、体制全体《ボディプラン》――肝臓、腎臓、筋肉などにある、すべての細胞のすべての分子――を仕立てている。もちろん脳細胞、つまり八六〇億のニューロンと、それによる一〇〇〇兆もの接続もそうだ。ゲノムはいったいどのようにして、その一つ一つを具体的に指定できたのだろう。きっと控えめすぎる仮定だが、私たちの神経接続のそれぞれが一ビットの情報をコード化しているとすると、脳の容量は、一〇〇テラバイト（10^{15}ビット）、つまりヒトゲノムにある情報の一〇万倍相当のレベルということになる。ここで矛盾がつきつけられる。私たちの脳という壮大な館は、それを築くために用いられる建築家の設計図の一〇万倍も詳細だということだ。説明は一つしか見あたらない。館の構造的な枠組みは建築家の指針（ヒトゲノム）に従って築かれるが、細部は現場監督に委ねられ、監督は設計図を現地（環境）に合わせることができる。人間の脳に詳細をすべてあらかじめ配線しておくというのは、まったくもって不可能で、だからこそ、遺伝子の仕事を補うために、学習が必要とされるのだ。

しかしこの単純な帳尻合わせの論法では、なぜ学習が動物の世界にこれほど普遍的に広がっているのかは説明できない。ミミズやショウジョウバエやナマコのような大脳皮質がまったくない単純な生物でも、行動の多くを学習する。「線虫」、あるいは*C. elegans*と呼ばれる小さな虫を取り上げよう。この二〇年の間に、この長さ数ミリの動物は研究室のスターになったが、それは多分に、その構造が強く遺伝子決定論の下にあり、ごく小さな細部に至るまで分析できるからだ。個々の標本のほとんどについて、どれにも九五九個の細胞があり、そのうち三〇二個がニューロンで、その接続はすべて知られていて再現可能になっている。それでも線虫は学習する。[2] 研究者は当初、それを泳ぎ回れるだけのロボットのようなものと考えていたが、後に、そこには馴化と連合という、少なくとも二つの学習形式があることを認識した。馴化とは、反復される刺激（たとえば、動物が暮らしている水の中にある何らかの分子）の存在に適応して、いずれそれに反応しなくなるという生物の仕組みのことを言う。これに対して連合とは、環境のどこを見れば餌や危険のありかが予測できるかを発見して記憶することだ。線虫は連合の名手で、たとえば味、匂い、温度と、食べ物（細菌）あるいはいやな分子（ニンニクの匂い）との以前の対応のしかたをおぼえていて、その情報を使い、与えられた環境で生きるための最適経路を選ぶことができる。

ニューロンの数がこれほど少なければ、線虫の行動は完全に配線済みであってもよさそうなものだ。ところが実際にはそうではない。というのは、線虫が生まれる特定の環境に適応することが、生存にとってきわめて有利になるからだ。というか、それは欠かせない。遺伝子的にまったく同一の生物が二個体いても、それが遭遇する生態系は必ずしも同じではないだろう。線虫の場合には、その行動を、自分が降り立つ場所の密度、化学的性質、温度などに合わせて素早く調節する能力があれば、さらに効率的になる。もっと一般的に言えば、どの動物も、予測しがたい当面の生存条件に素早く適応しなければならない。ダーウィンが考えた顕著に効率的なアルゴリズムである自然淘汰によって、それぞれの生物が自らが収まる生態的ニッチに適応できることになるのは確かだが、それは恐ろしいほどゆっくりとしか進まない。適切な適応がなければ、好ましい突然変異でその生物種の生存の可能性を高められるようになる前に、ある世代全体が死んでしまうにちがいない。これに対して学習能力は、はるかに高速に動作する――数分もかからずに行動を変えることができる。予測のつかない状況にできるだけ素早く適応できるところが学習の神髄なのだ。

そういうわけで学習が進化した。時間を経ると、ごく初歩的な学習能力を有する動物でも、行動が固定されている動物より生存する可能性が高くなった――そしてそうした動物がゲノム（そこには今や遺伝子で駆動される学習アルゴリズムが含まれている）を次世代に伝えやすくなった。自然淘汰はこのような形で学習の出現に有利に作用した。進化のアルゴリズムは、変わりやすい環境の諸側面に合わせて、体の特定のパラメータが素早く変化できるようにしておくことが有効という優れた仕掛けを発見したのだ。

当然、物理的世界のいくつかの面は厳格に定まっていて変わらない。重力は免れられないし、光や音の伝わり方が一夜にして変化することはない。そのため、耳や眼や、前庭神経系で体にかかる加速度を測定する内耳の発達のしかたを学習する必要はない——そうした特性は遺伝子で配線済みになっている。しかし、両眼の間隔、四肢の重さや長さ、声の高さなど、多くのパラメータはいずれもばらつき、そのため脳はそうしたことに適応しなければならない。これから見ていくように、私たちの脳は妥協の産物だ——私たちは長い進化の歴史から生まれつきの回路（世界を区分するおおまかな直観的区分《カテゴリー》、つまり像、音、動き、物体、動物、人……に対応してコード化する）をたくさん継承している。ただそれだけでなく、たぶんそれ以上に、私たちの経験に従って、こうした初期の技能を練り上げることができる、きわめて手の込んだ学習アルゴリズムもいくつか継承している。

教えるヒト

ヒトという種の特異な才能を一語でまとめよと言われたら、私は「学習」と答える。私たちはただホモ・サピエンス〔知恵ある人〕であるだけでなく、ホモ・ドセンス〔教える人〕——自らに教える種——でもある。私たちが世界について知っていることのほとんどは、遺伝子によって与えられているのではない。私たちはそれを環境から、あるいは周囲にいる人々から学習しなければならなかった。ほんの何万年かのうちに、自らの生態系上のニッチをこれほど変化させ、アフリカのサバンナから砂漠でも山地でも島々でも極地でも穴居生活でも、都市でもさらには宇宙空間までも移動できた動物は他にいない。学習がすべてを動かしてきた。火をおこし、石器を細工するところから、農業、探検、核分裂に至るまで、人類の歴史は絶えざる発明の繰り返しの物語となっている。そうした成果すべての根底には、一つ秘密がある。私たちの脳の、仮説を立て、環境に合うものを選び取るというたぐいまれな能力だ。

学習はヒトという種の得意技だ。私たちの脳の中では、何億というパラメータが自分たちの環境や言語や文化や親や食物に自在に合わせられる。こうしたパラメータは注意深く選ばれる。ダーウィン流のアルゴリズムは、脳のどの回路が配線されているべきで、どれが環境に委ねられるべきかを進化を通じて注意深く画定した。ヒトの場合、子ども時代が他の動物よりも何年も長いので、学習の占める部分がとりわけ大きい。そして私たちには言語や数学という特異な才があるので、その学習装置も広大な仮説空間を巡る。生物としての進化から継承した、固定的で不変的なものに拠りながら、可能性としては無限の集合に組み合わせることもできる。

さらに時代が下ると、人類はこの顕著な能力を、ある制度の助けを借りるとさらに大きく増強できることを発見した。教室だ。教育はヒトの専売特許だ。特定の時間を割いて、子どもの進歩、困難、間違いを見守ることによって能動的に教える動物は他にはいない。人間社会にあった非公式の教育を系統化する、学校という制度の発明は、私たちの脳の能力をとてつもなく増した。ヒトは、子どもの脳のありあまる可塑性を利用して、そこに最大限の量の情報と技量を注入できることを発見した。今の学校制度は何世紀もかけて効率を上げ続けてきた。就学時期は早まり、今では一五年あるいはそれ以上も続く。

さらに高度な教育の恩恵を受ける脳の数も増えている。大学は私たちの脳回路がその最高の技量を身につける、神経の精製所となっている。

教育は私たちの脳の主たる加速装置だ。教育が政府予算の上位にあるのはもっともなことで、それがなければ私たちの皮質回路はダイヤでも原石のままだろう。この複雑な社会は、読み書き、計算、代数、音楽、時間や空間の感覚、記憶の洗練……といった、教育が私たちの脳にもたらした多数の改良のおかげで存在している。文字が読める人の短期記憶や、その人が反復できる音節の数は、学校へ行ったことがなく、文字を読めない成人の二倍近くあるとか、教育を受けて基礎教育を施される期間が一年増すごとにＩＱが何ポイントか上がるといったことがわかっている。

学習を学習する

教育は、私たちの脳のただでさえ相当にある能力を増幅する――しかしその性能をさらに上げることはできるのだろうか。学校でも仕事に就いてからも、私たちは脳の学習アルゴリズムに絶えず手を加えるが、それは、学習のしかたに注意を払うことなく直観的に行われる。私たちの脳がどう記憶したり理解したりするか、逆にどう忘れたり間違ったりするか、その法則を教えてくれた人はこれまでいなかった。そういう科学的知識は豊富にあるというのに、実に残念なことだ。イギリス教育基金財団（ＥＥＦ）[3]が作成する見事なウェブサイトは、教育効果が見られた中でも上位の方式を挙げている――そしてメタ認知（自分の脳の力と限界を知ること）を教えることに非常に高い順位を与えている。学習を学習する（learning to learn）のは学業の成功にとっては最も重要な因子と言える。

幸い、学習の進み方については今や多くのことがわかっている。計算機科学、神経生物学、認知心理学の境界領域での三〇年にわたる研究は、私たちの脳が用いているアルゴリズム、関係する回路、その効率を変える因子、それが人間で特異的に有能である理由をおおまかに解明した。本書では、そうした点をすべて、順に解説する。読者が本書を読み終えるときには、自身の学習過程についてもっとよくわかっていることを願う。私には、すべての子ども、すべての大人が自分の脳の可能性と、もちろんその限界をめいっぱい認識することが肝要であるように思える。現代認知科学は、私たちの頭のアルゴリズムと脳の仕組みの系統的な分析を通じて、「汝自身を知れ」という有名なソクラテスの格言に新たな意味を与えている。今日、その要点はただ内省を研ぎ澄ますことではなく、私たちの思考を生み出す絶妙な神経的機構を理解し、それを自分の必要や目標や欲求に最適の応じ方で用いようとすることだ。

この、私たちの学習のしかたについての新興の科学は、もちろん、職業として学習にかかわる人々、つまりすべての教師や教育者が当面する課題とのかかわりがとくに深い。学習者の頭の中で何が進行しているか……つまり、学習者はどんな直観から始めるのか、前進するためにはどんな段階を踏まなければならないのか、どんな因子がその技能の発達を助けうるのか、そういったことについての頭の中のモデル《メンタル》を暗黙にも明示的にも所有していなければ、適切に教えることはできない。私はそう深く確信している。

認知神経科学がすべての答えを得ているわけではないが、子どもはすべて似たような脳の構造――他の類人猿とは根本的に異なるホモ・サピエンスの脳――を持って生まれることはわかってきている。もちろん、私たちの脳にばらつきがあるのを私は否定するのではない。ゲノムや初期の脳発達の気まぐれが、学習力や学習の速さにわずかずつの差異をもたらす。それでも、基礎的回路は全員が同じだし、学習アルゴリズムの編成も違わない。つまり、どんな教師でも効果を上げるために尊重しなければならない根本原理があり、本書では、その例を多数見ていく。幼児はみな共通に、言語、算数、論理、確率の領域に抽象的な直観を備えていて、その先の教育もそこに根ざさなければならない。また学習者はみな注意、能動的な関与、誤りのフィードバック、日中のおさらいと夜間の定着の繰り返しを利用している——この四つの因子を私は学習の「四本柱」と呼ぶ。これから見ていくように、その四つが、大人でも子どもでも、私たちの脳に等しくある普遍的学習アルゴリズムの根本をなすからだ。

同時に、私たちの脳には個人差があり、極端な場合には病気として現れることもある。失読症、失算症、運動障害、注意欠陥などの発達の病理が実在することは、もはや疑いようがない。幸い、こうした障害が生じる共通の構造を理解するにつれて、私たちはそれを察知して埋め合わせるための単純な方策が存在することも発見している。本書の目標の一つは、この領域で積み重ねられる科学的知識を広め、教師や親が教えるのに最適な方策をとれるようにすることだ。子どもたちが知っていることはそれぞれに違うが、それでも同じ学習アルゴリズムを共有している。つまり、どの子にもあてはまる教育上のこつは、学習障害がある子どもにとっても効果があるものだ——ただ、焦点を絞り、忍耐強く、系統的に、誤りを許容しつつ適用しなければならない。

この最後の点が決め手となる。誤りフィードバックは不可欠だが、多くの子は自分の誤りが訂正されるのではなく罰せられるがために、自信や好奇心を失う。世界中の学校で、誤りフィードバックは罰や汚名と同義語となっている——学校の成績評価がこの長年の混同の元になっていることについて、私は言いたいことがたくさんあり、本書でも後で述べる。マイナスの感情は脳の学習能力を損なうが、脳に恐れのない環境を提供すると、神経可塑性の門が再び開くことがある。私たちの脳の情緒と認知の両面を同時に検討しないことには、教育での進歩はないだろう——今日の認知神経科学では、どちらも学習を構成する枢要な成分と考えられている。

立ちはだかるマシン

今日、人の知能は新たな対抗勢力に直面している。私たちはもはや学習の唯一の王者ではないのだ。知識のあらゆる分野で、学習アルゴリズムは人類の特異な地位を脅かしつつある。スマホは今や顔や声を認識し、話をテキスト化し、外国語を翻訳し、機械を制御し、チェスを指し碁を打つなどということを——しかも私たちよりずっとうまく——したりすることもある。機械学習は何兆円もの規模の産業となり、それはますます人間の脳をヒントにするようになっている。この人工的なアルゴリズムはどのように動作するのだろう。その原理は私たちが学習を理解することに役立つだろうか。それはすでに私たちの脳をまねることができているのか、それともそうなるのはまだまだ先のことなのか。

今の計算機科学の進展は見事だが、その限界も明らかだ。私は、従来のディープラーニング・アルゴリズムが模倣するのは脳の機能のごく一部だけで、それは感覚の処理の第一段階、つまり脳が無意識な形で動作している最初の二〇〇〜三〇〇ミリ秒だけに対応する部分だと論じている。このタイプの処理は決して上辺だけのものではない。一秒の何分の一かで、私たちの脳は顔や単語を認識でき、文脈の中に置き、理解し、短い文にまとめ……といったことさえできる。しかし、その過程が厳密にボトムアップで、熟考はできないところに限界もある。その後の、もっと遅く、意識的で、反省的な段階になってやっと、私たちの脳はその推理推論の能力、柔軟性——今日のマシンではまだとうてい及ばない面——のすべてを活用できる。最も先進的なコンピュータ・アーキテクチャでも、人間の子どもが持つ、世界について抽象的モデルを立てる能力には及ばない。

アルゴリズムが得意とする分野——たとえば高速の形状認識など——の範囲内でも、現代のアルゴリズムは、人間の脳の有能さには遠く及ばない別の問題に遭遇する。機械学習は、計算機に対して訓練する試みを何万回、何億回と実行するのが現状だ。実際のところ、機械学習はビッグデータとほぼ同義語になっていて、膨大なデータ集合がなければ、アルゴリズムは新しい状況へ一般化される抽象的な知識を引き出すのに難儀する。言い換えれば、データを最大限に利用しきれないのだ。

この面では乳幼児の脳は楽勝できる。赤ちゃんは新しい単語をおぼえるのに一回か二回繰り返せばすむ。その脳はきわめて乏しいデータを最大限に利用する。今日のコンピュータには遠く及ばない能力だ。ニューロンの学習アルゴリズムは最適に近い計算をする場合が多い。それはごくわずかな観察から真の本質を引き出せる。計算機科学者が同じ性能をマシンで達成したいと思えば、たとえば、適切な情報を選んで増幅できるようにする「注意」や、あるいは脳がそれまでに学習したことを総合するアルゴリズムである「睡眠」のような、進化が脳に組み込んだ学習の多くの仕掛けをヒントにしなければならないだろう。こうした特性を持った新しいマシンが生まれ始めているし、性能は着実に向上している

——そうしたマシンが近い将来、私たちの脳と張り合うようになるのは疑いない。

ある売り出し中の理論によれば、私たちの脳がまだマシンより優れていると言える理由は、それが統計学者のようにふるまうことだという。ありそうなことや不確実なことに絶えず気を配ることで、学習能力を最適化しているのだ。脳はその進化の間、すでに学習したことに伴う不確実性を絶えず追うような洗練されたアルゴリズムを獲得したらしい——そして確率に対する系統的な注意は、まさしく数学的な意味で、情報の一つ一つを最大限に有効利用する最適な方法と言える。[4]

近年の実験データもこの仮説を支持する。赤ちゃんさえ確率を理解する。生まれたときから、確率は脳の回路に深く埋め込まれているらしい。子どもは小さな駆け出しの科学者のようにふるまう。その脳は、科学上の理論のように経験による検証にかけられる仮説であふれている。ほぼ無意識に確率に基づいた推論をすることは、私たちの学習の論理に深く刻み込まれている。それによって誰でも間違った仮説を少しずつ捨て、データと整合する理論だけを残せる。そして、人類は他の動物種とは違い、この確率の感覚を使って外の世界から科学のような理論を獲得するらしい。ホモ・サピエンスだけが、系統的に抽象的記号による思考を生み出し、その妥当性を新たな観察結果と照合して更新する。

斬新なコンピュータ・アルゴリズムがこの新たな学習観を取り入れ始めている。その学習観は、一八世紀にこの理論の基礎的な概略をすでに描いていたトマス・ベイズ師（一七〇二～六一）にちなんで、「ベイジアン」と呼ばれる。私の直感では、ベイジアン・アルゴリズムは機械学習に革命を起こすだろう——実際、そのアルゴリズムはすでに人間の科学者なみの効率で抽象的情報を引き出せることを見ていく。

学習についての現代科学に分け入る本書の旅は三部構成になっている。

第I部は「学習とは何か?」と題し、まず人間や動物が――あるいはどんなアルゴリズムやマシンでも――何かを学習するとはどういうことかを定義する。考え方は単純で、学習するとは、半導体でも神経回路でも同じことで、外的世界の内部モデルを漸進的に形成することだ。私が初めての町を歩き回るとき、頭の中に町のようすの地図を作る――町の街路や路地の小型のモデルだ。同様に、自転車の乗り方を学習している子どもは、その神経回路に、ペダルやハンドルに対する動作が自転車の安定性にどう影響するかについて、無意識のシミュレーションを形成している。同様に、顔認識を学習するコンピュータのアルゴリズムは、眼、鼻、口の形、それらの組合せについてありうる様々な可能性の雛形モデルを獲得している。

しかし私たちは適切なメンタルモデルをどう仕立てるのだろう。後で見るように、学習者の頭は、調節可能なパラメータが何億とある巨大なマシンになぞらえられる。学習されること(たとえばこのあたりの街路は自分の頭の中の地図のどのあたりにありそうか)は、各パラメータの設定が集合的に決める。脳ではこのパラメータとはシナプス、つまりニューロン間の接続部に対応し、その接続の強度が変化しうる。現代の大半のコンピュータで言えば、維持可能な仮説の強度を特定する調節可能な重み、あるいは確率に対応する。学習は、脳でもマシンでも、メンタルモデルを細部まで定めるパラメータの最適な組合せ一式を探す必要がある。この意味で、学習は巨大な探索問題となる――人間の脳で学習がどう進むかを理解するためには、学習アルゴリズムが現代のコンピュータでどう動作するかを検証することが大いに役に立つ。

コンピュータ・アルゴリズムの性能を脳の性能と比較する、つまり半導体と生体とで比較することにより、私たちは脳のレベルでの学習がどういうことかを、だんだん鮮明にしていくことができる。確かに数学者や計算機科学者は——今のところ——人間の脳なみに強力な学習アルゴリズムを考案できていない。しかし、効率を最大にすることを目指すシステムが使うべき最適学習アルゴリズムの理論は手にしつつある。この理論によれば、学習が上手な人ほど、確率や統計を合理的に利用する科学者のような動作をすることになる。そこで統計学者のような脳、確率を計算する脳回路という新たなモデルが登場する。この理論は、生まれと育ちが明瞭に分業していることを明らかにする。遺伝子がまず、経験に先立つ仮説の広大な空間を用意する——それから外部世界に最もよく合う仮説を環境が選択する。仮説の集合は遺伝子で特定できるが、その選択は経験に依存するのだ。

この理論は実際の脳の働き方に対応するだろうか。そして学習は生物の回路でどのように実装されるのか。新しい能力を獲得したとき、私たちの脳で何が変わるのか。第Ⅱ部の「脳はいかにして学習するか」では、心理学と神経科学に目を向ける。注目するのは赤ちゃんという、まぎれもない、無敵の学習マシンだ。近年のデータは、乳幼児が確かに、この理論から予測される新米統計学者であることを示している。言語、図形、数、統計といった分野での乳幼児の特筆すべき直観力によって、乳幼児が白紙、いわゆる「タブラ・ラサ」ではないことが確かめられている。子どもの脳回路は生まれたときからすでに組織され、仮説を外の世界に投影している。しかしその回路には、脳で恒常的にシナプスが活発に変化していることからわかるように、相当の可塑性がある。この統計マシンの中では、生まれと育ちが対立するどころか、力を合わせているのだ。その結果として、構造が決まっていても可塑的なシステムとなる。脳損傷に際しては自己修復して脳回路を再利用し、文字を読んだり数学をしたりという、進化も予想もしなかった技能を獲得する。このマシンにはそんな比類のない能力も伴っている。

第Ⅲ部「学習の四本柱」では、私たちの脳を今日知られている中では最も効果的な学習装置にしている仕掛けをいくつか詳述する。四つの必須の仕組み、つまり「柱」は、私たちの学習能力を大規模に調節する。第一に「注意」がある。関連があると見られる信号を選び、増幅し、伝播するいくつかの神経回路の集合だ——それによって信号の記憶への影響は一〇〇倍にも大きくなる。第二の柱として「能動的関与」がある。受動的な生物はほとんど何も学習しない。学習するには意欲と好奇心を持って能動的に仮説を生成する必要があるからだ。第三の柱は、能動的関与とは表裏の関係にある「誤りフィードバック」。世界が自分の予想に反したために驚くときは、必ず誤り信号が脳全体に広がる。その信号は私たちのメンタルモデルを訂正し、不適切な仮説を除き、最も正確なものを安定させる。最後の第四の柱は「定着」だ。私たちの脳は、時間が経つと、獲得したものを整理し、それを長期記憶へ転送し、そうして神経的資源をさらなる学習用に解放する。この定着の過程では、反復が必須の役割を演じる。睡眠さえ、不活発な時期どころか、脳が過去の状態をそのときよりも高速にたどり直し、日中に獲得した知識をコード化する特別な時期となる。

以上の四本柱は普遍的で、赤ちゃん、子ども、成人、あらゆる年代の人々が、学習能力を行使するときには、必ずいつもこの四本柱を運用する。だから私たちはみな、その四本柱をマスターすることを学習すべきだろう——学習を学習するとはそういうことだ。終章では、こうした科学の前進に由来する実践的な帰結に戻ってくる。学校、家庭、職場での実践を変えることは、必ずしも思うほどややこしくはない。遊び、好奇心、社交、集中、睡眠についてのごく単純なアイデアで、私たちの脳の最大の技能である学習の力を増強することができるのだ。

第Ⅰ部

学習とは何か

知能はつまるところ、構造化されていない情報を処理して、役に立ち、行動につながる知識に換える過程と見ることができる。
——デミス・ハサビス、AI企業「ディープマインド」創業者（二〇一七）

学習とは何だろう。ラテン語系の多くの言語では、学習（learning）のことを「つかむ（apprehending）」と語源が同じ言葉で表す。フランス語では apprendre だし、スペイン語やポルトガル語では aprender となる。実際、学習はばらばらの現実を把握し、それを捉え、自分の脳内に取り入れることだ。認知科学では、学習とは世界の内部モデルを形成することであるとする。私たちの五感を刺激する生データは、学習を通じて精製された概念となり、別の文脈でも再利用できる程度に抽象的になる——現実の縮尺何分の一かのスケール・モデルだ。

以下では、そのような内部モデルが脳と機械双方でどう生まれるかについて、人工知能や認知科学が私たちに教えてきたことをおさらいする。情報の表象は、私たちが学習するとどう変化するのだろう。どうすれば、どんな生物、人間、動物、機械にも共通な水準で理解できるだろう。機械が学習できるようにするために工学者が設計してきた様々な仕掛けを検討することによって、乳幼児が見たり話したり書いたりを学習するときにしているにちがいない驚異の計算について、少しずつ鮮明な像を構築していく。実は、これから見るように、赤ちゃんの脳の方が上を行く。現代の学習アルゴリズムは大いに成果を上げてはいるものの、人間の脳の能力のごく一部しか捉えていない。

機械学習になぞらえるメタファーが成り立たなくなるところ、赤ちゃんの脳がまだどんなに強力なコンピュータをも上回るところを正確に理解すると、「学習」がいったい何を意味するかの輪郭が見えてくるだろう。

第1章

学習の七つの定義

「学習」とはどういう意味だろう。ひとまずごくおおまかに定義しておくと、次のようになる。「学習するとは外的世界の内部モデルを形成することである」。

自分ではそのことを意識しないかもしれないが、脳は外の世界について何万という内部モデルを獲得している。たとえて言えば、そのモデルはそれが表す現実をある程度忠実に模したミニチュアの模型のようなものだ。私たちはみな、脳の中に、たとえば自宅と近隣の頭の中の地図を持っている——目を閉じて、自分の思考でそれを思い浮かべるだけでよい……当然、この頭の中の地図を持って生まれてくる人はいない——私たちはそれを学習を通じて獲得する。

こうしたほとんどが無意識のメンタルモデルは、私たちの想像を超えるほど豊富にある。たとえば、英語の広大なメンタルモデルを持っていて、それによって今読んでいる単語を理解し、plastovski は英語の単語ではないが、swoon と wistful は英語で、dragostan は英語であってもおかしくないといった推測ができる。人の脳はその人の体についてのモデルもいくつか備えている。脳は絶えずそのモデルを使って手足の姿勢をマップし、バランスを取りながら手足を動かす。対象についての知識や対象との相互作用、つまりペンの持ち方、書き方、自転車の乗り方などをコード化するモデルもある。さらには他人の考えを表すモデルさえある。人の頭の中には身近の人々、その外見、声、趣味、変わった癖などの広大なカタログが収まっている。

こうしたメンタルモデルは、周囲の宇宙について、超写実的シミュレーションを生成できる。自分の脳がときどき、自分で歩いて移動でき、踊ったり、初めての場所へ行ったり、気のきいた会話をしたり、強い情緒を感じたりするきわめて本物らしい仮想リアリティ番組を放映することに気づいたことはあるだろうか。それは夢のことだ。夢に出てくることはすべて、どれほど複雑でも、単純に言えば、世界についての内部モデルが勝手に作動することで生み出されたものである。そのように理解することには魅力がある。

しかし私たちは目覚めているときにも現実を夢想する。私たちの脳は絶えず外部世界についての仮説や解釈の枠組みを投映している。これは自分では気づかないが、網膜に映るすべての像は曖昧だから だ――たとえば丸い皿を見ている場合、その像は無数にありうるどんな楕円とも整合する。なまの感覚データは楕円に見えていても、人がその皿を円と見るのは、脳が追加のデータを与えているからだ。脳は丸い形こそが最も可能性の高い解釈であることを学習しているのだ。私たちの感覚領域は、場面の奥で、絶えず確率つきで計算し、最も確率の高いモデルを意識に上らせる。感覚から届くデータの流れに最終的に意味を与えるのは脳による投映結果で、内部モデルがないと、なまの感覚入力は無意味なままだ。

脳は学習によって、以前には見逃していた現実の断片を把握し、それを使って世界についての新たなモデルを構築する。歴史や植物学や都市の地図を学習するときのように、モデルは外にある現実の一部でもありうるが、私たちの脳は、バイオリン演奏のために、動作を調整したり思考を集中したりを学習する場合のように、体に内在する現実をマップすることもある。どちらの場合にも、私たちの脳は現実の新たな面を内在化する。つまり脳は回路を調整して、まだ習得していない領分に充てる。

それには、もちろん、相当に巧妙に調整しなければならない。学習の威力は外部世界に合わせて誤りを訂正できるところにある——それにしても、学習者の脳は、たとえば近所で道に迷ったり、自転車でこけたり、チェスに負けたり、ecstasy《エクスタシー》という単語のつづりを間違ったりしたときに、どうやってその内部モデルを更新する方法を「知る」のだろう。というわけでこれから、現代の機械学習アルゴリズムの核心にあり、人間の脳にも十分にあてはまるかもしれない、鍵を握る七つの考え方——「学習」とは何かについての七通りの定義——を取り上げる。

(1) 学習とは、メンタルモデルのパラメータを調節することである

メンタルモデルをごく簡単に調節できる場合がある。たとえば、目で見たものにどう手を伸ばすか。一七世紀には、ルネ・デカルト（一五九六～一六五〇）は、すでに、私たちの神経系には視覚からの入力を筋肉への命令に変換する処理ループがあるとせざるをえないことに思い当たっていた（図1・1）。これは自分でも体験できる。他人の、とくに強度の近視の人の眼鏡をかけて、ものをつかもうとしてみよう。できるなら、ものが一〇度ほど右にずれたところにあるように見えるプリズムをつけてつかもうとしてみるともっと良い。[1] 最初はまったく見当がちがうのがわかるだろう。プリズムのせいで、手はつかもうとする目標の右に達するからだ。それでも徐々に動きを左へ調節する。何度か試行錯誤をすると、脳が

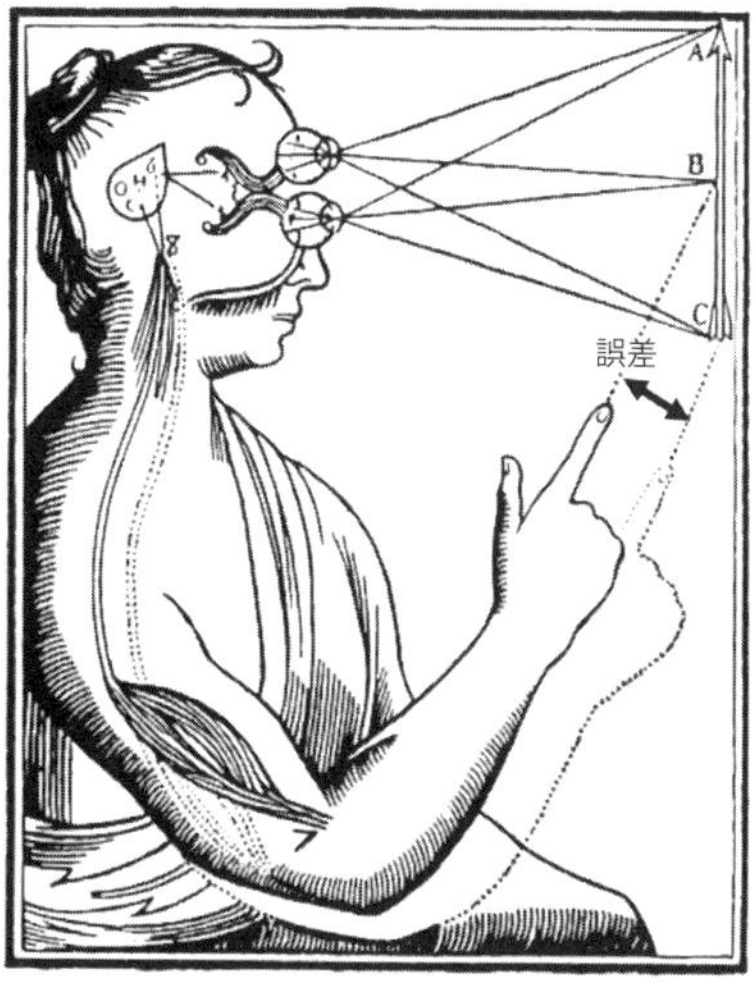

（a）単一のパラメータ調節——視覚と動作のずれ

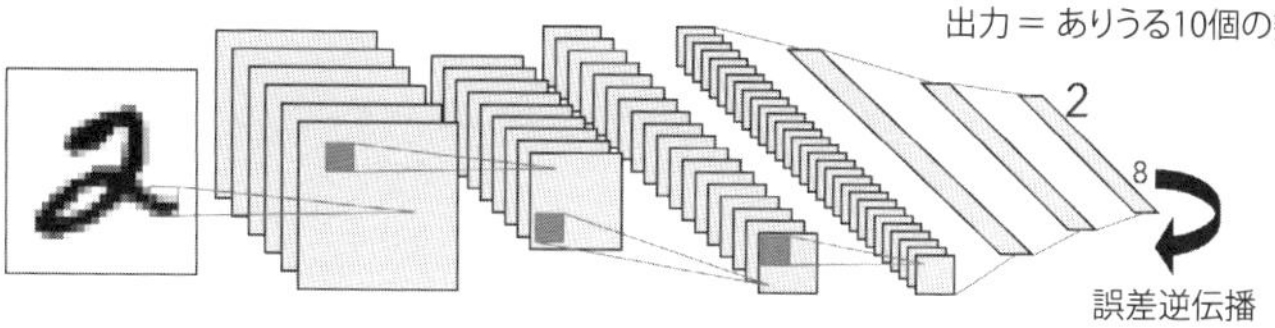

（b）無数のパラメータの調節——視覚を支える接続

図 1.1 学習とは何だろう。学習するとは、内部モデルのパラメータを調節することだ。たとえば指で目標を指すことを学習するのは、視覚と動作の差引の値をセットするということで、指した先の誤差が、ずれを減らすための有益な情報となる。人工的なニューラルネットワークでは、ありうる組合せの数ははるかに大きいが、理屈は変わらない。文字認識には、何万という神経接続を微調整する必要がある。ここでも誤差——ここでは誤って「8」という出力が起動されること——が逆伝播されて、接続の値の調節に用いられ、次の試行での成績を向上させる。

目とのずれを修正するのを学習し、動作はだんだん正確になる。そこで眼鏡を外し、同じものをつかもうとしてみる。手が全然違うところ、つまり今度はずっと左へずれたところへ行くのを見て驚くことだろう。

いったいどうなっているのか? 短い学習期間の間に、脳はその視覚の内部モデルを調整した。このモデルの一つのパラメータ、つまり目に見える光景と体の向きのずれに対応するパラメータが、新しい値にセットし直されたのだ。この試行錯誤で動作する再調整過程の間に脳がしていたことは、ハンターが猟銃の照準調整の際にすることになぞらえられる。試し撃ちをして、照準器を調節し、だんだん正確に撃てるようになる。この種の学習は非常に高速にできて、何度か試行すれば、視覚と動作のずれを修正できる。しかし、新旧のパラメータの設定は相容れない——そこでプリズムを外して通常の視覚に戻ると、誰もが一貫して同じように間違う。

このタイプの学習は少々特異なのは否めない。それは一個のパラメータ(見る角度)の調節しか必要としないからだ。私たちの学習の大半はもっと込み入っていて、何万、さらには何億ものパラメータ(関連する脳回路にあるすべてのシナプス)を調節する必要がある。しかし原理はつねに同じことで、要するに内部モデルにありうる無数の設定の中から、外の世界の状態に最もよく合う組合せを探索することだ。

東京で一人の赤ちゃんが生まれる。その後の二年か三年で、赤ちゃんの言語の内部モデルは日本語の特徴に合わせて調節しなければならないだろう。この赤ちゃんの脳は、各レベルで何億もの設定がとれるマシンのようなものだ。その設定の中には、ありうる子音や母音の中から、どの組合せが日本語の規則で使えるかを聴覚のレベルで決めるものもある。日本の家庭に生まれた赤ちゃんは、どの音素が日本語の単語を構成し、そうした音どうしの境をどこに置くかを発見しなければならない。たとえば、/R/と/L/の音の区別にかかわるパラメータもある。これは英語には欠かせない子音だが、日本語ではそうなっていない……ビル・クリントンのelection〔選出〕とerection〔勃起〕は区別されないのだ。赤ちゃんはそれぞれそのようにして、どの言語音のカテゴリーが自分が生まれついた言語にふさわしいかを特定するパラメータ一式を定めなければならない。

同様の学習手順は、音のパターンに始まり、語彙、文法、意味、それぞれのレベルで繰り返される。脳は現実を表すモデルによる階層構造として編成され、それぞれのモデルがマトリョーシカのように次々と入れ子になっている——そして学習とは、この階層構造のすべてのレベルで、入ってくるデータを用いてパラメータをセットすることにあたる。文法規則の獲得という高次の例を考えてみよう。赤ちゃんは語順も学習しなければならない。これまた英語と日本語の間にある枢要な違いだ。英語の主語、動詞、直接目的語という典型的な文では、まず主語が述べられ、それから動詞、最後に目的語がくる。「John + eats + an apple〔ジョン＋食べる＋りんご〕」。これに対して日本語では、普通の順序は主語、目的語、動詞、つまり「ジョン＋りんご＋食べる」となる。特筆すべきことに、この順序は前置詞についても逆転される（論理的に言えば、後置詞となる）し、所有関係など言葉の他の多くの部分でもそうなる。「The uncle of a friend wants to work in Boston〔友人のおじさんはボストンで働きたがっている〕」は、日本語の語順では「a friend of, the uncle, Boston in, work wants」となって、『スター・ウォーズ』のヨーダが口にしそうなわけのわからない言葉になる。

よくできていることに、このような逆転は個々別々に生じるのではない。言語学では、それは

「頭位《ヘッドポジション》」と呼ばれる一個のパラメータの設定で決まると考えられている。句の中の意味を定める単語、つまりヘッドは、英語では最初に置かれる（in Paris, uncle of someone, wants to work〔パリで誰それのおじさんが働きたがっている〕）が、日本語では後に置かれる（Paris in, someone of the uncle, work wants）。この二つに一つの設定によるパラメータの違いが多くの言語の違いとなるし、場合によっては歴史的なつながりのないもの（たとえばナバホ語と日本語）が同じ規則に従うことにもなる。英語や日本語を学習するために子どもが了解しなければならないことの一つは、自分の内部にある言語モデルの頭位パラメータをどうセットするかだ。

(2) 学習は組合せ爆発を利用する

言語学習は本当にいくつかのパラメータの設定に帰着できるのだろうか。それが信じがたいように見えるとすれば、それは、調節可能なパラメータの数が増えると開けてくる可能性の数も膨大になり、私たちはそのすべて見通すことができないからだ。これは「組合せ爆発」と呼ばれる——選択肢が少数でも、組み合わせたときに生じる爆発的増大のことだ。一部の言語学者が仮定するように、世界の諸言語の文法が、約五〇個の0か1のパラメータで記述できるとしてみよう。これは2^{50}通りの組合せを生み、これでありうる言語は一〇〇〇兆通り、つまり1の後に0が一五個続く数を超える。世界の三〇〇〇種の言語の文法規則は、この巨大な空間の中に楽に収まる。しかし私たちの脳にある調節可能なパラメータは五〇だけではなく、それよりはるかに多い。八六〇億のニューロンがあり、それぞれに約一万のシナプス連結があり、その連結の強さは様々ありうる。そのすべてによって開かれる頭の中の表象空間は事実上無限大だ。

人間の言語はこうした組合せをあらゆる水準でとことん活用している。たとえば語彙を考えよう。これは私たちが知っている単語の集合のことで、そのモデルを私たちは身につけている。私たちは誰もが、実に様々な意味を持つ単語を約五万語学習している。これは巨大な語彙に見えるかもしれないが、私たちは学習問題を成分に分解できるので、だいたい十年くらいの間に何とか獲得する。実際、この五万語が平均二音節、それぞれが英語なら四四種類の音素の中から取った三音素でできていると考えると、単純に二者択一で特定する項目(0か1か、いずれかの値しかない「ビット」)は二〇〇万足らずあれば、すべての単語を二進数で符号化できる。言い換えると、私たちの辞書的な知識はすべて、コンピュータのファイルで言えば、わずか二五〇キロバイトほどに収まる(一バイトは八ビットからなる)。

この頭の中の単語帳は、単語を支配する多くの冗長性を考慮に入れれば、さらに小さなサイズに圧縮できるだろう。ランダムに六文字を書いて「xfdrga」のようにしても、英単語にはならないからだ。現実の単語は厳格な規則に従って組み立てられる音節のピラミッドで構成されている。そしてこれはあらゆるレベルで成り立つ。文は単語の規則正しい集合であり、単語は音節の規則正しい集合であり、音節は音素の規則正しい集合だ。組合せの範囲は広大(数十あるいは数百の要素から選べるから)であり、かつ制限されている(一定の組合せしか許容されないから)。言語を学習するとは、あらゆるレベルでこうした組合せを支配するパラメータを発見することだ。

要するに、人間の脳は、階層的な多層モデルを生み出すことによって、学習すべき問題を分解することができる。これは、要素となる音に始まり、まるごと一文、さらには言説まるごとに至る、言語の場合にはとくにわかりやすいが、それと同じ階層的分解の原理はあらゆる感覚系で再現される。脳には、低レベルのパターンを捉える領域がある。世界を非常に小さな時間的、空間的窓を通して見て、ごく小さなパターンを分析する。たとえば、一次視覚野という、視覚的入力を受け取る最初の皮質領域では、一つ一つのニューロンが分析するのは網膜の非常に小さな部分でしかない。その一つ一つのニューロンは世界を針穴ごしに見ているようなもので、その結果、非常に低レベルな規則性、たとえば斜めの線が動いているといったことだけが発見される。百万ではきかないニューロンが、網膜の位置は違っても同じ動作をしていて、その出力が次のレベルの入力となって、「規則性の規則性」を検出し、以下同様となる。レベルが上がるごとに、スケールが広がる。脳は空間でも時間でもますます大きなスケールで規則性を探す。この階層構造から、ますます複雑な対象あるいは概念を検出する能力が発生する——直線、指、手、腕、人体……それも一つではない。二つ、あるいは向き合う二人、握手している……これはトランプとマクロンの初対面だ！というように。

(3) 学習はエラーを最小化する

私たちが「人工神経《ニューラル》ネットワーク」と呼ぶコンピュータのアルゴリズムは、皮質の階層構造から直接にヒントを得ている。そこには皮質と同様、ピラミッド状に重なる層があり、そのそれぞれが前の層よりも奥にある規則性を発見しようとする。入ってくるデータを、各層が次々と前より深い《ディープ》編成のしかたをするので、このネットワークは「ディープネットワーク」とも呼ばれる。各層はそれぞれに外部の現実のごく単純な部分のみを発見できる（この種の問題を数学者は線形分離可能問題と呼ぶ。つまりそれぞれのニューロンがそのデータを二つのカテゴリー、AかBかに、両者間に直線を一本引いて分離できるということだ）。しかしこうした層を多く重ねて組み立てれば、複雑な構造を発見し、非常に様々な問題に合うよう調節できる、きわめて強力な学習装置が得られる。今日の人工ニューラルネットワークも、コンピュータチップの進歩を利用して、それが何十と重なる層を含むという意味で、やはりディープネットワークだ。こうした層はますます洞察力を得て、感覚入力から遠く離れた抽象的な特性を特定できるようになる。

フランスのニューラルネットワークのパイオニア、ヤン・ルカンによって生み出されたLeNet《ルネット》アルゴリズムの例を考えよう（カラー口絵図2）[2]。このニューラルネットワークは、一九九〇年代にはすでに、手書き文字の認識で顕著な成績をあげていた。カナダ郵便は、何年もの間、それを手書きの郵便番号を自動処理するために使っていた。どういう仕組みかというと——このアルゴリズムは、入力として、ピクセル集合の形で手書き文字画像を受け取り、出力として、ありうる一〇の数字または二六種の文字の中の一つを仮の解釈として提案する。人工ネットワークには、ニューロンに似た、処理単位が層をなして重なる階層構造がある。第一層は画像を直接に受け取り、それに対して直線や曲線の断片を認識する単純なフィルターを適用する。しかし階層構造の上の層は、もっと広い、複雑なフィルターを備えている。高準位のユニットになるほど、画像の中の認識する部分が広がって、2の曲線とか、0の円環とか、Zの平行線の部分とか……になり、向き、字体、大文字小文字の別なく文字に対応しているような出力をする人工ニューロンが得られる。こうした特性は、すべてをプログラマが与えているのではなく、ユニットをつなぐ何百万もの接続から生じる結果だ。こうした接続は、自動化されたアルゴリズムによって調節されてしまえば、それぞれのニューロンが入力に適用するフィルターが定まる。その設定値が、あるニューロンは数2に反応し、別のニューロンは数3に反応する理由を説明する。

こうした何百万という接続の組合せがどう調節されるかといえばプリズム眼鏡のときとまったく変わらない。試行のたびに、ネットワークは仮の答えを出し、誤差が出たと言われ、パラメータを調節して、次回にはこの誤差を減らそうとする。誤答が貴重な情報を提供する。誤差は、その符号（右に行きすぎとか左に行きすぎとか）をもって、システムが成果を出すにはどうすべきかを教えている。マシンは誤差の源にたどりつくことによって、パラメータをどうセットすれば誤りを避けられるかを発見する。

あらためてライフルの照準を合わせているハンターの例を取り上げよう。学習手順は簡単で、ハンターが撃ち、狙いが右に五センチずれていたことがわかる。そこで誤差の大きさ（五センチ）と符号（右すぎ）という必須の情報が得られる。この情報によってハンターは射撃を修正できる。ハンターが賢ければ、修正するのはどちらの方向か推測できる。弾が右にそれれば、スコープの十字線を左にずらす。それほど鋭敏な狙い方でなくても、でたらめに別の狙いをつけて、スコープを右に向けたら、ずれが大きくなるか小さくなるかは確かめられる。そうすれば、ハンターは試行錯誤で、どう調節すれば、意図した標的と実際の射撃のずれの大きさが減るかを次第に見つけていける。

ハンターが精度を最大にするために照準を修正するときには、知らず知らず学習アルゴリズムを適用している。ハンターは暗黙のうちに、数学者が系の「微分係数」あるいは勾配と呼ぶものを計算しており、そうして「最急降下」法を用いている。自分のライフルの照準を最も効率的な方向、つまり誤りを犯す確率を減らす方向に動かすことを学習するのだ。

今の人工知能で用いられる人工ニューラルネットワークには、入力、出力、調節可能なパラメータが何億とあるとはいえ、たいていの動作は喩えに出てきたハンターと変わらない。誤差を観察し、それを用いて、その誤差を最もよく減らせると感じる方向に内部状態を調節する。多くの場合、そのような学習はきちんと指導されている。私たちはネットワークに、どの応答を出力すべきかを特定して伝える（「1であって7ではない」とか）。また誤差が出れば、パラメータをどの方向に調節するかも正確にわかっている（ネットワークが1の画像に反応するときに、「7」を出力する場合があまりに多ければ、数学的計算でどの接続を修正すべきかは正確にわかる）。機械学習の言葉で言うと、この状況は「教師あり学習」と呼ばれ（教師に似た誰かが、システムが出さなければならない正解を知っているから）、また「誤差逆伝播」と呼ばれる（ネットワークのパラメータを修正するために誤差信号がそこに送り返されるから）。手順は単純で、ある答えを試し、どう答えるべきだったかが伝えられ、誤差を測り、それを減らすべくパラメータを調節する。各段階で、正しい方向へわずかな訂正を行うだけだ。そのため、このようなコンピュータによる学習はとてつもなく遅いことがある。テトリスをプレーするような複雑な活動を学習するには、この手順を何万回、何億回と適用しなければならないのだ。調節可能なパラメータが多数含まれる空間では、すべての要素について最適の設定値を見つけるには、長い時間がかかることがある。

一九八〇年代の最初のニューラルネットワークは、すでに段階的な誤り《エラー》訂正の原理に基づいて動作していた。計算機の発達によって、今やこのアイデアを、何億という調節可能な接続を含む巨大なニューラルネットワークにも拡張して使えるようになっている。そうしたディープなニューラルネットワークは一連の段階で構成されており、そのそれぞれが手近の問題に適応する。たとえば、カラー口絵図2は、GoogLeNetシステムを示す。これは先述のルカンが最初に唱え、世界でも一流の国際的画像認識コンテストで優勝したLeNetアーキテクチャに由来している。このシステムは、何十億という画像を見せられ、それを顔、風景、船、車、犬、昆虫、花、道路標識など、一〇〇〇種類のカテゴリーに分けることを学習した。この階層の各レベルが、現実の利用できる側面に合わせて調節されている。低レベルのユニットは、線や肌理《きめ》に選択的に反応するが、階層が高くなると、幾何学図形（円、曲線、星形……）や、対象の部分（ズボンのポケット、車のドアの把手、両の眼……）や、さらには対象全体（建物、顔、蜘蛛……）といった複雑な造作に反応することを学習している。[3]

最急降下法によるアルゴリズムは、誤差《エラー》を最小限にしようとする中で、画像を分類する場合には、こうした形状を見るのが最も有効であることを発見した。しかし同じネットワークでも、本の一節や楽譜の一部をあれこれ見せられていれば、別の形に調節され、文字、音符など、この別の環境に繰り返し生じるものを認識することを学習していただろう。たとえばカラー口絵図3は、この種のネットワークが無数の手書き数字を認識する様子を示している。[4] 最下層では、データは混じっている。一見すると似ているが、最終的には区別されるべき画像もあれば（3と8を考えるとよい）、逆に、まったく違って見えても、結局は同じ区画に入れなければならない像もある（8という数字にもいろいろな形があって、上の輪は開いていることもあれば閉じていることもあるなど）。各層で、人工ニューラルネットワークは抽象度を上げ、同じ文字に相当するすべての事例が正しく一つにまとめられる。それは、誤差低減手順を通じて、手書き数字を認識するという問題に最も適切な階層構造を発見してきた。ネットワークが生むエラーを修正するだけで、手許の問題に適切な手がかりを一揃い発見できるというのは実に特筆すべきことだ。

今日でもなお、誤差逆伝播による学習という構想は、多くのコンピュータソフトの核心にある。それこそが、スマホが持ち主の声を認識できたり、車が歩行者や道路標識を認識できたりすることの原動力だ——したがって、私たちの脳は、その学習方法のいずれかを用いている可能性が非常に高い。とはいえ、誤差逆伝播にも様々な種類がある。人工知能の分野は、この三十年でとてつもなく進歩しており、研究者は学習を容易にする多くの仕掛けを発見してきた。そこでそうした仕掛けを総ざらいしてみよう——これから見るように、それは私たち自身や私たちの学習のしかたについても多くのことを教えてくれる。

(4) 学習とは、可能性の空間を探ることである

これまで述べてきた誤り訂正手順が抱える問題点の一つは、最適ではないパラメータ集合にはまってしまう場合があることだ。グリーンを転がるゴルフボールを考えてみよう。ボールはつねに斜面の最も急勾配になる線に沿って進むが、たまたま地面の小さなくぼみにひっかかってしまうことがある。そうなると、全体の中での最も低い地点、つまりそれ以上がない最適値に達することができなくなる。同様に、最急降下法は、ベストではない地点にはまってしまい、出られなくなることがある。この地点は「極小値〔局所的な最小値〕」と呼ばれる。これにひっかかると、学習は行き詰まる。そこからの変化は、どれも誤差率を大きくしてしまい、どちらに動くのも非生産的に見えるからだ。そこでシステムは、学

習できることはすべて学習しつくしたと感じることになる。それによって、もしかしたらパラメータ空間のほんの何歩か先にもっと良い設定値があっても、それが見えない。最急降下法にそれが「見えない」のは、くぼみの反対側に降りるためには斜面を上らなければならず、そうしようとしないからだ。近視眼的に、今いるところからわずかな距離を調べるだけで、そのため、その向こうのもっと適した組合せは見逃してしまう。

抽象的すぎたかもしれないので、具体的な状況を考えよう。食料を買いに市場へ出かけ、いくらか時間をかけて最も安い製品を探すとする。通路を進んでゆき、最初の店を通過し（高すぎるように見える）、第二の店は避け（ここはいつも非常に高い）、最後に第三の店に達する。それまでの二つよりずっと安いように見える。しかし通路を最後まで進み、さらには隣町まで行けば、もっと安くなるかもしれない。局所的なベストの価格に注目しても、全体の最小値が見つかることは保証されない。

計算機科学者は、しばしばこの難点をつきつけられ、様々な仕掛けを用いる。そのほとんどは、最善のパラメータの組合せを探すときに、わずかにランダムな部分を導入することだ。要領は単純で、市場の一本の通路だけを見るのではなく、ランダムに進んでみるのだ。ゴルフボールに緩やかに斜面を下らせるのではなく、ところどころでこつんと叩いて、くぼみにはまってしまう可能性を減らす。確率的な探索法のおかげでときたま遠く離れた組合せが試されると、手の届く範囲にあるもっと良い解が見つかる可能性が生じる。実践的には、ある程度のランダムさを取り入れる方法は様々だ。パラメータ群をランダムにセットする、あるいは更新する、実例の並び方を多様化する、データにいくぶんかのノイズを加える、接続の中からランダムに選んだ一部だけを用いる――こうしたアイデアはすべて学習の堅牢性を向上させる。

いくつかの機械学習アルゴリズムには、生物種の進化を支配するダーウィン流のアルゴリズムをヒントにしたものもある。パラメータ最適化の際に、それまでに見つかっている解に突然変異やランダムな交差を取り入れるのだ。生物学の場合と同様、この突然変異率は、危険な試みに多くの時間を割きすぎずに新たな解を探れるよう、慎重に制御しなければならない。

鍛冶屋の鍛造をヒントにしたアルゴリズムもある。職人は、金属を「鍛える《アニーリング》」ことによってその特性を最適化することを学習してきた。無類に強い刀を鍛えたいと思ったら、鍛造の方法は、金属を何度か熱し、だんだん加熱する温度を下げ、原子が規則正しい配置に並ぶ可能性を上げていく。この過程は今や計算機科学に移植されている。真似されたアニーリング・アルゴリズムはパラメータにランダムな変化を取り入れるが、仮想の「温度」は徐々に下げていく。偶然の出来事の確率は、最初は高いが着実に下がっていき、最後には系が最適の設定値に固まる。

計算機科学はこうした仕掛けが顕著に効果的であることを見出している――となると、そのうちのいくつかでも、進化するうちに私たちの脳に入ってきたとしても、意外ではないはずだ。ランダムな探索、確率的な好奇心、雑音だらけのニューロンの発火、すべてがホモ・サピエンスの学習にとって必須の役割を演じている。じゃんけんでも、ジャズの主題に基づく即興演奏でも、数学の問題のありうる解を求めるのでも、ランダムさは欠かせない。これから見るように、子どもが学習モードに入れば――つまり遊ぶときには――必ずいくつもの可能性を、相当量のランダムさとともに探索する。そして夜の間、その脳は、自分が日中に経験したことを最もよく説明するアイデアに行き当たるまで、いろいろなアイデアをジャグリングしている。本書の第Ⅲ部では、子どもの――また子どもの心を残せているまれな大人の――並外れた好奇心を支配する、ランダムさが入ったアルゴリズムについて、これまでにわかっていることをあらためて取り上げる。

(5) 学習とは、報酬関数を最適化することである

数字の形を認識するルカンのLeNetシステムを思い出そう。この種の人工ニューラルネットワークは、学習するために、正答を与えられる必要がある。入力される画像それぞれについて、それが一〇通りの数字のうちどれに対応するかを知る必要がある。ネットワークは、自身の応答と正解との差を計算することによって自己修正することができる。この手順は「教師あり学習」と呼ばれる。教師とは、システムの外にあり、答えを知っていて、それを機械に教え込もうとする存在だ。これは効果的だが、正解が前からわかっているというこの状況は、むしろめったにないことには気をとどめるべきだろう。子どもが歩くことをおぼえるときには、誰もどの筋肉を収縮させるかを正確に教えてはくれない――ただ転ばなくなるまで励まし続けるだけだ。子どもはただ結果の評価、つまり自分は転んだとか、あるいは逆に部屋の端から端まで歩き通せたとかのことだけに基づいて学習する。

人工知能も同じく、教師ありではない学習という問題に直面する。たとえばマシンがビデオゲームのプレーを学習するときには、それが指示されるのは、最高のスコアを目指せということだけだ。そのために特定のどんな動作を取らなければならないかは誰も前もって教えてくれない。どうすれば自力でそ

こに近づく正しい道を素早く見つけられるのだろう。

この課題に対しては「強化学習」が考えられている。これはシステムに課題について詳細を与えることはなく（誰も知らないのだ）、「報酬」という定量的スコアの形での評価だけを与える[5]。さらに悪いことに、マシンがそのスコアを受け取るのには時間差があり、それに至る決断の動作からずっと後になることがある。グーグルの子会社ディープマインド社が、チェスやチェッカー指し碁を打てるマシンを生み出したときに用いた原理がこの遅延強化学習だった。この問題は、ある単純な理由でとてつもなく難しくなる。システムがゲームに勝ったか負けたかを示す一個の報酬信号が、最後の最後になるまで受け取れないということだ。ゲームをしているさなかには、システムは何らフィードバックを受け取らない——最後のチェックメイトだけがものを言う。それならシステムはどうやってこの局面でどうすべきかというのを判断するのだろう。また、最終的なスコアがわかったとき、マシンはどうやって遡及的に自分の判断を評価するのだろう。

計算機科学が見出した仕掛けは、マシンを同時に二つのこと、つまり行動と自己評価を行うようプログラムすることだ。システムの一方の半分は「批評家《クリティック》」と呼ばれ、最終的なスコアを予測することを学習する。この人工ニューロンによるネットワークの目標は、最終的な報酬を予測するために、つまり自分が勝っているのか負けているのかを予測するために、ゲームの状況をできるだけ正確に評価することだ。優劣の評価は安定しているのか、それとも一方に傾きかけているのか。このマシンの一方の側に登場するクリティックのおかげで、システムはその行動を、最終時点だけでなく、どの時点でも評価できる。マシンの残り半分は役者《アクター》で、この評価を用いて自己修正できる。ちょっと待てよ、これこれの動作は、クリティックの考えでは負けの可能性を増やすというから、避けないとまずいだろう、などというふうに。

アクターとクリティックは試行を重ねてともに進む。一方は賢明に行動し、最も効果的な動作に集中することを学習し、他方はそうした動作の結果をますます鮮明に評価することを学習する。アクター＝クリティック・ネットワークは、高層ビルから落下中に「今のところ〔まだ無傷だから〕順調」と言ったとされる伝説上の男とは違い、最後には顕著な予見能力を得るようになる。まだ負けていないゲームの広大な海の中で、勝ちそうなゲームとぼろ負けに終わりそうなゲームを予測する能力だ。

アクターとクリティックのコンビは、現代の人工知能では効果的な戦略の一つとなっている。このコンビが階層的ニューラルネットワークに支えられると、驚異の仕事をする。一九八〇年代にはすでに、ニューラルネットワークがバックギャモンの世界大会で勝てるようになっていた。最近では、それによってディープマインドは、スーパーマリオやテトリスのようなあらゆる種類のビデオゲームのプレーを学習できる多機能ニューラルネットワークを生み出せるようになっている。[6] このシステムには、入力として画像のピクセル、出力としてありうる動作、報酬関数としてゲームのスコアを与えるだけだ。他のことはすべてマシンが学習する。テトリスをプレーするときには、画面がいくつかの形で構成されること、落下する形は他の形よりも重要であること、様々な動作がその形の向きや位置を変えることなどを発見する――最後にはマシンはおそるべき結果を出す人工プレーヤーになる。スーパーマリオをプレーするときは、入力と報酬の違いによってテトリスとはまったく別の状況を相手にしていることを理解する。どのピクセルがマリオの体をなすか、マリオはどう動くか、敵はどこにいるか、壁やドアや罠やボーナスアイテムの形はどうか……そのそれぞれを前にしてどう行動するか。そのパラメータ、つまり各層をつなぎ合わせる何億もの接続を調節することによって、一個のネットワークが学習して、あらゆる種類のゲームに適応し、テトリスやパックマンやソニックそれぞれに出てくる形を認識するようになる。

マシンにビデオゲームのプレーを教えることにどんな意味があるのだろう。ディープマインドの技術者は二年後、ゲームのプレーから学習したことを応用して、グーグルのサーバ管理最適化という重要な経済的問題に答えを出した。その人工ニューラルネットワークも、ゲームの場合とそんなに変わらなかった。変えたのは入力（日付、時刻、天気、国際的な出来事、検索のリクエスト、各サーバに接続している人数など）、出力（各大陸にあるしかじかのサーバを起動するか停止するか）、報酬関数（エネルギー消費を少なくする）だけだった。結果として、電力消費はあっという間に低下した。グーグルはエネルギー費を四〇パーセントも減らし、何千万ドルも節約した――無数の専門家技術者が前々からそのサーバ群を最適化しようと試みていたというのに。人工知能の成功は、実に各種産業全体をひっくり返せるほどの域に達している。

ディープマインドはさらに驚異の技をなしとげている。おそらく誰もが知っているように、アルファ碁のプログラムは、囲碁の世界チャンピオンのイ・セドルに一八勝することができた。つい最近まで人工知能の世界ではエベレスト登頂にも相当すると考えられていたことだった。[7] 碁というゲームは、広い正方形の升目模様の盤（碁盤）で打たれる。各辺一九点、全体で三六一の点があり、そこに白と黒の石を打つことができる。組合せの数は膨大で、先手後手、それぞれに打てる将来の手すべてを系統的に探ることはまったくできない。それでもアルファ碁のソフトウェアは強化学習によって、有利な組合せ、不利な組合せを、人間の打ち手よりも上手に認識できるようになった。そこには多くの仕掛けが用いられているが、その一つに、チェスの指し手が白と黒の両方を指して練習するのと同じように、装置に自分自身と戦わせるというのがあった。考え方は単純で、一番終わるごとに、勝ったソフトはそれが打った手を強化し、負けた方はそれを弱める。それと同時に、どちらも自分の打った手を前よりも効率よく評価することも学習している。

愚かにも自分の靴紐《ブートストラップ》を左右交互に引き上げることで飛び立とうとしたという冒険譚で有名なミュンヒハウゼン男爵を人はおめでたくも馬鹿にしているが、人工知能では、ミュンヒハウゼンの突飛な方法は、よく洗練された戦略をもたらし、ふさわしくも「ブートストラップ法」と呼ばれている――最初は知識に欠けた無意味な構造でも、ニューラルネットワークがただ自らと試合をするだけで世界チャンピオンになれるのだ。

二つのネットワークに協働させて――あるいは逆に競わせて――学習の速度を上げるというアイデアは、人工知能の大きな進歩をもたらし続けている。最近のアイデアの一つは、「敵対的学習（adversarial learning）」[8]と呼ばれ、二つの対抗するシステムを訓練する。一方はエキスパート（たとえばファン・ゴッホの絵のエキスパート）になることを学習し、他方は相手を負かす（ファン・ゴッホの見事な偽物を捏造できるようになることを学習する）ことだけを目標とする。第一のシステムは、本物のファン・ゴッホの絵を本物と鑑定できればボーナスが得られ、もう一方は、それが相手のエキスパートとしての目を欺けた場合に報酬を得る。この敵対的学習アルゴリズムは、人工知能を一つだけでなく、二つ生み出す。一つは、ゴッホの真作というお墨付きを与えるような細かい特徴を見つけ出す、この巨匠に関する世界的権威であり、もう一つは、一流のエキスパートも騙すことができる絵を生み出せる本物の贋作家だ。この種の訓練は、大統領選の討論会の準備にたとえることができる。候補者は対立候補の最高の弁舌をまねることができる人を雇うことによって、自らの訓練を研ぎ澄ますことができる。

この方式は人間の一個の脳にもあてはまりうるだろうか。私たちの脳の両半球と、皮質下のいくつかの核も、互いに争い、協力し、評価しあう専門家の集団となっている。私たちの脳ではある領域が他の領域の仕事を学習している。それによって私たちは自分の行動の結果を予見したり想像したりできるし、どんなにうまい贋作者にでもなれそうな写実性を伴うことがある。私たちの記憶と想像力は、昨夏に泳いだ海辺や、暗闇の中でつかむドアノブを見えるようにすることができる。ある領域が別の領域を批評することを学習することもある。それは絶えず自分の能力を評価し、得られそうな報奨や罰を予測している。こうした領域が、行動を促したり、じっとしているよう促したりする。後で、メタ認知——自分のことを知り、自己評価し、しかじかのことをしたらどうなるかを頭の中でシミュレートしたりすること——が人間の学習では根本的な役割を演じていることも見る。私たちが自分自身について形成する見解は、自分が前進するのを助けるが、その見解によって、逆に失敗の悪循環にとらわれるようになることもある。つまり、脳を協力したり競いあったりするエキスパートの集団と考えるのは、的外れではないのだ。

(6) 学習とは、探索空間を限定することである

現代の人工知能は大きな問題に直面している。内部モデルのパラメータが多くなるほど、最善の調節のしかたは見つかりにくくなる。現行のニューラルネットワークでは、探索空間はとほうもなく巨大なのだ。したがって、計算機科学者は膨大な組合せ爆発を相手にしなければならない。各段階で何億もの選択肢がありえて、その組合せは膨大すぎて、すべてを調べることはできない。結果として、学習はあまりにも低速になってしまうことがある。システムをこの膨大な可能性の地形内部で正しい方向へ動かそうとするために、何億回もの試行を必要とするということだ。そしてデータはどんなに大きくても、空間の巨大さに比べると乏しくなる。この問題は、「次元の呪い」と呼ばれる――押すべきレバーが何億もあるとなれば、学習することもままならないかもしれない。

ニューラルネットワークに備わるパラメータの数が膨大だということが、しばしば第二の壁となる。これは「過剰適合」とか「過学習」と呼ばれ、システムに自由度がありすぎて、個々の例を細かいところまで暗記した方が、個々の例をもっと一般的に説明する法則を特定するよりも、易しいように見えるということだ。

計算機科学の父ジョン・フォン・ノイマン（一九〇三～五七）のよく知られた言葉に、「私は四つのパラメータでゾウを手なずけることができる。五つあれば、そのゾウに鼻を振り上げさせることができる」というのがある。フォン・ノイマンの意図は、自由に決められるパラメータが多すぎるのは、災いの元になりうるということだ。どんなデータでも、細かいところをすべて暗記することによって「過剰適合」

させることはたやすいが、そこから得られるシステムが意味のあることを捉えているかどうかは別の話だ。生物種としてのゾウについてよく理解していなくても、ゾウの概略を押さえることはできる。自由に値を決められるパラメータがありすぎると、抽象化には有害になることがある。システムは易々と学習はするが、新しい状況に一般化することはできない。ところがこの一般化する能力こそが学習の鍵を握る。すでに見たことがある像を認識できるマシン、あるいはすでに打ったことがある棋譜の碁で勝つマシンにどんな意味があるだろう。当然、本当の目標は、状況がなじみであろうと未知であろうと、どんな画像でも認識することであり、どんな相手にも勝てることなのだ。

　これについても計算機科学者はこうした問題に対する様々な答えを探っている。学習を加速し、かつ一般化を向上させるのに効果的な手は、モデルを単純化することだ。調節すべきパラメータの数を最小限にすると、システムがもっと一般的な解を求めるように追い込むことができる。これこそ、ルカンが畳み込み《コンボリューショナル》ニューラルネットワークという、画像認識の分野ではどこにでも見られるようになった人工学習の仕組みを考えたときの要となった洞察だ。[9] 考え方は単純で、画像で何かを認識するためには、至るところで同じ作業を何度もしなければならない。たとえば、写真ではどこかに顔が出てくるかもしれない。それを認識するには、同じアルゴリズム（たとえば卵形を探せ、二つの目を探せ、など）を写真のあらゆる部分に適用しなければならない。網膜の各点で異なるモデルを学習する必要はない。ある場所で学習されたことは、他のどこででも再利用できる。

　学習の過程全体にわたり、ルカンの畳み込みニューラルネットワークは、ある領域で学習することをすべて、ネットワーク全体に、すべてのレベルで、さらに広い規模で適用する。したがって、学習するためのパラメータの数は大いに少なくなる。この単純な仕掛けが、とくに新たな画像へ一般化する性能をとほうもなく向上させる。理由は単純で、新たな画像に基づいて実行されるアルゴリズムは、それが見たことのあるすべての写真のすべての点から得た膨大な経験の恩恵を受けるのだ。こうして学習は加速もする。マシンは視覚モデルの部分集合だけを探ればよいからだ。学習に先立って、同じ対象が画像のどこにでも登場しうるという、この世界についての重要なことをマシンはすでに知っている。

この仕掛けが他の多くの領域にも一般化される。たとえば言語音を認識するには、話し手の声にある具体的特徴を離れて抽象化しなければならない。そのためには、ニューラルネットワークを、声が高かろうと低かろうと同じ接続を異なる周波数帯で用いるよう仕向ければよい。調整しなければならないパラメータの数を減らすことで、さらに速さが増し、新しい声への一般化がうまくなる。この二つの利点によって、スマホが人の声に反応できるようになる。

(7)学習とは、先験的な仮説を投映することである

ヤン・ルカンの方針は、もっとずっと一般的な概念、つまり「生得的知識」の利用の好例となる。畳み込みニューラルネットワークが他のニューラルネットワークより学習が上手で速いのは、それが何から何まで学習するわけではないからだ。このネットワークは、その構造そのものの中に強力な仮説を組み込んでいる。つまり、私がある場所で学習することは、他のどこにでも一般化できるということだ。

画像認識では不変性が主要な問題となる。私はある対象を、その位置や大きさがどうであれ、それが

右へ動こうと左へ動こうと、遠ざかろうと近づこうと、認識しなければならない。これは難題だが、非常に強い制約でもある。つまり、空間のどこにあろうと、同じ手がかりが、ある顔をそれと認識させてくれると予想してよいのだ。同じアルゴリズムをあらゆるところで繰り返すことで、畳み込みネットワークはこの制約を効果的に利用できる。このネットワークはその構造そのものに制約を組み込んでいる。このシステムは、生得的に、つまりいかなる学習にも先立って、すでに視覚世界のこの重要な特性を「知って」いるのだ。それは不変性を学習するのではなく、先験的にそれを想定し、それを用いて学習空間を縮小する——実にうまくできている。

ここで得られる教訓は、生まれと育ちが対立するものではないということだ。いかなる生得の制約もないただの学習など存在しない。どんな学習アルゴリズムも、何らかの形で、学習される領域について一揃いの想定を含んでいる。すべてを一から学習しようとするのではなく、探らなければならない領域の基本法則を事前に定めておいてくれる前提に基づいて、そうした法則をシステムの構造そのものに組み込んだ方がずっと効果的だ。生得の想定が多いほど、学習は速くなる（もちろん、想定が正しければのことだが）。これは普遍的に言える。たとえば、自分どうしで対戦して碁の練習をするソフトウェアのアルファ碁ゼロが、ゼロから始めると考えるのは間違いだろう。アルファ碁は最初から、このゲームの地形と対称性についての知識を初期表示として含んでおり、これは探索空間を八分の一にする。

私たちの脳もあらゆる種類の想定で形成されている。後で見るが、生まれて間もない赤ちゃんの脳は、すでに組織され理解力がある。赤ちゃんは暗黙のうちに、この世は、互いに食い込むことなく押されたときだけ動くもの（中実《ソリッド》のもの）でできていることを知っている——またそこにはもっと変わった、話をして自力で動くもの（つまり人）があることも。こうした法則を学習する必要はない。人間が暮らしているところならどこでもそれは成り立つので、私たちのゲノムはそうした法則を脳に作りつけにし、学習の範囲を限定することによって高速化する。赤ちゃんは世界について何もかも学習する必要はない。その脳には生得の制約が詰まっていて、予想できない変動をする特定のパラメータ（顔の形、眼の色、声の調子、周囲にいる人々の個別の好み）だけが後天的なものとして残っている。

　ここでも生まれと育ちは対立する必要はない。赤ちゃんの脳が人と生命のないものとの違いを知っているとすれば、それはある意味で、すでにそのことを学習しているからだ――生まれて数日の間にではなく、何百万年もの進化の中で。ダーウィン流の淘汰は、実は学習アルゴリズム――何億年もの間、何億もの学習装置（この世に生まれたすべての生物）にわたって、並列的に実行されている、ものすごく強力なプログラム――だ。[10] 私たちは、はかりしれないほどの知恵を受け継いでいる。私たちのゲノムは、ダーウィン流の試行錯誤を通じて、私たちに先立つ何代にもわたる知識を継承してきた。この生得の知識は、私たちが生きている間に学習する個々の具体的事実とはタイプを異にする。それよりもずっと抽象的な知識で、私たちのニューラルネットワークが自然の基本法則に沿うよう仕向けている。

　要するに、私たちの遺伝子は、妊娠期間中に、探索される空間の大きさに制約を課すことによって、その後の学習を導き高速化する脳の基本構造を定める。計算機科学の用語なら、遺伝子は脳の「ハイパーパラメータ」、つまり、層の数、ニューロンのタイプ、その相互接続の概形、それが網膜の任意の点で反復されるか等々の高レベルの変数を設定する。こうした変数の多くが私たちのゲノムに蓄えられているので、私たちはもうそれを学習する必要はない。人類は進化の過程の中でそれを内在化している。

したがって、私たちの脳はただ受動的に感覚による入力に従っているのではない。それは最初から、すでに一連の抽象的仮説、つまり、ダーウィン的進化のふるいをくぐり抜けて蓄積された知恵を備えており、それを脳が今、外の世界に投影している。科学者がみなこの考え方に同意しているわけではないが、私はそれが要点だと思う。今日の多くの人工ニューラルネットワークが依拠する素朴な経験主義的哲学は間違っている。私たちが何の知識もなしに、後から環境が書き込むことを受け取るだけの、まったく組織化されていない回路を持って生まれるというのはとうてい真実とはいえない。人でも機械でも、学習はつねに一連の先見的仮説から始まり、それが入ってくるデータに投影され、そこからシステムは今の環境に最もよく合うものを選ぶ。ジャン＝ピエール・シャンジューが、ベストセラーとなった『ニューロン人間』（一九八五）で述べているように、「学習するとは除去すること」なのだ。

第2章

今のマシンより脳の方がうまく学習する理由

最近の盛んな人工知能の進歩は、私たちがやっと人間の学習や知能を模倣し、さらにはその上を行く方法を発見したことを示しているかもしれない。一部の自称預言者たちによれば、マシンが私たちを追い抜こうとしているという。これほど真実から遠い話もないだろう。実際には、大方の認知科学者は、人工ニューラルネットワークでの最近の前進を称えつつも、そうしたマシンはまだ大きく制約されていることをよく知っている。実は、人工ニューラルネットワークが実行するのは、たいてい、私たちの脳が画像を知覚し、認識し、分類し、その意味を参照するときの、脳がほんのコンマ何秒かで無意識に実行する動作だけだ。しかし、私たちの脳はそれよりずっと先まで進み、画像を何秒かかけて、意識的に、注意深く、一歩ずつ調べることができる。脳は記号による表象や世界についての明示的理論を形成し、私たちはそれを言語を通じて他人と共有することができる。

この種の——低速の、理屈の通った、記号による——動作は、まだ（当面）人類にしかない特権的な動き方だ。今の機械学習アルゴリズムはその動作をほとんど捉えていない。機械翻訳や論理的推論の分野では着実な進歩があるとはいえ、人工ニューラルネットワークに対しては共通に、まるであらゆる問題が自動分類の問題でもあるかのように、すべてを同じ水準で学習しようとするという批判が向けられる。ハンマーを持った人には、すべてが釘に見えてしまうというように。しかし私たちの脳ははるかに柔軟で、すぐに情報に優先順位をつけることができるし、可能であれば必ず、一般化した、論理的で明示的な原理を引き出すことができる。

人工知能には何が欠けているか

人工知能にはまだ備わっていないことを明らかにしてみるとおもしろい。そうすると人間の学習能力に特異なところを特定することもできるからだ。以下に、人間なら赤ちゃんにさえあるのに、最新の人工的システムにはまず備わっていない機能をほんの一部だけ簡単に列挙してみた。

抽象概念を学習すること

ほとんどの人工ニューラルネットワークが捉えているのは、情報処理のごく初めの段階——脳の視覚野で画像を五分の一秒もかからずに解析するといったこと——にすぎない。ディープラーニング・アルゴリズムは一部の人々が言うほどディープではない。ディープラーニング・アルゴリズムを考案した一人のヨシュア・ベンジオによれば、この種のアルゴリズムは、実は、高度な抽象的概念よりも、データにある表面的な統計学的規則性を学習するという。[2] こうしたアルゴリズムは、たとえば何かの対象を認識するとき、画像に特定の色や形など、いくつかのディープではない特色に依存している。そうした細部が変わると、認識の成績はがた落ちになる。現代の畳み込みニューラルネットワークは、対象の本質をなすものを認識することができない。椅子は四脚だろうと一脚だろうと、またガラス製だろうと金属製だろうと、膨らまして使うビニール製だろうと、どれも椅子であることをなかなか理解しない。表面的に目立つところに注目する傾向があるために、この種のネットワークは大規模な誤りに陥りやすくなる。ニューラルネットワークの騙し方については豊富な文献がある。バナナを写真にしてわずかな画素を修正したり、特異なステッカーを貼りつけるといったことをすると、ニューラルネットワークはそれがトースターだと思ったりする。

確かに人でも、画像を何分の一秒かだけ見せられると、マシンと同じ種類の間違いを犯し、犬を猫と誤解することもある。[3]それでも、人間はさらにもう少し時間を与えられれば、すぐにその間違いを修正する。私たちにはコンピュータとは違い、自分が信じていることに疑問をはさみ、注目する部分を切り替えて画像の第一印象とは合わない面に目を向ける能力がある。この意識的で知的な第二段階の分析は、考えて抽象化するという私たちの一般的な力によっている。人工ニューラルネットワークは大事なところを見ていない。人間の学習は、ただパターン認識フィルターを設定することなのではなく、世界の抽象的モデルを形成することなのだ。たとえば読み方を学習することによって、私たちはアルファベットの各文字の抽象的概念を獲得してきて、それによって文字の形が違ってもそれと認識できるし、新しい形の字を生み出すこともできる。

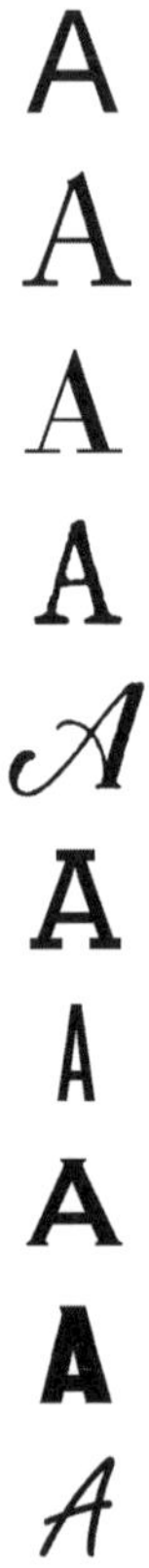

認知科学者のダグラス・ホフスタッターはかつて、人工知能にとっての本当の難関は、文字Ａを認識することだと言ったことがある。もちろんこの警句は誇張だが、それでも核心を衝いている。こんな些細な状況においてさえ、人間は抽象化のための比類のない技を駆使している。こんな離れ技ができるからこそ私たちは、日常よく見るあることができる。ウェブサイトが認識するよう求めるＣＡＰＴＣＨＡ《キャプチャ》という小さな文字列のことだ。それはあなたが人間であってマシンではないことを証明するためにある。ＣＡＰＴＣＨＡはずっとマシンをはねつけてきた。しかし計算機科学の展開は急で、二〇一七年、ある人工システムがＣＡＰＴＣＨＡをほとんど人間なみに認識した。[4] 驚くことではないが、このアルゴリズムは、いくつかの点で人間の脳を真似ている。このアルゴリズムは実に巧みな技で、それぞれの文字の骨格、つまり文字Ａの内的本質を抽出し、統計的推論にかかわる手段をすべて使って、この抽象的観念が目の前の画像に当てはまるかどうかを確かめる。とはいえ、この計算アルゴリズムはどんなに手が込んでいても、ＣＡＰＴＣＨＡにしか使えない。私たちの脳の方は、この抽象化能力を、日常生活のあらゆる面に適用している。

データ効率のよい学習

誰もが今日のニューラルネットワークの学習はあまりに遅いことを認めている。ある領域について見通しを得るために、何万、何億というデータ項目を必要とするのだ。この遅さには実験的証拠さえある。たとえば、ディープマインド社によって設計されたニューラルネットワークは、アタリ社のゲーム機でそこそこのレベルに達するのに、九〇〇時間もプレーしなければならない——人間なら二時間で同じ水準に達するのに！　言語学習も一例となる。心理言語学者のエマニュエル・デュプーは、フランス人家庭のほとんどでは、子どもは一年あたり約五〇〇時間から一〇〇〇時間、言葉を聞き、これでフランス語を、「六十・十二《ソワサンドゥーズ》」〔七二を表すフランス語〕とか「あなたの気に入るなら《スィルヴプレ》」〔英語のpleaseに相当する、何かを頼むときの表現〕といった変わった言い回しも含めて身につけるのには十分すぎるほどだ。ところが、ボリビアのアマゾン川流域にいるツィマネ族という在来部族の間では、子どもは一年にわずか六〇時間しか言葉を聞かない――しかも見事なことに、この限られた経験でも、立派にツィマネ語を話せるようになる。それと比べると、アップルや百度《バイドゥ》やグーグルの現代最高のコンピュータでも、わずかばかりの言語能力に達するためには、二〇倍から一〇〇〇倍のデータを必要とする。学習の分野では、人間の脳の実力にかなうものはまだない。マシンはデータがいくらあっても足りないが、人間はデータ効率が良い。人類の学習は、最小量のデータを最大限に利用している。

社会的学習

ヒトは自発的に情報を共有する唯一の種だ。私たちは周囲の人々から言語を通じて学習する。この能力はまだ、今のニューラルネットワークの及ぶ範囲を超えている。ニューラルネットワークのモデルでは、知識は何億というシナプスの重みの値に希釈されて、暗号のようにコード化される。この隠れた暗黙の形では、知識を引き出して選択的に他者と共有することはできない。それに対して、人間の脳では、私たちの意識に達するような、どんなに高次の情報でも、他者に対して明示的に述べることができる。意識的な知識は、言葉によって伝達可能であることと一体になっている。何かを十分に明瞭な形で理解するときは必ず、頭の中で思っている何かが思考の言語の中で共鳴して、私たちはそれを言語の言葉を使って伝えることができる。私たちが最小限の語数を用いて（「市場へ行くには、教会裏の小路で右に曲がりなさい」というように）自分の知識を他者と共有できるという並外れた能力にかけては、動物界にもコンピュータの世界にも、並ぶものがない。

一試行学習

この能力の極端な場合が、一回だけの試行によって新しく学習することだ。私が新しい動詞――たとえば purget としておこう――を一度紹介しただけでも、あなたはそれを十分に使えるだろう。もちろん一部の人工ニューラルネットワークには、具体的な出来事を保存する能力もある。しかし人間の脳は見事にやってのけられるのにマシンにはまだ上手にできないのは、新情報を既存の知識のネットワークの中に取り込むことだ。あなたは新しい動詞 purget を記憶するだけでなく、ただちにその活用も知り、それを別の文に挿入する。Do you ever purget? I purgot it yesterday. Have you ever purgotten? Purgetting is a problem. 私が「明日 purget しましょう」と言うと、あなたはただ一つの単語を学習するのではない――それを広大な記号と規則の体系に挿入してもいるのだ。それは不規則動詞で（purgot, purgotten）、現在時制では普通の活用をする（I purget, you purget, she purgets など）。学習するとは、新たな知識をうまく既存のネットワークに挿入するということだ。

体系性と、思考の言語

文法規則は、具体的事例の背後にある一般法則を発見する能力という、私たちの脳に備わる特異な才能の一例にすぎない。数学、言語、科学、音楽いずれであれ、人間の脳は多くの異なる文脈に適用できる、非常に抽象的な原理、体系的規則を引き出せる。たとえば算数を取り上げよう。二つの数を足すという私たちの能力はどこまでも一般的だ――この手順を小さな数で学習してしまえば、それを任意の大きな数にまで体系化できる。さらに良いことに、並外れた一般性について推測を引き出せる。五、六歳の多くの子が、それぞれの数nにはその次の数$n+1$があることや、したがって数全体の列は無限に続く――最大の数はない――ことを発見する。私は自分がそのことを知ったときのことを、感動とともにおぼえている――実際、それが私の最初の数学的定理だった。何と並外れた抽象の威力だろう。私たちの脳に含まれるニューロンの数は有限だというのに、どうやって無限の概念を得られるのか。

現在の人工ニューラルネットワークは「すべての数にはその次の数がある」のような単純な法則を表象することができない。絶対の真理は性に合わないのだ。体系性[6]、つまり表面的な類似ではなく、記号的な規則に基づいて一般化する能力は、まだ現行のほとんどのアルゴリズムの手を逃れている。いわゆるディープラーニングのアルゴリズムには、その名とは裏腹に、深い洞察はほとんどまったくできない。

それに対して私たちの脳には、頭の中の言語といったもので式を考える能力があふれているらしい。たとえば、それは無限集合の概念を表すことができる。それは否定や数量化のような抽象的機能（無限＝有限ではない＝どんな数も超える）を備えた内的言語を有しているからだ。アメリカの哲学者、ジェリー・フォーダー（一九三五～二〇一七）は、この能力を理論化した。私たちの思考は「思考の言語」に属する体系的規則に従って結合する記号からなるものと想定したのだ。[7] そのような言語の威力は再帰性に由来する。新たに生み出された対象（たとえば無限の概念）が、ただちに新たな組合せで、際限なく再使用できるということだ。無限はいくつあるだろう。数学者のゲオルク・カントール（一八四五〜一九一八）はそんな一見すると馬鹿げた問いを立て、そこから超限数の理論を明らかにするに至った。ヴィルヘルム・フォン・フンボルト（一七六七〜一八三五）によれば、「有限の手段を無限に利用する」能力が、人間の思考の特徴となっている。

計算機科学のいくつかのモデルは、子どもが抽象的な数学的規則を獲得するところを取り入れようとしている――しかしそのためには、まったく別の形の学習、つまり、規則や文法を含み、その中から最短で最も成り立ちそうなものを素早く選ぶ学習を組み込まなければならない。[8] この見方では、学習はプログラミングに似てくる。学習とは、思考の言語の中で使えるすべての内部表現のうち、データによく合う最も単純な表現を選ぶということだ。

今のニューラルネットワークはおおむね、ヒトの脳が世界をモデル化する際の様々な抽象的な語句、式、規則、理論を表すことができない。これはおそらく偶然ではない。これには他の動物の脳には見られず、現代神経科学がまだ手出しできていない、根本的に人間的なところ――人類の真に特異な面――がある。哺乳類の間では、樹状に枝分かれする複雑な文法に従って組み合わされる記号の集合を表象できるのは、ヒトの脳だけらしい。[9] たとえば私の研究室では、人間の脳が、ピー・ピー・ピー・プーのような一連の音を聞くと、すぐにその奥にある抽象的な構造（同じ音が三回の後に別の音が一回）を理論化してしまうのを明らかにした。同じ状況でも、サルは四つの連続した音を探知し、最後の音が違うことを認識するが、この切れ切れの知識を一原則にまとめることはしないらしい。このことは、サルの脳の活動を調べると、数と連続それぞれに対応する別々の回路が活発になるのが見られるが、人間の言語領域である「ブローカ野」に見られるまとまった活動のパターンは見られないところからわかる。[10]

同様に、サルがある連続の順番を逆にする（ABCDからDCBAへ）方法を理解するには何万回と試行しなければならないが、人間なら四歳の子でも、五回の試行で足りる。[11] 生後数か月の赤ちゃんでも、すでに外部世界を抽象的で体系的な規則を用いてコード化している――こんな能力は、従来の人工ニューラルネットワークにも、他の霊長類の種にもまったくない。

合成

二つの数の足し算をおぼえてしまえば、この技能はその人の手持ちの能力の一つとして組み込まれ、ただちに、他の目的にも利用できるようになる。それをたとえばレストランでの支払いや税金の申告など、何十通りもの状況でサブルーチンとして利用できる。何より、それを他の学習された技能と組み合わせることができる――たとえば、ある数に2を足して、それが5より大きいか小さいかを判定するアルゴリズムもなんの雑作もなく実行できる。[12]

意外なことに、今のニューラルネットワークにはまだこの柔軟性が見られない。それが学習した知識はまだ、アクセスできない隠れ層に閉じ込められていて、そのため、他のもっと複雑な課題での再利用が非常に難しい。前に学習された技能を合成すること、つまりそれを新しい問題を解くために組み替えることは、そうしたモデルの手に余る。今日の人工知能はきわめて狭い問題しか解けない。アルファ碁は人間の碁の名人に勝てるが、融通の利かないエキスパートであって、その才能を、どんなに違いがわずかでも他のゲームに（通常の一九路盤ではなく、一五路盤にした碁などにでも）一般化することはできない。それに対して人間の脳が学習すれば、他のことにも再利用し、組み替え、説明できるように、知識を系統立てる場合がほとんどだ。ここでも、相手にしているのは、人間の脳にあって言語と結びつく特異な面で、それをマシンに再現するのは今のところ難しい。デカルトは一六三七年にはすでに、有名な『方法序説』で、この論点を先取りしていた。

我々の体に似ていて、我々の行動を精神的に可能なだけまねられる機械があったとしても、必ず、そうした機械が本物の人間ではないことを確実に認識するための手段が二つあるだろう。第一に、機械は我々が他者に対して思考を表現するのとは違い、言葉あるいはそれを構成する記号を使うことは決してできない。なぜなら、……言葉を発するように作られた機械を考えるのは容易だが、そんな機械でも、言われたすべてのことの意味に応じて、それぞれの形に単語を並べるという、どんなに頭の良くない人間でもそれなりにできることができないだろう。第二に、機械には、多くのことが人間の誰と比べても同等、あるいはひょっとしてそれ以上にできたとしても、それ以外のことは見事にできないだろう。つまり、機械は知識に基づいて行動せず、装置ごとに備わる性質の結果としてそうしているにすぎないことがわかるだろう。というのも、理性はあらゆる種類の状況にでも使える普遍的な装置であるのに対し、機械装置はすべての特定の行動について、具体的な性質を備えていることを必要とするからである。

精神の普遍的な装置である理性……デカルトが挙げたこの精神の能力は、第二の、規則と記号に基づいた、以前より高い階層の学習方式を指し示している。私たちの視覚系は、入口に近い段階では、今の人工ニューラルネットワークに似ていなくもない。それは入ってくる画像をフィルターにかけ、よくある形を認識することを学習する。これで十分、顔でも単語でも碁の形勢でも認識できる。しかしその先の段階では、処理様式が根本的に変わる。学習は推理、つまりある領域の規則を捉えようとする論理的推論に似てくる。この第二レベルの知能に達するマシンを生み出すのは、現代の人工知能研究にとって手強い目標となっている。人間がこの第二レベルで学習するときにしていることを定義して、現行のほとんどの機械学習アルゴリズムに立ちはだかっている、二つの要素を検討しよう。

学習とは、ある領域の文法を推論することである

ヒトという種の特徴は、絶えず抽象的規則、つまり特定の状況から引き出され、その後新たな観察で確かめられる高次の結論を探しているところにある。そのような抽象的法則を立てようとする試みは、きわめて強力な学習戦略になりうる。最も抽象的な法則は、まさしく、最大数の観察にあてはまるものだからだ。手に入るすべてのデータを説明する適切な法則あるいは論理的規則を見つければ、学習を大幅に高速化することになる――そして人間の脳はこの手のことがきわめて得意だ。

一例を考えてみよう。私があなたに、いろいろな色の球が入った不透明な箱を一ダース見せる。私

は、まだ一つも球を取り出していない箱からランダムに一つ選ぶ。私はそこに手を入れ、緑の球を引き出す。そこからその箱の中身について何らかの結論が引き出せるだろうか。次の球は何色になるだろう。

まず頭に浮かぶのはこんなところだろう。「全然見当もつかない。ほとんど何の情報も与えられていないのに、次の球の色なんてわかるわけがない」。確かに。しかし……こう想像してみよう。私は過去に他のいくつかの箱から何個か取り出して、あなたは次のような規則に気づいた。どの箱でも、すべての球は必ず同じ色だ。すると問題は雑作もないことになる。私が新しい箱を見せても、緑の球を一個引き出せば、それだけで他の球もすべてこの色であると推理できる。この一般的規則が頭にあれば、一回の試行で学習することが可能になる。

この例は、しばしば「メタ」レベルの知識と呼ばれる高次の知識が、低次の観察結果の集合全体を導くことができることを示している。抽象的なメタ規則、つまり「どの箱でも、球はすべて同じ色だ」は、それがひとたび学習されれば、学習を大いに加速する。もちろん、そうではないことがわかる場合もある。一〇番めの箱を調べると、あらゆる色の球が入っていたなら、大いに驚くことになる（あるいは「メタ驚き」と言うべきか）。この場合、メンタルモデルを見直し、すべての箱が同じようなものという前提を疑問視しなければならないだろう。あなたはたぶん、さらに高次の仮説、つまりメタメタ仮説を唱えることになるだろう——たとえば、箱には、一色と複数色の二種類あって、複数色の場合は、一つの箱で少なくとも二回引き出さないと、何も言えないことになる。いずれにせよ、階層的に抽象的規則を立てることは、貴重な学習時間を節約することになるだろう。

この意味で、学習とは、規則どうしの内的階層構造を管理し、できるだけ早く、それまでの観察結果全体を要約する最も一般的な規則を推測しようとすることだと言える。人間の脳はこの階層的原理を幼少期から応用しているらしい。庭を歩いて両親から新しい言葉、たとえば「ちょうちょ」を学習している二歳か三歳の子を考えよう。子どもは単語を一度か二度聞くだけで、ちゃんと意味を記憶している場合も多い。その学習速度は驚異的だ。それは知られているどんな人工知能システムと比べても上回る。この問題が難しいのはなぜかといえば、すべての単語のすべての発話は完全に意味を限定しないことによる。「ちょうちょ」という単語が聞こえてくるのは、普通、子どもが、花や樹木やおもちゃや人でいっぱいの複雑な場面に没入しているときだ。そうしたものがすべてその単語の意味の有力候補となる――もちろん、それほど明瞭でない意味もありうる。私たちが暮らしているあらゆる瞬間が、音や匂いや運動や動作や抽象的特性にも満ちている。知っていることをすべて考え合わせれば、「ちょうちょ」は色かもしれないし、空や動きや対称性のことかもしれない。抽象的な単語の存在がこの問題をもっとやっかいにする。think〔考える〕、believe〔信じる〕、no〔ない〕、freedom〔自由〕、death〔死〕といった単語は、指示対象が知覚されたり体験されたりできないとしたら、その意味を、子どもはどうやって学習するのだろう。「I《アイ》」〔私は〕という単語を聞くたびに、それぞれの話し手が……要するにそれぞれ自身のことをIと言っている中で、そのIが誰のことかをどうやって理解するのだろう。

抽象的な単語の高速学習は、パブロフの条件づけやスキナーの連合といった素朴な単語学習観とは相容れない。単純に入力を出力に対応させ、像を単語に対応させようとするニューラルネットワークは、「ちょうちょ」という単語が、その画像の一郭にいる、あの色のきれいな……昆虫のことだと理解するようになるまでに、普通、何千回もの試行を必要とする。また、そのような単語と画像の相関が弱いところでは、we〔私たちは〕、always〔いつも〕、smell〔におい〕のような定まった参照基準がないことには、単語の意味が発見されることはない。

単語の獲得は、認知科学にとてつもない難題をつきつける。とはいえ、その答えの一部は、子どもが非言語的で抽象的で論理的な表象を明確な形にする能力にあることはわかっている。子どもは初めて単語を獲得する前から、一種の思考の言語を持っていて、その中で抽象的な仮説を立てて検証することができる。子どもの脳は白紙状態ではなく、そこには外部世界に投影される生得の知識があり、それによって、子どもが学習する抽象的空間の範囲は大きく限定できる。さらに、子どもが単語の意味を素早く学習するのは、様々な高次のメタ規則を指針として使い、いくつかの仮説の中から選択しているからだ。そのようなメタ規則は、異なる箱に入っている色つきの球の問題のときのように、大きく学習を加速する。

そうした語彙獲得を容易にする規則の一つに、必ず、データと両立する中で最も単純で小さな仮定を選ぶという規則がある。たとえば、赤ちゃんが母親の「わんちゃんを見て」という言葉を聞くときには、理論上は、わんちゃんという単語がその特定の犬（スヌーピー）だけを指しているのではないとする理由はない――逆に、どんな哺乳類でも、四足動物でも、動物でも、生物でも、排除されていない。単語の真の意味――「わんちゃん」はすべての犬を意味していて、犬だけを意味しているということ――を、子どもはどうやって発見するのだろう。実験からすると、子どもはすべての仮説を検証するが、自分が耳にしたことと合う中で最も単純なものだけを保持することによって論理的に推論するらしい。たとえば、子どもは「スヌーピー」という単語を聞いたとき、それをいつも特定のペットの文脈で耳にし、そうした観測可能な事例と両立する最小の集合は、その特定の犬に限られる。子どもが初めて特定の文脈で「わんちゃん」という単語を聞いただけは、一時的にその単語がそこにいる特定の動物のことだと信じるかもしれない――しかし異なる二つの文脈で二度聞けば、その単語があるカテゴリー全体を指していることを推論できる。この過程の数学的モデルからは、三つか四つの例があれば、十分、適切な意味に向かって収束することが予想される。[13] 子どもはこのような、今の人工ニューラルネットワークのいずれよりも高速の推論を行う。

子どもが現代のAIシステムと比べて猛スピードで言語を学習できる仕掛けは他にもある。こうしたメタ規則の一つに、一般に話し手は、自分が何を話しているかに関心を払うという、あたりまえのことがある。赤ちゃんがこの規則を理解すると、意味を探す抽象的空間を相当に限定できる。コンピュータがするような、視界に見えているすべての対象とすべての単語を相関させなくても、「ちょうちょ」と聞くたびに、小さな色あざやかな昆虫がいると言える十分なデータを得られる。母親が言っていることを推論するために子どもがしなければならないのは、母親の視線あるいは指の方向をたどることだけだ。これは「共同注意」と呼ばれ、これが言語学習の根本原理となっている。

こんな簡にして要を得た実験がある。二歳児か三歳児に新しいおもちゃを見せ、大人にそれを見ながら「おや、ワグだね」と言ってもらう。子どもが、ワグがその物体の名だということを理解するには一回の試行だけで十分だ。あらためて同じことをする。ただし大人は単語を発しない。今度の子どもは天井のスピーカーから出る「おや、ワグだね」という音を聞く。この場合、その子はまったく何も学習しない。今度は話し手の意図を解読できないからだ。[14] 幼児が新たな単語の意味を学習するのは、その単語を発する人物の意図を理解できればこそのことで、この能力によって、子どもは抽象的な単語による語彙の獲得もできるようになる。そのためには自分を話し手の立場に置いて、話し手が指し示そうとしているのはどの考えか、あるいはどの単語かを理解しなければならない。

子どもは他にも多くのメタ規則を用いて単語を学習する。たとえば、文法的な文脈を利用する。「Look at the butterfly〔ほら、ちょうちょだよ〕」と言われると、定冠詞 the の存在が、それに続く単語が名詞である可能性を高くする。子どもはこのメタ規則を学習しなければならない――赤ちゃんは当然、すべての言語にありうるあらゆる冠詞の知識を持って生まれるのではないのだ。それでも研究からは、この種の学習は高速に行われることが示されている。満一歳にもなると、子どもはすでに最も頻度の高い限定詞などの機能単語を押さえていて、それを以後の学習の導きにする。[15]

それができるのは、そうした文法的な単語の頻度が非常に高く、それはほとんどいつも決まって名詞や名詞句の前に出てくるからだ。推論は循環的に見えるかもしれないが、そうではない。赤ちゃんは生後六か月の頃、まず、きわめてなじみのある、瓶とか椅子とかの物から、最初の名詞を学習し、それからそうした単語に、しばしばある非常に頻度の高い単語、冠詞の the が先行することに気づき、そこから赤ちゃんは、こうした単語がおそらく、すべて同じ名詞というカテゴリーに属しているのだろうと推理して、こうした単語が物を指すことが多いということを推理する……このメタ規則によって、赤ちゃんは新たな発話、たとえば「the butterfly」を耳にすると、その単語を動詞や形容詞としては扱わず、まず身のまわりにある物体の中にありうる意味を探すことができる。こうして、それぞれの学習試行がこの規則を強化し、そのこと自体がその後の学習を容易にして、しかもその速さは日々増していく。

発達心理学者は、子どもは統辞的ブートストラッピングに拠ると言う。子どもの言語学習アルゴリズムは、一連の小さくても系統的な推論段階を利用して、独自に、徐々に離陸をとげるということだ。

子どもが単語学習を加速するために用いるメタ規則がさらにもう一つある。これは「相互排他性仮定」と呼ばれ、簡潔に言えば、「一つのものに一つの名」ということだ。この法則は基本的に、二つの異なる単語が同じ概念を指していることはまずないということで、したがって、新しい単語は新たな対象、あるいは新たな概念を指している場合がほとんどだ。この規則が頭にあると、子どもはなじみのない単語を聞いたとたん、その意味を探索する範囲を、自分がまだ名を知らないものに限定できる。そして子どもは生後一六か月の段階で、この仕掛けをきわめて巧妙に用いる。[16] 次のようなことを試してみよう。お椀を二つ、一方は青で、他方は変わった色——たとえばオリーブグリーン——で、子どもに「トーディのお椀を取って」と言う。子どもは青（すでに知っている言葉）ではない方のお椀をとってくれるだろう——その子は、青のお椀のことだったら、青という単語を使ったはずだと想定しているらしい。ゆえに、もう一方の、未知のお椀のことを言っているにちがいないと。何週間か経っても、その一度の経験だけで、この変わった色が「トーディ」であることを思い出せる。

ここでもメタ規則の習得が学習を顕著に高速化するところが見られる。そしてこのメタ規則そのものが学習されたものである可能性が高い。実際、いくつかの実験が、バイリンガル家庭の子どもはモノリンガルの子どもと比べると、歴然としてこの規則を使わないことを示している。[17] バイリンガルの子どもはバイリンガル体験によって、両親が異なる単語を使って同じことを言っているのを認識する。他方、モノリンガルの子は、排他性原理にとことん依拠していて、人が新しい単語を使うたびに、新しい対

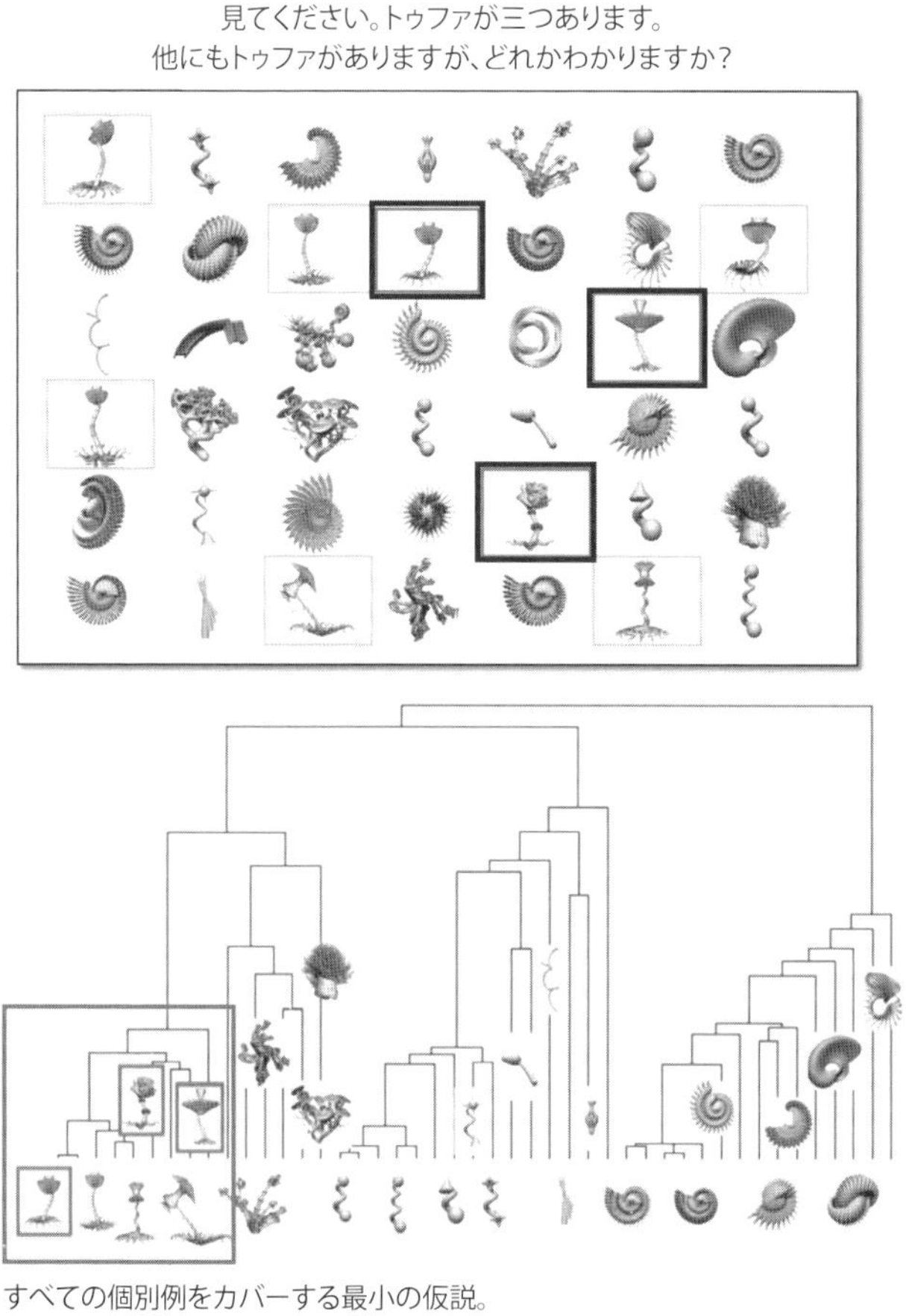
見てください。トゥファが三つあります。
他にもトゥファがありますが、どれかわかりますか？
すべての個別例をカバーする最小の仮説。

図 2.1　学習とは、データに合う最も単純なモデルを選ぼうとすることだ。私があなたに上図のカードを見せて、太線で囲った三つのものがトゥファだと言ったとしよう。これほど少ないデータから、どうすれば他のトゥファが見つかるだろう。脳はこうした形の生まれ方についてのモデル、すなわち特性の階層的な樹状図を作り、それからすべてのデータと両立する最小の木の枝を選ぶ。

象や概念を学習してもらいたがっているらしいことを了解している。見慣れたものでいっぱいの部屋で「グラックスを取って」と言われれば、その子はそこで言われているこの謎の物体を求めて隅々まで探す――その際には、すでに知っているもののどれかのことが言われているとは想像しないだろう。

こうしたメタ規則はすべて、「抽象の恵み（blessing of abstraction）」と呼ばれることの具体例となっている。子どもが耳にする単語はすべて、最も抽象的なメタ規則にとっての証拠となるので、抽象的なメタ規則ほど学習しやすいのだ。そうして、「名詞の前には冠詞 the が置かれる傾向がある」という文法規則は早い時期に獲得され、その後の広大な名詞の領域を獲得する指針になる。抽象の恵みのおかげで、子どもは二歳から三歳の頃、ふさわしくも「語彙爆発」と呼ばれる恵まれた時期に入り、その間には、地球上にあるどんなアルゴリズムでも手も足も出ないような希薄な手がかりだけに基づいて、一日に一〇個から二〇個の新しい単語をかるがると学習していく。

メタ規則を使う能力は、相当の知能を必要とするように見える。だからといってこの能力はヒトという種に特異と言えるだろうか。全面的にそうとは言えない。他の動物もある程度は抽象的推論ができる。様々なものを取ってくるよう訓練されたシェパード犬、リコの例を取り上げよう。[18]「リコ、恐竜を取ってこい」と言うだけでよい……するとリコは遊び部屋に入って、何秒かの後にはぬいぐるみの恐竜をくわえて戻ってくる。リコを調べた動物行動学者は、リコが二〇〇語を知っていることを明らかにした。しかし最も顕著なのは、リコは相互排他性原理も用いて新語を学習するというところだ。リコに「リコ、シキリッド（新しい単語）を取ってこい」と言うと、必ず新しい、リコがまだ名前を知らないものをくわえてくる。リコも「一つのものに一つの名」のようなメタ規則を用いているのだ。

数学者や計算機科学者は、このような規則、メタ規則、メタメタ規則というふうに任意のレベルまで進む階層をマシンに学習させるアルゴリズムを設計するようになっている。こうした階層的学習アルゴリズムでは、各回の学習は低次のパラメータを限定するだけでなく、最高次の知識、抽象的なハイパーパラメータも限定し、それがその後の学習にバイアスをかけることになる。こうしたシステムは、ヒトが言語を学習するきわだった効率に迫るまでには至っていないが、顕著な性能に達してはいる。たとえば、カラー口絵図4は、最近のアルゴリズムが一種の人工科学者としてふるまい、外の世界について最善のモデルを見出す様子を示している。[19] このシステムは、抽象的な基本形の集合と初歩的な規則とを組み合わせることによって、無限に高次の構造を生み出せるようにする文法を持っている。それはたとえば、「線形鎖」を、「そこにある各点は、左と右に二つの隣接点を持っている」という規則を特徴とする近接して並ぶ点の集合として定義できる――そしてこのシステムは、そのような鎖は整数の集合（ゼロから無限大へ進む線）や、政治家（極左から極右へ）の最善の表し方であることを、まったくの独力で発見することができる。同じ文法の一変種は、それぞれのノードに一つの親と二つの子がある二分木を生み出す。生物を再現するよう求められるシステムでは、そのような樹状構造が自動的に選ばれる――このマシンは人工のダーウィンのように、自然発生的に生命の系統樹を再発見するのだ。

　規則の組み合わせ方によって、平面、円柱、球が生成され、そのような構造が地球の地理的形状を近似する方法をアルゴリズムが導き出すこともある。同じアルゴリズムでももっと手が込むと、さらに抽象的な概念を表すこともできる。たとえば、アメリカの計算機科学者ノア・グッドマンとジョシュア・テネンバウムは、因果関係の原理――ある出来事が別の出来事の原因となっているという考え方――を発見できるシステムを設計した[20]。その表し方は抽象的で数学的だ。「様々な変数を結ぶ有向非巡回グラフでは、他のすべての変数がそれによって決まるような変数の部分集合が存在する」。ほとんど理解しがたいこの表現を引用したのは、それが頭の中の文法で表現し検証しうる抽象的な内部表現の類をよく表しているからだ。このシステムは、そのような表現を何万とテストにかけ、入ってくるデータに合う文言だけをとっておく。その結果、急速に因果関係の原理を推論する（実際に、私が受け取る感覚的経験の中に原因となるものと、結果であるものとがあれば）。これもまた抽象の恵みの一例で、そのような高次の仮説を考慮に入れることは、成り立ちそうな仮説を探す際の空間を大きく狭めるので、学習を大きく高速化する。そしてそのおかげで、子どもは昔から説明を求めてやまず、いつも「どうして？」と聞き、原因を探している――つまりヒトの果てしない科学的知識の追求の原動力となる。

この見方によれば、学習とは、思考の言語にある表現の広い集合から、データに最もよく合うものを選択することだ。後でこれが子どものしていることの見事なモデルであることを見る。子どもは新米科学者のように理論を立て、それを外の世界と比べる。これはつまり、子どもの頭の中での表象が、現在の人工ニューラルネットワークの表象よりもずっと構造化されているということだ。子どもの脳は生まれたときからすでに、膨大な抽象的な文句（順列組合せ的な思考の言語）と、そこから、データを考慮した妥当性に従って賢く文句を選ぶ能力という、二つの枢要な成分を持っているにちがいない。

これが新しい脳の見方だ[21]。巨大な生成モデルで、大きく構造化され、無数の仮説的規則と構造を生み出せる――しかし徐々に現実に合うものに限られていく――のだ。

学習とは、科学者のように推理することである

脳は、どうやって最もよく合う仮説を選ぶのだろう。どんな基準に基づいて、外の世界のモデルを受け入れたり受け入れなかったりするのか。そのための理想的な戦略があることがわかっており、それはある有効な学習理論では、まさしく中核的戦略となっている。そこでは、脳は新米科学者のようにふるまうとされている。この理論によれば、学習は優れた統計学者のように推理して、いくつかの理論の選択肢の中から、手許にあるデータを最もよく説明するという意味で正解である確率が最大のものを選ぶ。

科学的な推論はどんな仕組みなのだろう。科学者が何かの理論を立てるときには、数式を書くだけではなく、予測を行う。理論の強みは、そこから生じる独自の予測の豊富さによって判断される。その後、その予測が確認されたり否定されたりすることをもって、理論が成り立つか成り立たないかが導かれる。研究者は、いくつかの理論を立て、そこから出てくるもつれ合う予測を解きほぐし、実験や観測によって予測が成り立たなかった理論を消去する、という単純なロジックを適用する。もちろん、一回の実験で十分ということはまずない。成り立つものと成り立たないものを解きほぐすためには、しばしば、あちこちの研究室で、何度か実験を繰り返さなければならない。科学哲学者のカール・ポパー（一九〇二〜九四）の言い方に倣えば、一連の推測と論駁で、だんだん理論が良くなるとともに、無知が後退していく。

科学のゆっくりとした進み方は、私たちが学習する様子と似ている。私たちの脳が、観察を通じて外界についての理論をだんだん正確にし、明らかにするにつれて、それぞれの頭で徐々に無知が消去され

る。しかしこれは漠然とした見立てにすぎないのではないか？　そうではない――これは実は、脳が実際に計算しているにちがいないことを、かなり正確に叙述している。そしてこの三〇年の間に、「科学者としての子ども」という仮説は、子どもの推論や学習についてのいくつかの大発見を生んでいる。

数学者と計算機学者は前々から、不確定部分がある中での最善の推論方法を理論化してきた。この高度な理論は「ベイジアン」と呼ばれる。それを発見したイギリスの長老派牧師にして王立協会会員にもなった数学者トマス・ベイズ師（一七〇二～六一）の名にちなむ。しかしこれはもしかすると、ラプラシアン理論と呼ぶべきかもしれない。最初にその完全な数学的形式を整えたのは、ラプラス侯爵ピエール＝シモン（一七四九～一八二七）だったからだ。由来は古くても、この見方が認知科学や機械学習で目立つようになったのはこの二〇年ほどのことにすぎない。確率論にしっかり根を下ろすベイズ的な手法だけが、一つ一つのデータ点から最大量の情報を引き出すことを保証する。その点を多くの研究者が認識するようになった。学習するとは、一回一回の観察がどんなに不確実な観察でも、そこからできるだけ多くの推論を引き出せるということだ――そしてまさにそのことを、ベイズの法則が保証している。

ベイズやラプラスが発見したのは何かというと、要するに正しく推論する方法だった。それはどんなに薄弱な観察でもすべてたどり、最もありそうな原因にさかのぼるべく、確率によって推理することだ。論理の根本に戻ってみよう。古くから人類は真理値、つまり真か偽かで推論する方法を理解していた。アリストテレスは演繹の規則を立て、私たちはそれを論理式と呼ぶが、直観的にもある程度適用している。たとえば、「否定式《モドゥス・トレンス》」（文字どおりには「否定する方法」と訳せる）と呼ばれる規則は、PならばQである場合、Qでないなら、Pも成り立たないことを言う。シャーロック・ホームズが有名な「銀星号事件」で適用したのがこの規則だ。

スコットランドヤードのグレゴリー警部が「他に私が注意しておいた方がいいところはありますか」と尋ねる。

ホームズ――夜にあった犬の奇妙な一件ですよ。

グレゴリー――犬は夜、何もしませんでしたよ。

ホームズ――そこが奇妙なところなんです。

シャーロックは、犬が部外者を見つければ、吠えていただろうと推理した。実際には吠えなかったということは、犯人は部外者ではなく、なじみの人物だったにちがいない……この推理で、名探偵は探索の幅を狭め、その後真犯人の正体をあばくことになる。

「それが学習とどう関係するのか」と思われるかもしれないが、要は学習もホームズがしているような推理なのだ。学習とはつまるところ、現象を支配するいちばんもっともと思えるモデルを導くために、その隠れた原因をつきとめるということだ。しかし現実の世界では、観察しても真か偽かがはっきりすることはめったになく、不確定で確率論的なこととしか言えない。そこにこそベイズ師やラプラス侯爵の業績の根本がかかわってくる。ベイズ理論は、確率でどう推理するか、データが真か偽かについて完全でなく、確率論的であるときに、どんな論理式を適用しなければならないかを教える。

Probability Theory: The Logic of Science〔確率論――科学の論理〕とは、統計学者E・T・ジェイン

ズ〔一九二二〜九八〕によるベイズ理論に関する魅惑の本のタイトルだ[22]。そこで著者は、私たちが確率〔蓋然性〕と呼んでいるものは、私たちの確信のなさの表れに他ならないことを明らかにする。ベイズ理論は、新しい観察を行ったときに確信のなさが時間的にどう進展するかを、数学的な精密さをもって表す法則だ。それは確率〔確からしさ〕と確信のなさというぼんやりとした領域に、見事に論理を拡張している。

一例を挙げよう。考え方は一八世紀に理論を立てたベイズ師が依拠していたこととよく似ている。誰かが硬貨をはじいているのを見ているとする。硬貨に偏りがなければ、表が出るのも裏が出るのも可能性は同じ、五分五分だ。この前提から、古典的な確率論は、しかじかの結果が出る可能性を計算する方法を教える〔たとえば、五回連続して裏が出る確率など〕。ベイズ理論は、話の進め方が逆で、観察結果から原因に進むことを可能にする。こちらは、「何度か硬貨をはじいた後で、硬貨についての見方を変えるべきか」といった問いに数学的に精密な形で答える方法を教える。当初の前提は、硬貨に偏りはないということだった……しかし、裏が二十回続けて出るのを見たら、前提を修正しなければならない。この硬貨はほぼ確実にいかさまだと。当然、元の仮説は成り立ちそうになくなったのだが、どの程度ありえないのか。この理論はまさに、私たちが信じていたことを、観測が行われるごとにどう更新するかを説明する。それぞれの前提に妥当性、あるいは信頼性の水準に対応する数が割り当てられる。観察がなされると、観察結果のありえなさの程度で決まる値のぶんだけ数字が変化する。科学の場合と同様、実験で観察されたことの確率が低いほど、当初の理論による予測に違反することになり、その理論を捨てて別の解釈を求める自信を強くする。

ベイズ理論の効果は著しい。第二次大戦中、イギリスの数学者アラン・チューリング（一九一二～五四）は、それを使ってドイツのエニグマ暗号を解読した。当時、ドイツ軍の通信はエニグマという装置で暗号化されていた。歯車とローターと電線を組み合わせた複雑な装置で、通信文ごとに変えられる何億通りもの組合せが得られる。毎朝、暗号要員が装置をその日用の特定の組合せにセットする。それから文章をタイプすると、エニグマが一見するとでたらめな文字列を打ち出し、それは暗号化の鍵を持っている人にしか解読できない。それ以外の人には文章はまったくのでたらめに見える。しかしそこでチューリングの天才が発揮された。初期設定ごとに文字分布にわずかな偏りが生じ、二つの機械の二つの通信文も、その偏り方が互いに似ている可能性が少し高くなる。この偏りは小さく、一文字では確かな結論を得られない。しかしそうした確率の低い出来事も、一文字ずつ集めて蓄積することによって、だんだん、同じ組合せが実際に二度用いられる証拠が集まってくる。チューリングらのチームはこれに基づいて、また「ボンベ」という気まぐれのような名の装置（大きなかちかち音を立てる電気・機械的装置で、今日のコンピュータを先取りしている）の力を借りて、毎日エニグマ暗号を解読した。

　これまた私たちの脳とどんな関係があるのだろう。要は同種の推論が私たちの脳の皮質内で生じているらしいのだ[23]。この理論によれば、脳の各領域がいくつかの仮説を立て、対応する予測を他の領域に送る。そうすると、それぞれの脳のモジュールが、外の世界の確率論的な予測を伝えるメッセージを交換することによって、隣のモジュールが用いる前提の範囲を制限する。こうした信号は、脳の前頭葉皮質のような高次の領域に発し、一次視覚野のような低次の感覚領域に至るので「トップダウン」と呼ばれる。この理論によれば、その信号は、脳がこれは使えそうだと思って確かめたくなる仮説の範囲を表す。

感覚野では、このトップダウンの想定が、外界からの、たとえば網膜からの「ボトムアップ」のメッセージと接触することになる。そのとき、モデルが現実と向き合う。この理論によると、脳が誤差信号を計算する、つまりモデルが予測したことと、観察されたことの差を計算する。するとベイズ的アルゴリズムが、この誤差信号を用いて世界についての内部モデルをどう修正するかを示す。間違いがなければ、そのモデルが正しいということだ。間違いがあれば、誤差信号が脳領域を次々と上に進みながら、モデルのパラメータを調節する。このアルゴリズムは外の世界に合うメンタルモデルに比較的速く収束する。

脳をこのように見ることによって、成人の判断は、二つのレベルの洞察、つまり、人類に備わった生得の知識（ベイズ理論では事前分布《プライア》と言い、ここでは進化を通じて継承されている信頼できそうな仮説の集合のこと）と、個人的な経験（事後分布《ポステリア》、つまりそうした仮説の、生涯に得られた推論すべてに基づく修正のこと）を組み合わせる。この分業は古典的な「生まれと育ち」の論争を終わらせる。私たちの脳の組織は、強力なスタートアップ・キットとやはり強力な学習装置を提供するのだ。すべての知識がこの二つの構成要素に基づいていなければならない。まず、環境とのやりとりに先立つ事前の想定の集合と、何らかの現実のデータと遭遇したときの、事後の妥当性に従って前提群を整理する能力との二つだ。

ベイズ方式が学習には最善の道であることを、数学的に明らかにすることができる。一回ごとの学習のまさにエッセンスを引き出して、それを最大に利用するには、この方式しかない。チューリングがエニグマ暗号に見出したわずかな偏りが合致するというようなわずかな情報でさえ、学習するには十分な場合もある。システムがそれを、辛抱強く証拠を積み重ねる一人前の統計学者のように処理すれば、いずれ必然的に、ある理論は斥け、別の理論は妥当と判断できるだけのデータが得られる。

脳は本当にそういうふうに動いているのだろうか。脳は生まれたときから、選択することを学習するもととなる広大な仮説の領域を生み出せるのだろうか。それは観察されたデータがどれほど支持するかによって仮説を選ぶ消去法で進むのだろうか。子どもは生まれた瞬間から、賢明な統計学者のようにふるまい、学習経験のたびにできるだけ多くの情報を引き出せるのか。次は赤ちゃんの脳についての実験的データをもっと詳しく見ることにしよう。

第Ⅱ部

脳はいかにして学習するか

生まれか育ちかの論争は何千年も前から激しく続いてきた。生まれたばかりの赤ちゃんは白紙状態、いわゆる何も書いてない石板《ブランクスレート》のようなものか？　つまり、経験で満たさなければならない空の瓶のようなものなのか？　紀元前四〇〇年頃にはすでに、プラトンが『国家』で、私たちの脳が何の知識もなく世界に入ってくるという説を退けようとしていた。誰もが知識の力と知識を獲得する器官という二つの精巧な仕組みを生まれ持つとプラトンは唱えた。

それから二〇〇〇年以上経つと、今しがた見たように、機械学習での進展から驚くほど似た結論が生まれた。学習は、マシンがこの二つの特質を備えたとき、とてつもなく効果的になる。一つは広大な仮説空間、つまり選ぶべき設定が無数にあるメンタルモデルの集合であり、もう一つは、その設定を外の世界から受け取るデータに従って調節する精巧なアルゴリズムだ。私のある友人が言ったことだが、生まれか育ちかの論争では、その両方ともが過小評価されてきた。学習は、可能性のあるモデルによる巨大な集合と、それを現実に合わせて調節する有能なアルゴリズムの二つを必要とする。

人工ニューラルネットワークは独自の形でこれを行う。メンタルモデルの表現を、何万、何億の調整可能な接続に委ねるのだ。しかしこうしたシステムは、画像や言葉の高速で無意識の認知を捉えてはいるものの、もっと抽象的な仮説、たとえば文法規則や演算のロジックのようなことは表せない。

人間の脳は機能のしかたが違うらしく、私たちの知識は記号の組合せを通じて増える。この見方によれば、私たちは潜在的な思考を持って生まれ、その組合せは無数にありうる。この思考の言語は、抽象的な想定や文法規則を与えられており、学習に先立ってすでにしかるべきところに収まっている。それによって、検証にかけるべき仮説の広大な空間が生成される。またベイジアン脳理論によれば、そのために私たちの脳は科学者のようにふるまって、統計的データを集め、それを使って最もよく合う生産的モデルを選ばなければならない。

この学習観は直観に反するように見えるかもしれない。そう考えると、人間の赤ちゃんの脳はそれぞれ、これから出会う世界のすべての言語、すべての物、すべての顔、さらには記憶することになるすべての単語、すべての事実、すべての出来事を潜在的に含んでいることになる。脳は、思考の対象に関係する事前確率や、経験から修正が必要となったときにそれを更新する能力とともに、そうした思考の対象が組合せ論的にすべて潜在的にすでに備わっていなければならない。赤ちゃんはそのように学習するのだろうか。

第3章

赤ちゃんの見えざる知識

表面的に見れば、新生児は何も知らないように思える。ロックが考えたような、新生児の心は「白紙」で、環境が空白の紙面を満たしてくれるのを待つだけだというのは、もっともなことではないか。ジャン＝ジャック・ルソー（一七一二〜七八）は、著書の『エミール、あるいは教育について』（一七六二）でこの点を周知させようと努めた。「我々は生まれついて学習できるが、生まれたときには何も知らず、何も知覚していない」。約二世紀後、現代計算機科学の父アラン・チューリングは、こんな仮説を採用した。「おそらく子どもの脳は、文房具屋で買うノートのようなものだろう。とくに仕掛けはなく、白紙が何枚も束ねられている」。

今では、この見方がまったくの間違いであることはわかっている――実態はまったく違う。見かけには騙されてしまいがちだが、新生児の脳は未熟だが、そこにはすでに、長い進化の歴史から受け継いだ相当の知識がある。しかしこの知識は赤ちゃんの早期の行動には表れ出ないので、結局はほとんど見えない。そのため、赤ちゃんが生まれ持つ能力の広大な範囲を認知科学者が明らかにするには、大いに工夫と方法論的進歩を必要とした。物体、数、確率、顔、言語……赤ちゃんの事前知識は広範囲にわたる。

物体の概念

私たちはみな、世界が堅固な物体でできているものだと思っている。現実には、世界は原子でできているが、私たちが暮らしている規模のレベルでは、こうした原子は一体のものにまとまっていて、一個の塊として動き、ときどき塊どうしが衝突しても、その一体性を失わない。こうした原子による大きな塊を、私たちは「物体《オブジェクト》」と呼ぶ。物体の存在は私たちの環境の根本的な特性だ。これは学習しなければならないことだろうか。そんなことはない。何百万年もの進化は、この知識を私たちの脳の中核に刻み込んできたようだ。赤ちゃんは、生後数か月ですでに、世界は物体でできていて、その物体は一体となって動き、ある空間を占め、理由なく消えたりせず、また同時に異なる二か所には存在しえないことを知っている。[1] 赤ちゃんの脳は、ある意味ではもともと物理学の法則を知っていて、物体が描く軌道が空間の中でも時間の中でも連続的であり、突然飛び移ったり消えたりはしないものと予想している。

どうしてそれがわかるのかというと、赤ちゃんは、物理法則に反する実験状況では驚いたようにふるまうことがあるからだ。今日の認知科学実験室での実験はマジックになる（カラー口絵図5）。とくに赤ちゃん用に設計された小型の舞台で、実験としてあらゆる手品が行われる。舞台上に物体が現れ、消え、増え、壁を通り抜け……隠しカメラが赤ちゃんの視線を記録する。その結果は明瞭だ。生後数週間の子さえ、この手品に反応する。すでに物理的世界について深い直観を備えていて、私たちと同様、予想が外れたら唖然とする。認知科学者は、赤ちゃんの眼にズームインする――見ている場所、時間の長さを測定する――ことによって、どの程度驚くかを正確に測定したり、赤ちゃんが見えると予想していることを推測したりすることができる。

物体を本の下に隠し、それから突然、本ごとぺしゃんこに押しつぶす。隠された物体はもはや存在しないかのように（実際には、物体は隠し扉から脱出している）。赤ちゃんはびっくりする。実質のある物体がどこかへ消えてしまうことがありうるとは、理解できないのだ。物体が衝立の裏へ消えて、別の衝立の裏から、その二つの衝立の間の空っぽの空間を通るのは見えなかったのに、再び現れてくると、びっくりするらしい。小さな列車が斜面を下り、何ごともないように固い壁を通り抜けても驚く。また、物体がまとまった全体をなすものだとも思っている。衝立の両側で一体の動きをする棒の両端を見ているときは、それが一本の棒の端だと思っていて、衝立が下げられて二つの別々の棒だったことが明らかになると衝撃を受ける（図3・1）。

したがって、赤ちゃんは世界について膨大なことを知っているが、初めからすべてを知っているわけではない。その逆で、二つの物体がどう支え合えるかを赤ちゃんが理解するには、何か月かを要する。[2] 赤ちゃんは最初、物体が手を放すと落下することを知らない。徐々に徐々に、物体が落下するかその場にとどまるかを決める因子をすべて知るようになる。まず、物体は支えを失うと落下することを認識するが、物体を静止させておくには、どんな形の接触でも――たとえば、おもちゃがテーブルの端にあるときのような場合でも――十分だと思っている。だんだん、おもちゃはテーブルと接触しているだけでなく、その下や裏側ではなく、上に乗っていないといけないことを認識する。最後に、数か月かかって、この規則だけでは十分ではないことを理解する。結局、テーブルの上面にとどまっていなければならないのは、物体の重心なのだ。

赤ちゃんがまたテーブルからスプーンを落とす。それがもう十回めだ。親としてはもううんざりする。そんなときには、このことを思い出そう。その子はただ実験しているだけなのだ。どんな科学者と

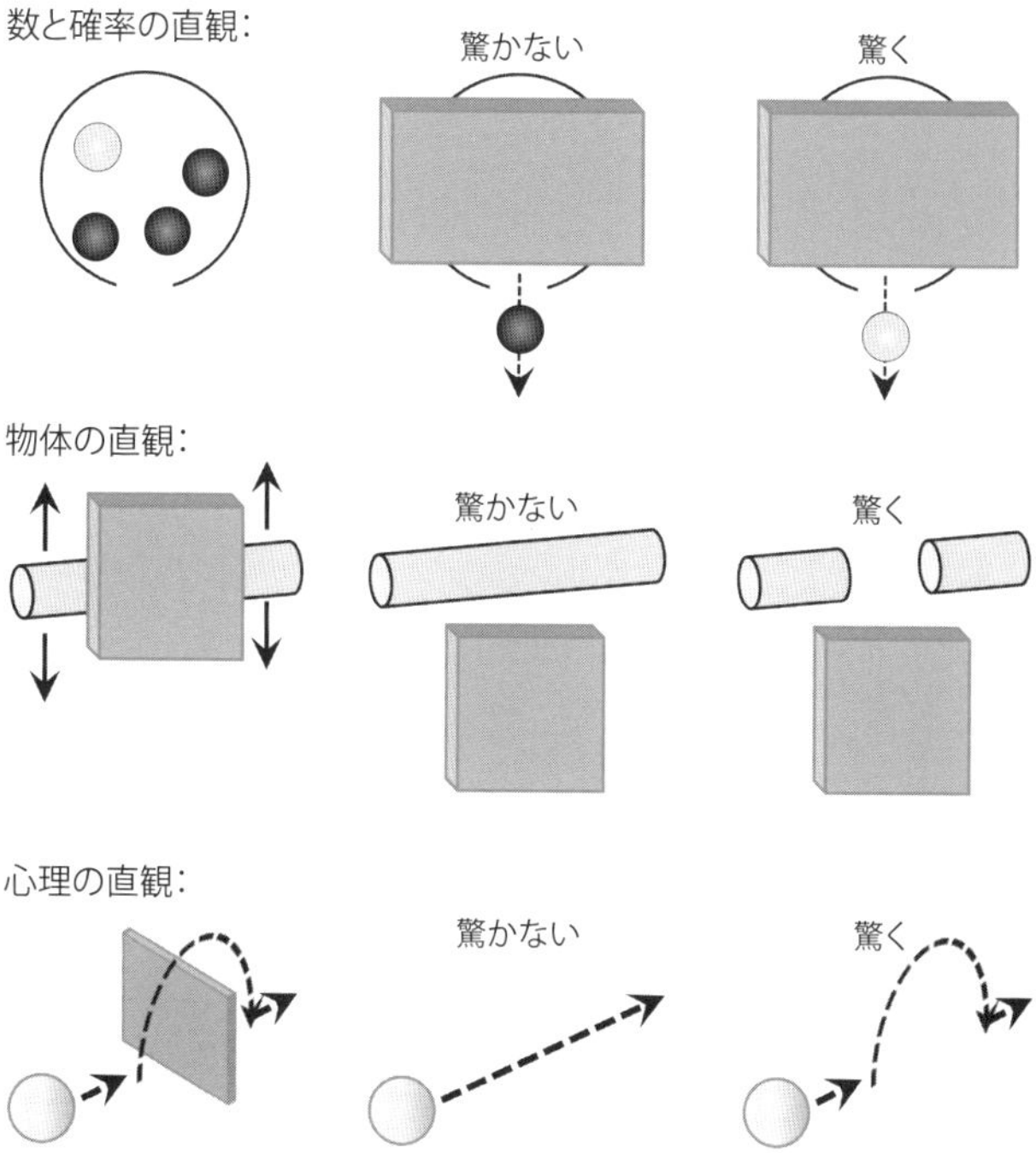

図 3.1　赤ちゃんはきわめて早いうちから、数、物理、さらには心理まで直観できる。研究者は、赤ちゃんを調べるために、驚きのない場面より驚くべき場面の方を長い間見るかどうかを評価する。箱にあるのは大部分が黒い球のとき、白い球が出てくると驚く（数と確率についての直観）。棒の両端が一体になって動いている場合、姿を見せるのが二本の別々の棒だとびっくりする（物体についての直観）。そして、球が自律的に動いて壁を跳び越えて右手の袖にはけるのを見れば、その球は独自の意志を持った生き物であることを推理し、壁がなくなってからもやっぱりジャンプしたとなると、赤ん坊は驚く（心理についての直観）。

も同じく、間違った理論をすべて首尾よく捨てるためには、子どもも次のような順序で、あらゆる試行の系列を必要とする。(1)物体は空中にとどまっている。(2)物体は落ちないためには、他の物体に接触していなければならない。(3)物体は落ちないでいるには、別の物体の上になければならない。(4)物体が落ちないでいるためには、その物体の体積の大部分が別の物体の上になければならない、等々。

この実験精神は大人になるまでずっと続く。私たちはみな、通常の物理法則に反するように見えるおもちゃには魅了され（ヘリウム入りの風船、釣り合ったモビール、重心が外れたところにある起き上がり小法師……）、うさぎが帽子の中に消えたり、女性がのこぎりで二つに切断されたりする手品を楽しむ。こうした状況が楽しいのは、それが私たちの脳が生まれたときから抱いていて、生まれて最初の一年で仕上げた直観に反するからだ。MITの人工知能・認知科学の教授、ジョシュ・テネンバウムは、赤ちゃんの脳はゲームエンジンを宿しているという仮説を立てる。異なる仮想現実をシミュレートするためにビデオゲームが使うのによく似た、物体の典型的なふるまいについて行う頭の中でのシミュレーションだ。こうしたシミュレーションを頭の中で実行し、シミュレーション結果を現実と照合することによって、赤ちゃんは非常に早い時期から、物理的にありうること、可能性の高いことが何かを悟る。

数覚

第二の例、数を取り上げよう。赤ちゃんは明らかに算数をまったく理解していないはずだと思われてきた。ところが、一九八〇年代以降、実験はまったく逆のことを示している。[3] ある実験では、赤ちゃんが、二つの物体を映すスライドを繰り返し見せられる。しばらくして赤ちゃんは飽きてくる……が、三つの物体が映った絵を見せられると、突然、赤ちゃんはこの新たな場面を見つめる時間が長くなり、変化を察知していることを示す。物体の性質、大きさ、密度を操作して、子どもが本当に数そのもの、すなわち物理的パラメータとしてではなく、集合全体の個数に反応することを証明することができる。乳幼児に抽象的な「数覚」があることの最たる証拠は、音から画像へ一般化することだ。チュ、チュ、チュ、チュという音——つまり四つの音——を聞いたら、物体が一二個ある絵よりも、聞いた数に合致する四つの物体がある絵の方に関心を示すし、音の数が一二なら、逆になる。[4] この種のしっかりと対照のとれた実験は豊富にあり、生まれたときにはすでに、耳からの情報でも眼からの情報でも、数えなくてもだいたいの数を認識する直観的な能力があることを示している。

赤ちゃんは計算もできるだろうか。何かの物体が衝立の裏に隠れ、次の物体が続くのを子どもが見たとしよう。衝立が下げられる——するとそこには物体が一つしかない。子どもは予想外のその場面を長い間見つめているので、驚いているのは明らかだ。[5] しかしそこにあるのが予想どおりに二つの物体だった場合には、ちらっと見るだけだ。この頭の中の計算に反したことに対する「認知的意外性」の行動かするると、生まれて数か月の子どもは、1＋1は2になることを理解している。子どもは隠れた場面の内部モデルを立て、物体を加えたり取り除いたりしてそのモデルを操作する方法を知っている。そしてそのような実験は、1＋1や2－1だけでなく、5＋5や10－5にも成り立つ。九か月の赤ちゃんは、具体的なもので提示された計算が間違っている場合、その差が十分に大きければ、必ず驚く。5＋5が5ではありえないし、10－5が10ではありえないことを識別できる。[6]

これは本当に生得の技能なのだろうか。子どもは生まれて数か月で物体の集合がどうふるまうかを学習できるものなのだろうか。子どもが最初の数か月で数を知覚する精度を上げるのに疑いはないが[7]、子どもの出発点がやはり白紙ではないことを、データは明瞭に示している。新生児は生まれて数時間で数を知覚する——それはサルもハトもカラスもヒヨコも魚もサンショウウオでも同じことだ。ヒヨコについて言えば、あらゆる感覚入力を制御して、生まれたばかりのヒヨコが孵ってから物体が一つも見えないようにしても、ヒヨコは数を認識した[8]。

そのような実験から、算数は、進化が他の多くの生物種と同じく私たちにも与えてくれた生得の技能の一つであることがわかる。数に対応する脳回路はサルにも、またカラスにさえ確認されている。両者の脳には非常によく似たふるまいをする「数ニューロン」があり、それは物体の個々の数に合わせて調節されている。ニューロンには、一つの物体に反応するもの、二つの物体に反応するもの、三つ、五つ、さらには三〇の物体に反応するものがある——重要なことに、この神経細胞は特定の訓練をまったく受けていない動物にもある[9]。私の研究室は、脳画像化手法を用いて、人間の脳と相同の部分では、私たちの神経回路にも同様の具体的集合の要素数に対応する細胞があることを示した——そして最近では、記録手法の発達とともに、そのようなニューロンが人間の海馬で直接記録されている[10]。

ついでながら、こうした結果からすると、スイスの心理学者ジャン・ピアジェ（一八九六〜一九八〇）による、子どもの発達についての中心的な理論で言われたことのいくつかが覆される。ピアジェは生まれたばかりの子どもは、「恒常的対象」——物体は見えなくなっても存在し続けるという事実——を、生後一年経つまで身につけないと考えた。また、数という抽象的な概念は、生後数年の子どもには把握できず、それを具体的な大きさや長さや密度といった尺度からだんだん抽象化することによって、徐々に学習されるとも考えていた。実際には正反対だった。物体と数の概念は私たちの思考の根本をなす特色であり、それは私たちが生まれ持つ「コア知識」をなしていて、それを組み合わせると、もっと複雑な思考の形にすることができる[11]。

数覚は、私が乳幼児の見えない知識と呼ぶもの、つまり生まれ持っていて、その後の学習を導く直観のほんの一例にすぎない。以下に示すように、他にも生後数週間の赤ちゃんに備わる技能の例が明らかになっている。

確率についての直観

数から確率まではほんの一歩で進める……生後数か月の赤ちゃんがくじの結果を予想できるかと考えることによって、研究者は最近、この一歩を踏み出した。この実験では、赤ちゃんが最初、透明な箱を見せられる。その中ではいくつかの球がランダムに動き回っている。球は四つで、三つが赤、一つが緑だ。底には出口がある。ある時点で、箱は不透明になり、底から緑か赤の球が出てくるだけになる。特筆すべきことに、子どもが驚くのと見ていることが起こる確率の低さは直結している。赤い球が出てくると――箱の中の球の大多数は赤なのだから、赤い球が出やすいのだが――赤ちゃんはそれをちょっとしか見ない。ところがありそうにない方のこと、つまり四つに一つの可能性しかない緑の球が出てきたら、赤ちゃんがそれを見る時間が長くなる。

その後の対照実験で、赤ちゃんがその小さな頭の中で、状況と対応する確率を詳細にシミュレーションしていることが確かめられた。つまり、球が通りにくくなる区画を導入するだとか、球を出口に近づけたり遠ざけたり、球が箱から出るまでの時間を変えたりすると、赤ちゃんはそうしたパラメータをすべて、頭の中の確率計算に組み込むことがわかる。見つめ続ける時間はつねに、赤ちゃんが目にする状況の確率の低さを反映しており、赤ちゃんは、関係する物体の数に基づいてその確率を計算しているらしい。

その腕前はすべて、現行の人工ニューラルネットワークの大半を上回る。実際、赤ちゃんが驚くということは、ささいなことではない。赤ちゃんが驚くのは、根底にある確率を脳が計算することができて、観察された事象が起きる可能性がわずかしかないという結論に達したことを示している。赤ちゃんの視線は、驚いていることとの綿密な兆候を示しているので、赤ちゃんの脳は確率計算ができていなければならない。実際、脳機能について人気がある現行の理論の一つは、脳を確率計算機と見る。それは確率分布を処理して、それを用いて将来の出来事を予見する。乳児実験からすると、赤ちゃんでもこのように精巧な計算機を備えているのは明らかだ。

最近の一連の研究はさらに、赤ちゃんが複雑な確率による推論を行うための仕組みをすべて備えて生まれることを示す。ベイズ師による確率論は、観察結果から、それをもたらしそうな原因にさかのぼれるようにすることだった。要するに、生後数か月の赤ちゃんさえ、すでにベイズの法則に従って推理するらしい。[12] 実際、今しがた見たように、赤ちゃんはカラーボールの箱を確率に対応させるすべを知っているだけでなく（順推論）、観測結果から箱の中身へとさかのぼることもできる（逆推論）。ある実験では、赤ちゃんがまず見せられるのは不透明な箱で、その中身は見えない。それから目隠しをした人物が入ってきて、箱からランダムに次々と球を取り出す。球は一つずつ現れ、大多数は赤だ。赤ちゃんは箱には赤い球がたくさんあるにちがいないと推論できるだろうか。確かにできる。その後、箱を開けてそこには緑の球の方が多いことを示すと、赤ちゃんは驚いて、赤い球がいっぱいだったときよりもその箱を長い間見ている。それも当然で、箱にある球は緑がほとんどなら、ランダムに取り出したときにあれほど赤がたくさんになったことの説明がつかないと感じているのだ。

この場合も、ささいとも思えるこの行動が、暗黙で無意識の推論を両方向に進めることができる、たぐいまれな能力の存在を意味している。乳児でも、サンプルがあれば、抽出された元の集合の特徴を推測できるし、集合が与えられれば、ランダムなサンプルがどうなりそうかという逆の推測もできる。

このように私たちの脳は、生まれたときから、すでに直観的論理を与えられている。今ではこの基本的な実験の様々な変種がある。そうした実験はすべて、子どもが、可能性の低い仮説を消去し、様々な現象の隠れた原因を探す、立派な統計学者として推理する新米科学者のようにふるまうことを明らかにする。[13] たとえば、アメリカの心理学者フェイ・シューは、生後一一か月の子が、黄色の球の方が多い箱から赤い球の方がたくさん出てくるのを見るともちろん驚くが、それだけではなく、取り出した人は赤い球の方が好きなんだという推論もすることを示した。[14] また、取り出し方がランダムではなく、特定の、たとえば黄色、赤、黄色、赤という完全な交代のパターンに従っているのを見ると、機械ではなく人が引いているのだと推理する。[15]

論理と確率は密接に結びついている。シャーロック・ホームズの言い方をすれば、「ありえないことをすべて消去してしまえば、残ったことがどれほどありそうになくても、真実にちがいない」。言い換えれば、いくつかの可能性を消去するために推理を用いることによって、確率的なことを確実なことに変えることができる。赤ちゃんが確率を扱えるなら、論理も操れるにちがいない。論理的推論とは、確率的推論の確率を0と1のいずれかに限定したものでしかないからだ。[16] まさにそのことを、哲学者にして発達心理学者のルカ・ボナッティが近年明らかにした。ボナッティの実験では、生後一〇か月の子どもが、最初は花と恐竜という二つの物体を見て、それから衝立の向こうに隠れるのを見る。それからその物体のうち一つが衝立から出てくるが、一部が壺の中に隠れていて、上部だけしか見えないので、どちらなのかはわからない。後で衝立の反対側から恐竜が、完全に見えるように現れ出る。この時点で子どもは論理的な推理を行える。「壺に隠れているのは花か恐竜だが、今、反対側から恐竜が出てくるのが見えたので、こちらは恐竜ではありえない。だからそれは花にちがいない」と。そして確かにそうなっている。赤ちゃんは、壺から花が出てきても驚かないが、恐竜が出てきたらびっくりする。さらに、赤ちゃんの視線はその論理的推理の強度を反映する。子どもの瞳孔は、大人と同じように、推理ができたその瞬間に開く。まさしくおむつをしたシャーロック・ホームズである赤ちゃんは、いくつかの仮説から始めているらしく（花か恐竜かどちらか）、それからそのうちいくつかを消去し（恐竜ではありえない）、確率的なことから確実なこと（花にちがいない）へと進むのだ。

ジェインズは「確率論は科学の言語である」と言う――そして乳児はすでにこの言語を話している。初めて言葉を口にするよりずっと前から、確率を操り、それを精巧な論理式の中で組み合わせる。その確率感覚によって、赤ちゃんは自分で行う観察から論理的な結論を引き出せるようになる。つねに実験をしている新米科学者の脳は、絶えず研究結果を蓄積しているのだ。

動物と人の知識

赤ちゃんは、無生物の挙動について優れたモデルを持っている一方、生命のあるものという、まったく別のふるまいをする存在の区分が別にあることも知っている。生まれてから最初の一年で、赤ちゃんは動物と人が、自律的で自ら動くという特定のふるまい方をするのを理解する。そのため、人や動物は、ビリヤードの球のように他の物体が衝突するのを待たなくても動き回れる。その運動は内側から引き起こされるのであって、外からではない。

したがって赤ちゃんは、動物が勝手に動き出すのを見ても驚かない。実は、赤ちゃんにとっては、自力で動く物体は何でも、それが三角形や四角形であっても、ただちに「動物」に分類され、その瞬間からすべてが変わる。生き物は物理法則に従って動く必要はなく、その運動は意志や信念に支配されていることを、小さな子どもは知っている。

一例を挙げよう。赤ちゃんに直線上を動き、壁を跳び越え、右に向かう球体を見せると、赤ちゃんは少しずつ飽きてくる。単純にその特異な動きに慣れただけなのだろうか。そうではない。実はもっと多くのことを理解している。赤ちゃんはこれが生命のあるもので、はっきりした意志を持っていると推理する。こいつは右へ行きたいんだ！　さらに、その物体には高い意欲があることもわかる。目的地へ行くために高い壁を跳び越えるからだ。そこで壁を取り除いてみる。この設定では、赤ちゃんは、球体がジャンプしないまま動きを変えて直線上に右へ進むのを見ても驚かない――それが目標への最善の達し方だ。ところが、球体が、壁がなくなっているのだからとくに跳び上がる理由もないのに、今度も空中にジャンプするのを見ると大きく眼を見開く。つまり、壁がないときに最初の設定と同じ道筋をたどると赤ちゃんは驚く。この球体の動きがどういう妙な意志によるのかが理解できないからだ[17]。他にも、子どもがあたりまえに人の意志や好みを推測していることを示す実験がある。とくに、子どもは壁が高いほど、それを跳び越えるにはその人のやる気が大きくなければならないことを理解している。赤ちゃんは、自分が観察したことから、周囲の人々の目標や意志だけでなく、その人が信じていること、能力、好みも推測できる[18]。

乳児の生き物についての認識はそこでは終わらない。生後一〇か月頃、赤ちゃんは人に人格を付与し始める。たとえば、誰かが子どもを押し倒すのを見ると、その人は意地悪だと推理して、その人から目を背ける。明らかに、そういう人よりも、子どもが立ち上がるのを助ける別の人の方を好む[19]。「いやな奴」とか「いい人」のような言葉を発音できるようになるよりずっと前に、そうした概念を思考の言語の中で立てられるようになる。またそのような判断はかなり細かい。生後九か月の子どもさえ、意図的に危害を加えているか、事故なのか、意図的に別の人を助けようとしないのか、助ける機会がないのかを区別できる[20]。後で見るように、学習ではこの社会的技能が基本的な役割を演じる。実際、一歳の子どもでも、誰かが自分に何かを教えようとしているかどうかを理解する。子どもは通常の動作と新しいことを教えるための動作との違いが区別できる。この点で、ハンガリーの心理学者ジェルジ・ゲルゲイによれば、一歳の子どもはすでに、生まれながらに教育の感覚を備えている。

乳児がごく早い時期に見せる社会的技能《ソーシャル・スキル》の一つが顔認識だ。大人なら、ごくわずかな気配でも、十分に顔認識を起動するきっかけになる。漫画でも、スマイリーフェイスでも、仮面でも……中には積もった雪や焼けたトーストにイエス・キリストの顔を見てしまう人さえいる。特筆すべきことに、この過度に顔と思いやすい傾向は、生まれたときからすでに存在する。生後数時間の子どもは、スマイリーフェイスの方に、それを上下さかさまにしただけの画像に対するよりも素早く頭を向ける（実験では、確実に新生児がまだ顔を見たことがないようにしているにもかかわらず）。ある研究者チームは、子宮の壁ごしに胎児に光のパターンを見せることさえできた。[21]驚くことに、研究者は顔の形に並べた三つの点（∴）が、ピラミッド形に並べた三点（∵）よりも胎児を引きつけたことを示した。顔認識は子宮内から始まっているらしい。

多くの研究者は、この磁石が生むような顔への引力は、愛着の発達初期に必須の役割を演じているものと——とくに、自閉症の初期の兆候の一つがアイコンタクト回避であるという理由で——信じている。生得のバイアスがあって、私たちの目は顔に引きつけられることによって、私たちに顔を認識せざるをえないようにする——実は生後数か月の頃にはもう、右半球の視覚野のある領域が、他の、風景のような画像よりも顔の方に反応し始める。[22]顔への特化は、生まれと育ちが調和的に協働していることの好例の一つだ。この領域では、赤ちゃんは厳密に生得の技能を見せる（顔のような図に引き寄せられる）が、顔認識の特定の部分を学習するたぐいまれな本能も見せる。赤ちゃんが生後一年もたたないうちに、単に二つの目と一つの口が存在することに素朴に反応する段階を超えて、サルやチンパンジーのような他の霊長類の顔よりも人の顔の方を好み始めるようになるのは、まさにこの生まれと育ち両因子の組合せによる。[23]

言語本能

小さな子どもの社会的技能は視覚に現れるだけではなく、聴覚の領域にも現れる――話し言葉は顔認識と同じくらい容易に子どもに届く。スティーヴン・ピンカーは、ベストセラーになった著書『言語を生みだす本能』（一九九四）にこう記したことで知られる。「人間は生まれつき言語用に配線されているため、熱いものから手をひっこめる本能を抑えられないのとまったく同じく、言語を学習して用いる能力を抑えられない」。この文言を誤解してはいけない。赤ちゃんは一揃いの語彙と文法を備えて生まれるのではなく、それを記録的な速さで獲得する見事な能力を持って生まれる。赤ちゃんに配線されているのは、言語そのものではなく、それを習得する能力なのだ。

今では、多くの証拠がこの先見の明を裏づけている。赤ちゃんは生まれたときから、もう外国語よりも母語を聞く方を好む[24]――言語学習が子宮で始まっていることを示す、実に並外れた発見だ。実は、妊娠三か月になると、胎児はすでに耳が聞こえている。言語の旋律が子宮壁でフィルターをかけられ、胎児に届き、胎児はそれを記憶し始める。妊婦のエリサベツは、マリアが訪ねてきたとき、「あなたのあいさつの声がわたしの耳に入ったとき、子供が胎内で喜びおどりました」と言ったが、[25]その点で「ル力による福音書」は間違ってはいなかった。妊娠後半の数か月には、成長する胎児の脳は一定の聴覚パターンや旋律を、おそらくは無意識に認識する。[26]

この生得の能力については、当然、胎児より未熟児の方が調べやすい。子宮から出てくれれば、私たちはその小さな頭に超小型脳波計や脳血流センサーを取りつけて、脳の中をうかがうことができる。この方法によって、私の妻、ギレーヌ・ドゥアンヌ＝ランベルツは、予定日よりも二か月半早く生まれた赤ちゃんさえ、話し言葉に反応することを発見した。その脳は未熟でも、すでに声だけでなく音節の変化にも反応する。[27]

長い間、言語獲得は生後一歳か二歳まで始まらないと考えられていた。なぜかというと――ラテン語の名詞 *infans*〔英語のinfantの語源で「話さない」の意味〕が示唆するように――新生児は話さず、したがってその才能を隠しているからだ。ところが、言語了解の点から言えば、赤ちゃんの脳は実に天才的な統計学者だ。それを示すために科学者は、話し言葉やそうでない刺激に対する乳児の好みを測定したり、変化への反応を測定したり、脳の信号を記録したりなど、ありとあらゆる独創的方法を駆使しなければならなかった。こうした研究の成果が蓄積され、乳児がすでに言語についてどれほど知っているかが明らかになってきた。世界中のあらゆる言語で、赤ちゃんは生まれた時点で、ほとんどの母音と子音を区別でき、それはもう知覚上のカテゴリーとなっている。たとえば音節/ba/、/da/、/ga/を取り上げよう。対応する音が連続的に変化しても、赤ちゃんの脳はそれを大人と同様、くっきりとした境界によって分かれた明瞭なカテゴリーとして扱う。

この早い段階での生得の技能は、生まれて一年めの間に言語環境によって形を整えるようになる。赤ちゃんはすぐに、母語では使われない音があることを知る。英語圏の人々はフランス語にある/u/〔唇が丸いイ〕や/eu/〔唇が丸いエ〕のような母音を発しないし、日本語を話す人々は/R/と/L/を区別できない。生後何か月かで（母音は六か月、子音は一二か月）、赤ちゃんの脳はその当初の仮説をふるい分け、自分の環境にある言語に関係がある音素だけをとっておく。

しかしそれですべてではない。赤ちゃんはすぐにその最初の単語を学習し始める。どうやって単語を特定するようになるのだろう。まず、赤ちゃんは韻律、つまり単語や文の境をマークする言葉のリズムや抑揚——私たちの声が上がったり下がったり止まったりする様子——に頼っている。言語音どうしの続き方を特定する仕組みもある。ここでも赤ちゃんは、新米の統計学者のようにふるまい、たとえば/bo/という音節にはしばしば/t^l/という音が続くことを認識する。確率を手早く計算すると、これは偶然のせいではないことが赤ちゃんにわかる。/t^l/は/bo/の後に続く確率があまりに高いのだ。この音節は、一つの単語「bottle」をなすにちがいない——こうしてこの単語が子どもの語彙に加わり、後には特定の物体や概念に結びつけることができる。[28] 生後六か月にはすでに、子どもは「baby〔赤ちゃん〕」、「daddy〔パパ〕」、「mommy〔ママ〕」、「bottle〔（哺乳）瓶〕」、「foot〔足〕」、「drink〔飲む〕」、「diaper〔おむつ〕」など、環境で高い頻度で繰り返される単語を抽出している。こうした単語は子どもの記憶に刻み込まれ、大人になっても、それは特別な地位を占め、後から獲得される同じような意味、音、頻度の他の単語よりも効果的に処理される。

子どもは統計学的分析によっても、他よりも生じる頻度が高い一定の単語を特定できるようになる。冠詞（a、an、the）や、代名詞（I、you、he、she、it……）のような文法的機能を果たす短い単語だ。一歳を迎える頃には、赤ちゃんは多くの単語を知っており、それを使って他の単語を見つける。たとえば、親のどちらかが「I made a cake〔私はケーキを一つ作った〕」と言うのを聞けば、短い機能語「I」や「a」を切り出し、消去法で、「made」と「cake」がやはり単語であることを発見できるし、すでに名詞が冠詞の後にくることが多く、動詞はたいてい代名詞の後にくることを理解している――そのため、生後二〇か月ごろには、子どもは「I bottle」とか「the finishes」のようなつじつまの合わない文言が言われると、まぎれもなく驚きの反応を見せる。[29]

もちろん、そのような確率的な分析は絶対確実というわけではない。フランスの子どもが「un avion〔飛行機〕」のようなリエゾン〔「un」の「n」が「avion」の「a」と併合されて「アナヴィヨン」と発音される〕を伴う言葉を聞くと、間違って、「navion」という単語があると推測する〔「Regarde le navion」〔見て、あのナヴィヨン〕」〕。逆に英語圏の人々がフランス語の「napperon」〔花瓶敷き〕を輸入し、「un napperon《アンナプロン》」という組合せを間違って分解したために〔un(n) apperon〕、「apron」〔エプロン〕という単語ができたりもする。

しかしそのような不都合はめったにない。数か月もすれば、子どもはすぐに既存のどんな人工知能アルゴリズムも上回れるようになる。最初の誕生日を迎える頃には、すでに、初歩的な音〔音素〕から旋律〔韻律〕、用語集〔語彙〕、文法規則〔統語〕といういくつかの水準で、母語の主要規則の基礎を敷いている。

他の霊長類にはこのようなことはできない。この実験は何度も試みられてきた。何人かの科学者は、赤ちゃんチンパンジーの里親になって、家族のように扱い、英語や手話で、あるいは視覚的記号で話しかけたりした……が、結局、数年後には、そうした動物が、言語と言えるほどの言葉を習得することはなかった。せいぜい数百の単語を知っただけだった。[30]したがって、言語学者のノーム・チョムスキーが、私たちの種が生まれてすぐに自動的に起動される「言語獲得装置」という、専用のシステムを備えて生まれると想定したのはおそらく正しかったのだろう。ダーウィンは『人間の由来』（一八七一）でこんなことを言っている。言語は「きっと真の本能ではない。なぜならどの言語も学習しなければならないからだ」。それは「一つの技を獲得する本能的な傾向」なのだ。私たちは、どんな言語でも学習する本能——言語を奪われた人々にも、何世代かの間には自然発生的に言語が現れるほどに抑えがたい本能——を生まれ持っている。聾のコミュニティでも、次の世代以降には、普遍的な言語としての特徴を伴う、高度に構造化された手話言語が生まれるのだ[31]。

第4章 脳の誕生

子どもは未完成の脳を持って生まれるのであり、古い教育学の公理が断定するような、何もない脳ではない。

——ガストン・バシュラール『否定の哲学——「新科学精神の哲学」試論』（一九四〇）

教育のない天才は鉱山の銀のようなものである。

——ベンジャミン・フランクリン（一七〇六〜一七九〇）

新生児がすぐに物体や数や人や言語についての高度な知識を見せるという事実は、その脳を白紙、あるいは環境から注入されるものを何でも吸収するスポンジのように見る仮説を否定する。そこから単純な予想が導かれる。私たちが新生児の脳を解剖できたとしたら、誕生時には、あるいはたぶんその前でも、先に述べた知識の主要領域のそれぞれに対応する、整備されたニューロン構造が見られるはずだ。

この考え方には前々から異論があった。二〇年くらい前までは、新生児の脳は未踏の地だった。脳画像化技術が発明されたばかり——まだ発達中の脳には用いられていなかった——で、理論として優勢だったのは経験論、つまり脳はまったく知識がない状態で生まれ、環境のみに影響されると見る考え方だった。精密な磁気共鳴画像化（ＭＲＩ）の手法が登場して初めて、私たちはやっと人間の脳の初期の編成を可視化できるようになり、予想どおり、成人の脳のほとんどすべての回路が新生児の脳にもすでにあることが発見された。

乳児の脳はしっかり組織されている

私と妻のギレーヌ・ドゥアンヌ＝ランベルツ、それから仲間の神経学者リュシ・エルツ＝パニエのグループは、世界でほぼ初めて、機能ＭＲＩを生後二か月の赤ちゃんに用いた。[1] もちろん、私たちはそれまでの小児科の経験も頼りにしていた。小児科医は、一五年にわたる臨床経験によって、ＭＲＩが未熟児を含め、どんな年齢の個体にも適用できる無害な検査であることを確信していた。しかし現場の医師はこの技術を、損傷の早期発見のための診断目的にしか使わず、正常な発達の赤ちゃんに機能的ＭＲＩを使って、その脳回路が一定の刺激に対して選択的に起動できるかどうかを調べた人はいなかった。それを実行するために、私たちのチームはありとあらゆる難点を乗り越えなければならなかった。赤ちゃんを装置の大音響から守るために雑音軽減ヘルメットを考案し、ＭＲＩのコイル形状に合うように作られたベビーベッドに気持ちよく寝かせてじっとしていてもらい、いつもと違う環境にだんだん順応させて安心させ、つねに装置の外から見守っていた。

最後には私たちの努力は報われ、見事な成果が得られた。赤ちゃんは生まれた最初の一年の間に急速に言語を学習することはわかっていたので、私たちは言語に注目することにした。そして実際、赤ちゃんは生後二か月で、母語の文を聞くと、成人の脳と同じ部位の活動が活発になることが観察された（カラー口絵図6)。

私たちが文を聞くとき、最初に起動される皮質領域は一次聴覚野だ――これがあらゆる聴覚情報の脳側の入口となる。乳児の脳でも、文が始まったとたんこの領域の活動が高まる。あたりまえのように思われるかもしれないが、ごく幼い子供については当時、このことは自明ではなかった。中には、子どもの脳の感覚領域は誕生時には組織されておらず、感覚が混じり合うものと推定した研究者もいた。赤ちゃんの脳は何週間か、聴覚、視覚、触覚を混ぜていて、各感覚モードの分離を学習するにはしばらくかかるとされる。[2] 今日ではこれは誤りだということがわかっている――生まれたときからずっと、聴覚は聴覚野を起動し、視覚は視覚野を起動し、接触は触覚に関係する領野を起動する。それを学習する必要はまったくない。皮質はそれぞれの感覚用の部分に分かれ、これは遺伝子によって与えられている。すべての哺乳類の脳がそういう編成になっていて、それは進化の系統樹のどこか未知のところで得られた(カラー口絵図7)[3]。

赤ちゃんがＭＲＩで文を聞く私たちの実験に戻ろう。一次聴覚野に入った後、活動は急速に広がる。何分の一秒かすると、他の領野が一定の順序で次々と明るくなる。まず一次聴覚皮質に隣接する二次聴覚野。それから側頭葉の複数の領域全体へと段階的に流れて行き、最後に左半球前頭葉の基底にあるブローカ野と、同時に側頭葉の先端部に達する。この精巧な情報処理の連鎖は、左半球に偏り、成人の処理の流れと驚くほどよく似ている。赤ちゃんは生後二か月のときに、すでに大人と同じ、音声、語彙、統語、意味にかかわる脳の領域を階層的に起動する。そして大人とまったく同じように、信号がこの皮質の階層を上昇するほど、脳の反応は遅くなり、その領域がまとめる情報はだんだん高次になっていく

（カラー口絵図6）[4]。

もちろん、生後二か月の赤ちゃんはまだ耳にする文を理解していない。単語や文法規則を会得していないのだ。しかしその脳では、言語情報は成人と同じように高度に特化した回路に流される。赤ちゃんは、他の霊長類とは違って、早くから理解し話すことを学習する。おそらく、赤ちゃんの左半球は、言葉のあらゆる面、つまり音や単語や文や文章についての統計的規則性探知専用の、あらかじめ定まった階層的回路を具えて生まれるからだろう。

言語ハイウェイ

活動はそうした脳領域のすべてを特定の順序で流れていく。それは領域どうしがその順で接続されているからであり、成人では、どの神経経路が言語に関係する領域をつないでいるかが理解されつつある。とりわけ何万本もの神経線維でできた太いケーブルの発見が挙げられる。これは「弓状束」と呼ばれ、側頭葉と頭頂葉の脳の後ろ側にある言語関連領域を、前頭領域、とくに有名なブローカ野につないでいる。この接続の束があることは言語進化の標識となる。それは左半球の方ではるかに太い。右利きの人の九六パーセントでは、この左半球が言語に充てられている。この非対称性は、他の霊長類には、最も近い親戚のチンパンジーにさえ見られない、人類に固有の特徴だ。

またしても、この解剖学的特徴は学習の結果ではない。最初からそうなっている。実際、私たちが新生児の脳のこの接続を調べると、弓状束だけでなく、皮質と皮質下の脳領域を結ぶすべての主要な線維束が、生まれたときにはできていることがわかる（カラー口絵図8）[5]。

この「脳のハイウェイ」は、妊娠第三期（七か月から九か月）の間に築かれる。皮質が構築される間に、成長中の刺激性ニューロンは、船出したクリストファー・コロンブスのように、それぞれ軸索を伸ばして周囲の領域を、場合によっては数センチ先まで探ることもある。この探索は化学的な信号、つまり、領域ごとに濃度が違い、空間標識として動作する分子で導かれ、進んでいく。軸索の先頭は、遺伝子によって敷かれたこの化学的経路をまさしくくんくん探りながら進み、必要な方向を導き出す。つまり脳は、外の世界からの介入がなくても自己組織化して、縦横の接続によるネットワークになる。その中にはヒトという種に固有の接続もある。すぐ後で見るように、このネットワークは学習によってさらに磨きがかかることもある――しかし最初の枠組は生得のもので、子宮で築かれる。

それは驚くべきことなのだろうか。ほんの二〇年前、多くの研究者が、脳はランダムな接続の未組織の塊以外の何ものでもないと考えていた[6]。私たちのDNAにはごく限られた数の遺伝子しかなく、そこに視覚や言語や運動技能を支える高度に特化した回路の詳細な設計図が収まっているとは想像できなかったのだ。しかしその推理は適切ではなかった。私たちのゲノムには、体の詳細すべてが収められている。それは四つの部屋がある心臓の作り方を知っているし、二つの眼、二四個の脊椎、内耳の三半規管、一〇本の指、その指骨を、あたりまえのように、きわめて高い再現性で築き上げる……それなら、内部にいくつもの下部領域を持った脳ができても不思議はない。

最近の生物学的画像化の進歩により、妊娠一か月め、二か月めという、手の指と指の間がやっとくぼみ始めたような時期でも、そこにはすでに、橈骨神経、正中神経、尺骨神経という三本の神経が伸びていて、それぞれが特定の終点を目指していることが明らかになった（カラー口絵図8）[7]。したがって、同じく精密な仕組みが脳にもあるかもしれない。つぼみのような手に切れ目が入って五本の指になるように、皮質が数十もの高度に特化した、明瞭な境界を持った領域に分かれていく（カラー口絵図9）[8]。妊娠第一月ですでに、多くの遺伝子は皮質の様々な地点で、選択的に発現している[9]。妊娠二八週頃には、脳には皺ができ始め、人間の脳の特徴となる主要な裂溝が現れる。三五週の胎児には、皮質の主要な皺ができていて、言語関連領野を収める側頭領域の特徴的な非対称性もすでに見られる[10]。

皮質の自己組織化

妊娠期間中ずっと、皮質の接続が発達する間、対応する皮質の皺も発達する。妊娠第二期（四か月から六か月）の間、皮質は最初なめらかで、それからまず隆起が現れ、サルの脳のようになる。それから最後に、人間に特有の第二次、第三次の皺――皺の上、さらにその上に重なる皺――が見え始める。その分化は徐々に神経系の活動に依存するようになっていく。脳が感覚器から受け取るフィードバックによって、安定する回路もあれば、使われずに退化する回路もある。たとえば、運動皮質の皺は、右利きの人と左利きの人とではわずかに異なることになる。興味深いことに、左利きの人が子どものときに右手で書くよう強制されると、一種の歩み寄りを見せる。運動皮質の形は左利きに特有で、大きさは右利きのような左右非対称となるのだ[11]。この研究の著者は、「成人の皮質の形態には、生得の偏りと発達早期の経験とが蓄積されて記録されている」と結んでいる。

胎児の脳にできる皮質の皺は、細胞と遺伝子と化学的環境双方によって決まる生化学的自己組織化の作用で自然発生的に形成される。そのために必要な遺伝子情報はきわめて少なく、学習はまったく必要としない。[12] そのような自己組織化はさほど奇異なことではない——実際のところ、どこにでも見られる。皮質のことを、波が寄せては引くたびに、様々な規模で、うねや水たまりができる砂浜のように、あるいは絶え間ない風の作用の下で、うねりや砂丘が現れる砂漠のように考えてみよう。実際、指紋でも、シマウマの縞でも、またヒョウの斑、火山の玄武岩柱、砂丘、夏空にできる規則正しい間隔の雲など、縞模様、まだら模様、六角形の区画は、様々な規模のあらゆる種類の生物学的あるいは物理学的系に発生する。イギリスの数学者アラン・チューリングは、この現象を初めて説明した。必要なのは、何らかの幅のある領域ごとに増幅したり抑制したりすることだけだ。風が砂浜を吹き渡り、砂粒が集まり始めると、自己増幅過程が始まる。隆起ができるとそこが他の砂粒を捉えやすくなり、その背後では、風が渦巻いて砂を剥ぎ取る。数時間もあれば砂丘ができる。幅のある領域ごとの励起と抑制があれば、すぐに高濃度の領域（砂丘）が現れ、周囲にはそれほど密度の高くないところ（くぼんだ側）ができて、そのくぼみの向こうにまた砂浜が続き……とどこまでも続く。正確な状況に応じて、自然発生的に生じるパターンが、斑になったり縞になったり六角形になったりする。

自己組織化は発達中の脳の至るところにある。私たちの皮質は列柱、縞、くっきりした境界に満ちている。空間的な分離は、異なる情報を処理するのに特化した神経モジュールを遺伝子がレイアウトする仕組みの一つであるらしい。たとえば視覚皮質は、左右の眼の情報を処理する互いちがいの帯で覆われる——これは「眼優位性列《コラム》」〔左右どちらかの眼が優位な部分ということ〕と呼ばれ、網膜に内在する活動から生じる情報を用いて、発達中の脳に自然発生的に現れる。しかし似たような自己組織化がもっと高いレベルで生じることがある。ただし、それは必ずしも皮質の表面にできるのではなく、もっと抽象的な空間にできる。中でも見事な例の一つはグリッド細胞――三角形や六角形の格子《グリッド》を空間に敷き詰めることでラットの位置をコード化するニューロン――の存在だ（カラー口絵図10）。

グリッド細胞というニューロンは、ラットの脳の「嗅内皮質」と呼ばれる特定の領域にある。ノルウェーのエドヴァルド・モーセルとマイ＝ブリット・モーセル（モーザーとも）は、この細胞の顕著な幾何学的特性を発見したことによって、二〇一四年にノーベル賞を受賞している。二人は初めて、動物が非常に広い部屋を動き回っているときの嗅内皮質ニューロンの記録をとった。[13] この領域の近くにある「海馬」と呼ばれる領域で、ニューロンは「場所細胞」のようにふるまうことはわかっていた。このニューロンは、その動物が部屋の中の特定の位置にいる場合だけ発火したのだ。モーセル夫妻の草分けとなる発見は、グリッド細胞が単に場所の信号に応対するのではなく、位置の全体としての集合に応じているということだった。さらに、しかじかの細胞を発火させる特権的な位置は、規則的に並んでいた。この細胞群は正三角形をなし、それが集まって六角形をなす、キリンの皮膚にある斑模様や、火山岩に見られる玄武岩列柱にも似た形のネットワークをなしていた。ラットが歩き回るときには、闇の中でさえ、必ず各グリッド細胞の発火が、空間全体にわたる三角形のネットワークに灯って自分がどこにいるのかを教えている。ノーベル委員会は適切にも、この装置を「脳のＧＰＳ」と呼んだ。それは外部空間を写像する、信頼性の高い神経座標系を提供する。

しかしニューロンの分布が、よくある地図に見られるような長方形の格子や直交する線ではなく、三角形と六角形を使うのはなぜだろう。デカルト以来、数学者も地図製作者も「デカルト座標」と呼ばれる直交する二本の軸に依拠してきた（xとy、横座標と縦座標、経度と緯度）。ラットの脳が、三角形と六角形の集合に依拠する方を選ぶのはなぜか。ありそうな理由は、グリッド細胞のニューロンは、発達中に自己組織化するということだ——そして自然界では、そのような自己組織化は、キリンの皮膚や蜂の巣や噴煙柱など、しばしば六角形を生む。物理学者はこれほど六角形があたりまえに見られる理由を理解している。この形は、系が無秩序的な「熱い」状態に始まり、徐々に冷え、最後に安定した構造に固まるときに自然発生的にできるのだという（カラー口絵図10）。脳が発達する際、嗅内皮質にグリッド細胞が発生する様子についても似た理論が唱えられている。ニューロンの無秩序ないくつかの集団が、だんだんグリッド細胞による組織化された集合に落ち着いていくのだが、その際、皮質の動きが自発的に収束する形状として六角形が生じるという[14]。この理論によれば、ラットが格子状のマップを育てるのに、教育用の信号は必要ではない。実際、この回路の構築には、学習はまったくかかわらない。それは発達する皮質の力学から自然に生じるのだ。

この脳マップの自己組織化という理論は検証され、確かめられてきている。ラット発達のごく早期に、脳のＧＰＳが確かに発生することを示す、顕著な実験がある。二つの別個の研究者グループが、生まれたばかりの、まだ歩き始めてもいないラットに電極を埋め込むことに成功した[15]。この設定で、二つのグループは、嗅内皮質にグリッド細胞がすでに存在するかどうかを調べた。また場所細胞（個々の位置に対応する細胞）や、頭部方向細胞という、船の羅針盤のように機能する第三の種類のニューロンを調べた。後者は各ニューロンが、ラットが特定の方向、たとえば北西とか南東だとかに進むときに発火する。それでわかったのは、このシステム全体が実質的に生得であるということだった。頭部方向細胞は、記録を取れるようになったとたん現れるし、場所細胞とグリッド細胞は、ラットが動き回るようになってから一日か二日すると現れる。

見事な結果だが、あまり意外ではないはずだ。アリでも鳥でも爬虫類でも哺乳類でも、大半の動物にとって、地図作りは大きな問題なのだ。子犬でも子猫でも人間の子どもでも、巣を出て世界を探るようになれば、たちまち、つねに自分がどこにいるかを知り、母親が待ち受ける家に戻る道を見つけることが、生きるか死ぬかを分けるようになる。進化は何億年も前、生まれたばかりの脳が、羅針盤、地図、訪れた場所の記録を備えるようになる仕組みに行き当たったらしい。

なるほど。では、そのニューロンによるGPSは、人間の脳にも存在するものなのだろうか。確かにある。今や、間接的な手段で、成人の脳にも六角形のような対称図形によるニューロン地図が、ラットとちょうど同じところ（嗅内皮質）にあることがわかっている。[16] そして、ごく小さな子どもでも、すでに空間の感覚を持っていることもわかっている。よちよち歩きの赤ちゃんも、部屋で自分の向きを難なく決められる。A点からB点、さらにC点へと連れていかれても、C点からA点に直線的に戻ることができる——そして見事なことに、生まれたときから目が見えなくてもそれができる。つまりヒトの子どもは、ラットのように、頭の中に空間航行のためのモジュールを所有しているということだ。[17] 私たちはまだ、赤ちゃんの頭の中にあるこのマップを直接見ることはできていない。これほど幼い時期に活動中の脳の画像を得るのは、まだきわめて難しいからだ（はいはいする赤ちゃんのMRI撮影を考えればわかるだろう）。しかし、きっといつか、モバイルでの脳画像化法が使えるようになればすぐに見えることになるだろう。

赤ちゃんの脳にある専用モジュールの例は、他にいくつも挙げられる。たとえば、生後数か月にはすでに（とはいえ生まれたときにではないが）、視覚皮質には、顔に選好的に反応する領域があり、家の像よりも顔の像に反応する。[18] この領域の形成は、学習の結果のように見えるところもあるが、脳の接続状況によって、緊密な回路となり、導かれ、制約されている。そうした結合によって、数ミリ程度の差はあってもほぼ同じ場所が、あらゆる人で顔専用になっている――その結果、皮質でも有数の特化したモジュールの一つになる。その区画では、ニューロンの九八パーセントが顔専用で、他の画像にはほとんど反応しない。

別の例を挙げると、赤ちゃんの頭頂皮質はすでに物体の数に反応することがわかっている。[19] 成人が2＋2を計算するときや、サルが物体の数を記憶するときに起動される領域に相当する部位だ。サルの場合には、ドイツの神経科学者アンドレアス・ニーダーが、この領域には、物体の個数を感取するニューロンが収まっていることを見事に実証した。そこには一個の物体用、二個の物体用、三個の物体用……のそれぞれに特化したニューロンがあり、そのニューロンは、当該のサルが数の課題をこなすよう訓練されていなくてもある。したがって私たちは、こうしたモジュールは、後で環境によって形が整えられるとしても、最初から、生得的に発生すると考えている。私は共同研究者とともに、数用ニューロンの自己組織化について精密な数理モデルを唱えたことがある。このモデルは、発達中の皮質表面を活動が波のように伝わることに基づいていた。この理論は数用ニューロンの特性をいちいち説明できる。そのモデルでは、数用の細胞が一種の数直線をなす――ランダムに接続したニューロンのネットワークから自然発生的に現れる直線的な連鎖で、そこで1、2、3、4……という数が、順に隣り合う位置を占める。[20]

　脳は白紙で、おおむね初期構造はなく、構造は環境に依存して形成されるとする古典的な――しかし間違った――見方と、自己組織化の概念とは、根底から異なる。古典的な見方とは異なり、脳がマップや数直線を描くのには、データはほとんど、あるいはまったく必要とされない。自己組織化があるところも、工学的な人工知能研究で現在優勢な人工ニューラルネットワークと脳との違いだ。今日では、AIはほとんどビッグデータと同義語になっている――今の人工ニューラルネットワークはとんでもなくデータを食い、何ギガバイトものデータを与えられて初めて、知能があるかのようにふるまう。ところが、私たちの脳は、それほどの経験を必要としない。それどころか、脳の主な結節点、つまり核となる知識が蓄えられるモジュールは、ほとんど自然発生的に、ひょっとすると内部のシミュレーションのみを通じて発達するらしい。

　この種の自己組織化を人工知能に組みこもうとしている現代の計算機科学者は、MITのジョシュ・テネンバウム教授など、ほんの一握りしかいない。テネンバウムらのチームは、「仮想赤ちゃん《バーチャル・ベイビー》」――何百万という思考や画像を自己生成する能力を備えて生まれてくるシステム――というプロジェクトを進めている。この内部で生成されるデータが基礎となって、システムの他の部分で、外からのデータを追加しなくても学習が行われる。この過激な構想では、生まれる前からでも、私たちの脳の核となる回路の基礎は、自己組織化を通じて、システム内部で生成されるデータベースから、ブートストラップ方式で生じる。[21] 初期の土台のほとんどは、外の世界とのやりとりはまったくないまま、内部で生じる。最終的な調整だけが学習に委ねられ、環境から受け取る追加のデータによって形成される。

この方向の研究から得られる結果は、人間の脳が発達する際の、遺伝子と自己組織化との組合せで得られる威力を強調する。赤ちゃんが生まれた時点で、その皮質にはほとんど大人の脳なみの皺がある。すでに感覚や認知にそれぞれ特化した領域に区分けされていて、そうした領域は精密に定まり再生可能な繊維の束で連結されている。そこには部分的に特化したモジュールの集合があり、それぞれが特定の種類の表象を外の世界に投影する。嗅内皮質のグリッド細胞は、二次元の平面を描き、空間をコード化し、そこを渡っていくのにはうってつけだ。後で見るように、頭頂皮質のような、一次元の線を引く領域もあって、これは数、大きさ、時間の経過などの線形に並ぶ量をコード化するのに優れている。ブローカ野は樹状構造を投影し、言語の統語をコード化するのに理想的だ。私たちは進化から一揃いの基礎法則を継承している。そうして私たちは後でそこから、生活するうえで学習しなければならない状況や概念を最もよく表す法則を選択することになる。

個体性の起源

私は、遺伝子と自己組織化によって敷かれる生得の脳回路が誰にも存在すると主張しているが、だからといって、個人間の差異が存在することを否定しようというのではない。私たちそれぞれの脳は、どこを拡大して見ても、生まれたときにさえ、唯一無二の特徴を見せる。たとえば皮質の皺は生まれる前にできあがり、指紋と同じように各人明瞭に異なっている——一卵性双生児でさえ違うのだ。同様に、私たちの皮質にある、距離をおいた結合の強度や密度、さらにはその正確な進路さえ、大きくばらつき、各人の「コネクトーム」を唯一無二のものにしている。

しかし、こうした違いが共通の主旋律に基づく変奏であることを認識しなければならない。ホモ・サピエンスの脳の配置は、定まった枠組みに沿っている。そのスキームは、ジャズ演奏者が曲をおぼえるときに記憶するコード進行のようなものだ。この人間に普遍的な枠組みの上に、ゲノムの気まぐれや妊娠時の偏りが個人ごとの即興を加える。私たちの個性は実在するが、それは誇張すべきではない。私たちはそれぞれに、ホモ・サピエンスという主旋律の変化にすぎないのだ。誰でも、黒人でも白人でも、アジア人でもアメリカ先住民でも、地球上のどこでも、人間の脳の基本構造が明らかに見てとれる。その点で、人間の皮質はいずれも、現存する最も近い親戚であるチンパンジーの皮質とは違う。この違いは、「マイ・ファニー・バレンタイン」の即興演奏はどれも、「マイ・ロマンス」とは違うのと同じことだ。

私たちはみな同じ脳の初期構造、同じ核となる知識を共有し、追加の才能を獲得できるようにする同じ学習アルゴリズムを共有しているので、同じ概念に至ることも多い。目が見えなくても耳が聞こえなくても、誰にでも人間として同じポテンシャル――読解力であれ、科学や数学の力であれ――がある。一三世紀に、イギリスの哲学者ロジャー・ベーコン（一二二〇～九二）が見て取ったように、「数学にかかわる知識は我々にはほとんど生まれつきのものである……これは諸学の中で最も簡易なものであり、誰の脳もそれを拒まないという点で自明の事実である。まったく字を知らない素人でも、数えたり計算したりするすべは知っている」。当然、同じことは言語にも言える――自分の周囲にある言語を獲得しようという強力な生得の衝動にかられない子どもはほとんどいない。ところが先にも記したように、チンパンジーは、生まれたときから人間の家庭で育っても、口にする単語はごくわずかだし、組み立てられる記号もほんのいくつかにすぎない。

要するに、個人差は確かにある――が、それは種類の違いではなく、ほぼ必ず程度の差なのだ。神経生物学的なばらつきが実際の認知上の差に至るのは、脳組織の正規分布の端の方のところだけだ。発達障害がある子どももこの分布の端にいるということがだんだんわかってきている。妊娠期間中に、遺伝的に受け継いだものからニューロン移動や回路の自己組織化につながる発達の途上で、脳が違う方向へ進んだらしい。

失読、つまり知能など他の能力は何ともないのに、読み方を学習する能力だけが影響されるという特定の発達障害について科学が明らかにしつつあることはますます充実してきている。失読症に陥っている人は、その兄弟姉妹も五〇パーセントの確率で失読症であり、したがって、この発達障害が遺伝で決まっていることをうかがわせる。今では少なくとも四つの遺伝子が失読症と関連するとされている――そして興味深いことに、その遺伝子の大半が、妊娠期間中にニューロンが皮質の最終的位置へ移動する能力に影響する。[22] MRIでも、左半球にある読字を支える接続に深甚な異常が見られる。[23] 重大な点は、異常は早くから見つかることだ。遺伝的に失読になりやすい子どもでは、生後六か月ですでに、正常に読めるようになる子との間で、話し言葉の音素を区別するうえでの欠陥の有無が分かれている。[24] 実際、音声上の欠陥は、失読症が発生するうえでの大きな因子であることが知られている。様々なタイプの失読症があり、文字が近くにある単語とごっちゃになる注意欠陥[25]や、鏡像の混乱をもたらす視覚的欠陥[26]などと呼ばれている。失読症は、視覚や注意や音声の能力が従う、一〇〇点満点から平均を経て重大な欠陥にまで広がる正規分布曲線の端の方に位置するらしい。[27] 私たちはみな、同じホモ・サピエンスとして造りは共通だが、受け継いでいるものの量的構成が少しずつ違う。これはおそらく、神経回路の初期配置にあるほとんどランダムなばらつきによるのだろう。

他の発達障害についてもほぼ同じことが言える。たとえば失算症は、初期の灰白質で、計算や数学を支援する背側頭頂部と前頭部の回路に欠陥があることと結びつけられている。[28] 未熟児は、数覚を支える頭頂部が脳室周囲梗塞にかかっていることがあり、失算症のリスクが高くなる。[29] 初期の神経学的な乱れが、集合や量に関するコア知識に直接作用したり、その知識を数にかかわる単語や数の記号の獲得に関係する他の領野から切り離したりすることによって、失算症を起こすのかもしれない。いずれにしても、結果として子ども時代に算数を身につけにくくなる。そうした子どもは、量的直観についての生まれ持った弱点を補強するために、特定の支援を必要とすることになるだろう。

白か黒かで考えてしまいやすい私たちは、そうした発達障害には遺伝的基礎についての発見から導かれることを誇張しがちだ。失読症でも失算症でも、さらに言えば自閉症でも統合失調症でも、他のどんな発達上の症候でも、それに関係する遺伝子のどれとして、一〇〇パーセントを決めてしまうことにはならない。それは天秤を大きく傾ける――が、子どもがたどることになる発達の軌跡には環境が占める割合も大きい。特別支援教育に携わる私の同僚もその考えを認めていて、十分な努力をすれば、失読でも失算でも、リハビリが及ばないほど強固なものはないと言う。そこで今度は、脳可塑性という脳発達の第二の主役の話に転じることにしよう。

第5章　育ちの出る幕

ピアニストの能力には、精神と筋肉の何年にもわたる鍛錬が必要だということは誰もが知っている。この重要な現象を理解するには、あらかじめ確立している器質的経路を強化するのに加えて、末端の樹状突起と軸索の分岐と前進的成長によって新たな経路が生み出されることを認める必要がある。

——サンティアゴ・ラモン・イ・カハール（一九〇四）

脳の構築に対する生まれの寄与——遺伝子と自己組織化のからみ合い——について説いたが、もちろん育ちも同等に重要だ。脳の初期の編成は、永遠に変化しないままなのではなく、経験がそれに磨きをかけ、豊かにする。裏返せば、学習がどうやって子どもの脳の回路を変えるのかということになる。これを理解するには、時計を一世紀巻き戻し、スペインの大解剖学者、サンティアゴ・ラモン・イ・カハール（一八五二〜一九三四）の根本的な発見にさかのぼらなければならない。

カハールは神経科学のヒーローの一人で、顕微鏡を手に、初めて脳の微視的構造を正確に描いた。天才的なデッサン家で、神経回路の写実的ながら単純化した図を描き、それは科学図版の傑作に数えられるまさしく名人芸だった。しかし何よりも、見事な判断力で、観察から解釈へ進み、解剖学的構造に機能を読みとることができた。顕微鏡はカハールにニューロンやその回路の死後の解剖学的構造を見せただけだったが、それでもカハールは、その機能について、大胆で正確な推論を引き出すことができた。

カハールに一九〇六年のノーベル賞をもたらすことになった最大の発見は、脳は個々別々の神経細胞（ニューロン）でできていて、それまで考えられていたような、連続的なネットワーク、つまり網状組織ではないことだった。また、ニューロンは、他の細胞——たとえばおおむね丸くてコンパクトな赤血球——とは違い、ものすごく複雑な形をしていることにも気づいた。それぞれのニューロンは、何千本もの枝からなる巨大な樹木で、次々と分かれて小さくなる枝は「樹状突起（デンドライト）」と呼ばれる（ギリシア語で「木」を意味するデンドロンによる）。ニューロンが集まると、神経の樹枝がからみあう森のようになる。

こんなに複雑でも、カハールはめげなかった。神経科学史で今も有名な、皮質や海馬の詳細な解剖学的構造を描いた図版にカハールが加えたあるものは、ごく単純ながら光彩を放ち、大きな理論的意義を見せていた。矢印だ。カハールの矢印は神経の興奮が流れる方向を示す。樹状突起からニューロンの細胞本体へ、最後に軸索（アクソン）へと進む。それは大胆な推測だったが、結局は正しかった。カハールは、ニューロンの形が機能に対応することを見抜いた。ニューロンは樹状突起で他の細胞からの情報を集め、その信号はすべて細胞本体に集まり、そこでニューロンは信号をまとめて一個の信号だけを送り出す。その信号は「活動電位」または「棘波（スパイク）」と呼ばれ、他の何千というニューロンの方に伸びる長い蔓のような軸索に沿って伝わる。

カハールはもう一つ、何より重要なことを推論した。ニューロンはシナプスを通じて他のニューロンと通信するということだ。カハールはそれぞれのニューロンが別々の細胞であることを初めて理解した

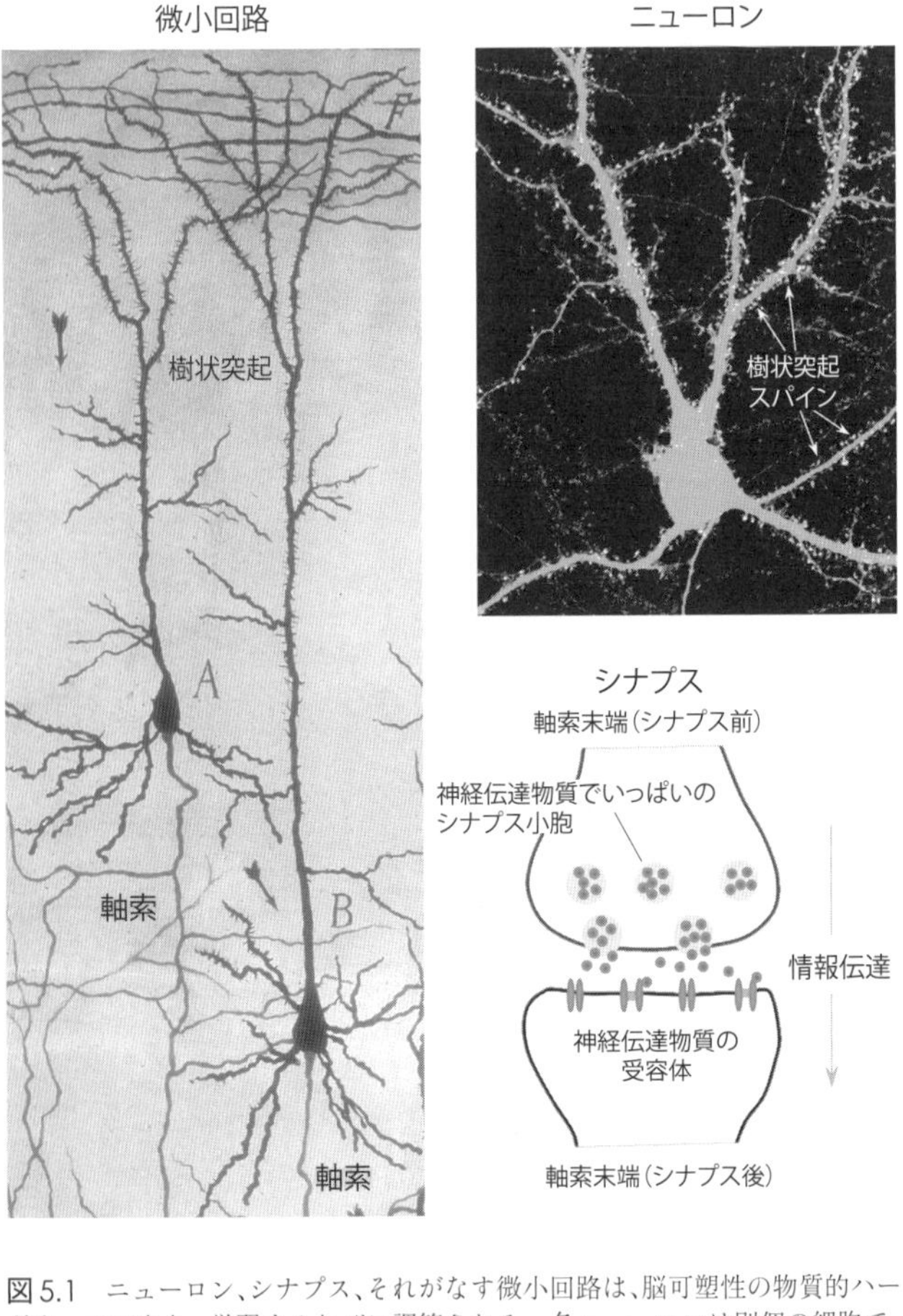

図 5.1　ニューロン、シナプス、それがなす微小回路は、脳可塑性の物質的ハードウェアであり、学習するたびに調節される。各ニューロンは別個の細胞で、他のニューロンからの情報を収集する「樹状突起」と呼ばれる「木」（左上）と、他のニューロンへ信号を送る軸索（右下）がある。顕微鏡で見ると、キノコ形をした樹状突起スパインが容易に見分けられる。シナプス——二つのニューロン間の接続地点——はそこに収まっている。学習すると、次の三つの点が変化しうる。まずシナプスの存在、数、強度、次に樹状突起スパインの大きさ、それから軸索を絶縁し、伝達速度を決めるミエリン鞘の数。

が、また顕微鏡によって、ニューロンどうしが一定の地点で接触することも明らかにした。この接続部は今では「シナプス」と呼ばれている（発見したのはカハールだが、シナプスの名がついたのは一八九七年、イギリスの大生理学者、チャールズ・シェリントン〔一八五七～一九五二〕による）。シナプスは二つのニューロンが出会うところ、もっと正確に言えば、一方のニューロンの軸索が、別のニューロンの樹状突起に出会うところだ。「シナプス前」のニューロンはその軸索を、かなたにある第二の「シナプス後」ニューロンの樹状突起と出会うまで伸ばし、それとつながる。

シナプスでは何が起きるのだろう。やはりノーベル賞を受賞した神経生理学者のトマス・スードフは、この問いに研究のすべてを傾け、シナプスは神経系の計算ユニット――脳の文字どおりのナノプロセッサー――であるという結論に達した。そもそも私たちの脳には約一〇〇〇兆のシナプスがある。それほど複雑な組織は類がなく、本章で要約できるのは、ごく単純な特徴だけだ。軸索を伝わるのは電気信号だが、シナプスはたいてい、それを化学信号に変える。シナプスの近くにある軸索の末端、つまり「終末ボタン（接点）」には、「神経伝達物質」と呼ばれる物質（たとえばグルタミン酸塩）の分子で満たされた、小胞という小さな袋がある。電気信号が軸索の終末ボタンに届くと、小胞が開き、中の分子がニューロンどうしを隔てるシナプス間隙に流れ出す。そのため、こうした分子が神経伝達物質と呼ばれる。それが信号をニューロンからニューロンへと伝えるのだ。シナプス前末端から神経伝達物質が放出されると、分子は隣にあるシナプス後ニューロンの、「受容体」と呼ばれる特定の地点に付着する。両者の関係は鍵と錠の関係に似ていて、神経伝達物質はシナプス後ニューロンの膜にある扉を開く作用をする。イオン、つまり正か負に帯電した原子がその開いた回路に流れ込み、シナプス後ニューロン内部に電流を発生させる。これで一つのサイクルが完了する。信号は電気信号から化学信号になり、二つのニューロン間の隙間を渡って、化学信号から電気信号に戻る。

これが学習とどう関係するのだろう。要するに、私たちのシナプスはつねに、生涯にわたり変化していて、その変化が学習内容を反映する。[1] それぞれのシナプスが小さな化学工場であり、学習するうちに、小胞の数、その大きさ、受容体の数、その効率、さらにはシナプスそのものの大きさや形状など、この工場の多くの要素が変化しうる。こうしたパラメータはすべて、シナプス前の電気信号が次のシナプス後ニューロンに伝えられる強度に影響する——そしてこの前後の結びつきが、学習した情報を保存する有用なスペースとなる。

さらに、シナプス強度の変化はランダムに起きるのではなく、ニューロンの活動を安定させる傾向があり、すでに過去にシナプスどうしが刺激しあったことがあるなら、その能力を強化する。基本的な法則は単純で、その仮説は一九四九年にはすでに、心理学者のドナルド・ヘッブ（一九〇四～八五）によって立てられていた。その仮説は、ともに発火するニューロンどうしはつながるという簡単な原則に要約できる。二つのニューロンが同時に、あるいは短い間隔で励起されると、その結合は強まる。もっと正確に言えば、送り出し側のシナプス前ニューロンが発火し、その数ミリ秒後にシナプス後ニューロンが発火すれば、そのシナプスは強化される。将来、この二つのニューロン間の伝達はさらにスムーズになるだろう。他方、シナプスの信号が届かずシナプス後ニューロンが発火しなかったら、そのシナプスは弱まる。

今ではこの現象が神経活動を安定させる理由は理解されている。それは過去にうまく機能した回路を強化するのだ。ヘッブの法則に従うシナプスの変化は、同種の活動が再び起きる確率を高める。シナプス可塑性によって、何百万というニューロンによる巨大なタペストリどうしが、正確で繰り返し実行できる順序で並ぶようになる。迷路を最適経路で通り抜けるマウスも、指で音楽を奏でるバイオリン奏者も、詩を暗唱する子どもも……いずれの状況も、すべての動き、音符、単語が何億ものシナプスで記録される神経のシンフォニーを呼び覚ます。

もちろん、脳は人生に起きるすべての出来事の記録を取るわけではない。脳が重要だと思った瞬間だけがシナプスに刻み込まれる。その目的に対して、シナプス可塑性は、どの出来事が記憶するに足るほど重要かを合図する神経伝達物質、とりわけアセチルコリン、ドーパミン、セロトニンの広大なネットワークによって調節される。たとえばドーパミンは、食物、セックス、ドラッグ、ロックンロールなどの報酬に応じて出る神経伝達物質であり、ドーパミン回路は、私たちが好きなものすべて、私たちが「中毒」する刺激のすべてにフラグを立て、脳の他の部分に、今体験していることは期待以上にポジティブだぞと合図している。[2] 他方、アセチルコリンは、それよりも広く作用して、重要な瞬間すべてに結びつく。その作用は強大で、たとえば、二〇〇一年九月一一日、ワールド・トレード・センタービルが攻撃されたとき、自分が何をしていたか、詳細におぼえていられるのは、そのとき、神経伝達物質の嵐が脳回路を怒涛のように流れ、シナプスを大がかりに変化させたからだ。ある一つの回路がとくに決め手となる。それは扁桃体という皮質の下にあるニューロン群で、これはまずもって、強い情緒によって起動され、その近くにある海馬という、生きている中で経験する大きな出来事を保存するところへと信号を送る。このようにして、シナプスの変化はまずもって、生きている間に遭遇する事実の中で、脳の情動回路がとくに意味があると見るものを強調する。

シナプスがシナプス前後のニューロンの活動に従って自ら変わる能力は、最初は人為的状況下で発見された。実験では、シナプスの強度が変わる前に、強い電流で激しくニューロンを刺激することによって、ニューロンを麻痺させせなければならなかった。この衝撃の体験は尾を引き、シナプスは何時間かの間、変化した状態を保った。「長期増強」と呼ばれる現象で、これは長期に記憶を維持するのにうってつけに見えた。[3] しかし脳は本当に、通常の状況でもこの仕組みを使って情報保存しているのだろうか。最初の証拠は巨大なニューロンを持つウミウシの一種、ジャンボアメフラシから得られた。この生物は、脳と言えば普通思われるような意味での脳は持っておらず、「神経節」と呼ばれる、神経の大きな束を持っている。ノーベル賞受賞者のエリック・カンデルは、パブロフの犬のようにアメフラシが餌を予想するように条件づけすると、神経節のシナプスと分子に次々と変化が生じることを確認した。[4]

まもなく、シナプスを記録し視覚化する手法が発達するにつれて、学習でシナプス可塑性が活躍していることを示す証拠が蓄積された。シナプスの変化は、動物が学習するために使うまさにその回路に生じる。マウスが小さな電気ショックを受ける場所を避けるよう学習するとき、空間的なエピソード記憶に関与する領域である海馬のシナプスが変化する。[5] 海馬と扁桃体をつなぐ結合は、そのショック体験をしっかりと固定する。マウスが音を恐れるようになると、扁桃体と聴覚皮質をつなぐシナプスが同様の変化をこうむる。[6] さらに、こうした変化は、学習の際にただ同時に生じているだけではなく、実際に因果的役割を演じているらしい。その証拠に、衝撃的事象直後の数分のうちに、シナプスに学習がらみの変化をもたらす分子機構を妨害すると、マウスは結局何もおぼえていない。[7]

記憶の概要

記憶とは何か。その脳の中の物理的基礎は何か。ほとんどの研究者の考えは、次のような、コード化の期間と想起の期間を区別する説明で一致している[8]。

まずコード化（符号化、encoding）から。私たちの知覚、行動、思考は、それぞれに特定部分にあるニューロン群の活動すること（不活発なままの、あるいは抑制されるニューロン群もある中で）に依存している。脳の様々な領域に分布するこうした活発なニューロンの身元が、私たちの思考の内容を定める。たとえばドナルド・トランプが、大統領執務室（オーバル・ルーム）にいるのを見るときには、その顔に反応するニューロンもあれば（下側頭部）、その声に反応するニューロンもあり（上側頭部）、執務室の配置に反応するものもある（海馬傍部）、等々。単独のニューロンはいくらかの情報を提供するが、全体としての記憶は必ずいくつかの結合しあうニューロン群によってコード化されている。その執務室で自分の同僚に遭遇したとしても、原理的には、別のニューロン群の一連の活動によって、その人を大統領と混同したり、あのオーバル・ルームがその人の研究室だと誤解したりはしない。顔や場所が違えば、それをコード化しているニューロン群も別々だ――そしてそうしたニューロンは緊密に結合しあっているので、ホワイトハウスを見るだけでもトランプの顔が浮かんだりするし、逆に、思わぬところで、たとえばジムで同僚に出くわすと、その人だとなかなか認識できなかったりする。

今度は、執務室で大統領を見たとたん、私の情動系がこの経験は記憶に保存しておくほど重要だと判断するとしてみよう。脳はどのようにして記録を進めるだろう。出来事を固定するために、励起されたばかりのニューロン群は、大きな物理的変化をこうむる。その変化がニューロンどうしの結合の強さを変え、そうして群としての相互支援を高めて、このニューロン群が将来発火する可能性を高める。シナプスの中には物理的に大きくなるものもあれば、中には二つに増えるものさえある。標的となるニューロンは新たにスパイン、終末ボタン、樹状突起を増やすことがある。そうした解剖学的変更はすべて、数時間あるいは数日にもわたり、遺伝子が新たに発現することを意味する。こうした変化が学習の物理的基礎であり、これが集まって記憶の基質をなす。

ひとたびシナプスによる記憶が形成されると、ニューロンは落ち着ける。発火をやめると記憶は休眠状態になって意識されなくなるが、神経回路の解剖学的構造そのものに書き込まれている。将来、その接続のおかげで、外部からのきっかけ（キュー）があれば（たとえば大統領執務室の写真）、元の回路の一連のニューロン活動を生み出せる。この連鎖は、記憶が作られたときとよく似たニューロンの発火パターンを再生し、最終的には再びドナルド・トランプの顔を認識できる。この理論によれば、よみがえる記憶はどれも再構成されている。思い出すというのは、過去の経験の際と同じ脳回路に生じたのと同じニューロンの発火パターンの再生を試みるということだ。

したがって記憶は脳の単独の領域だけにあるとすることはできず、脳回路のすべてではなくてもほとんどにわたって分布している。回路のそれぞれが、頻度の高い神経活動のパターンに応じてシナプスを変えることができるからだ。しかしすべての回路が同じ役割を演じるのではない。まだ用語は曖昧で今後も変わるだろうが、この研究領域では少なくとも四種類の記憶が区別されている。

・作業記憶。数秒の間、アクティブな形で頭の中の表象を維持する。これは主として側頭皮質と前頭前皮質にある多くのニューロンの活発な発火に基づいていて、それが今度は他の辺縁側にある領域にあるニューロンを支援する。[9] 電話番号の記憶が典型となる。番号をスマホに打ち込むのにかかる時間の間、一定のニューロンどうしが強めあって、情報をアクティブな状態に保つ。この種の記憶は、まずもって持続的な活動パターンの維持に基づいている――ただし最近、そこにはおそらく、ニューロンをつかのま休眠させ、素早くアクティブな状態に復帰させるようにする、短命なシナプス変化も伴うことも発見された。[10] いずれにせよ、作業記憶は数秒以上は持たない。他のことに気をとられるとすぐに、アクティブなニューロン集団は失われる。それは脳の短期的なバッファで、そのとき最もホットな、最新の情報を頭にとどめる。

・エピソード記憶。皮質の奥の両脳半球の奥に位置する構造である海馬が、日々の生活で繰り広げられるエピソードを記録する。海馬のニューロンは、出来事それぞれの状況を記憶できるらしい。つまり、いつ、どこで、どのように起きて、誰がいたのかを、このニューロンがコード化する。そのニューロンが、シナプスの変化を通じて各エピソードを保存し、そうして後でそれを思い出すことができる。両半球の海馬が外科的に除去された患者H・Mは、何もおぼえられなくなった。永遠に現在を生き、頭の中の記録にごくわずかな記憶も加えられない。最近のデータからすると、海馬はあらゆる種類の高速学習に関与しているらしい。特定の事象であれ、関心に値する新発見であれ、何らかの一義的な情報を学習すると、海馬のニューロンはその情報に特定の順番の発火を割り当てる。[11]

・意味記憶。記憶は永遠に海馬にとどまるわけではないらしい。夜になると、脳はそれを再生して、皮質の別の位置に移動させる。そこで、記憶は永続的な知識に変わる。私たちの脳は、私たちが生きた体験にある情報を抽出し、それを一般化して、世界についての知識の広大なライブラリにまとめる。数日経っても、大統領の名を最初に聞いたのがいつ、どこでだったかは少しもおぼえていなくても、その名はおぼえていられる。つまり、記憶はエピソード記憶から意味記憶になっている。当初は単独のエピソードだったものが、長続きする知識に変わり、そのニューロンによる符号は海馬からしかるべき皮質回路へ移動する。[12]

・手続き記憶。同じ活動（靴紐を結ぶ、詩を暗唱する、計算する、ジャグリングをする、バイオリンを弾く、自転車に乗る……）を何度も繰り返すと、皮質や皮質下の回路にあるニューロンは、その後、情報が将来もっとよく流れるように変化する。ニューロンの発火は、効率が良くなり、再現されやすくなって、余計な活動は摘み取られ、時計仕掛けのように誤りなく正確に展開するようになる。これが手続き記憶、つまり定型的活動パターンがコンパクトにまとまった意識されない記録だ。ここには海馬は関与しない。練習を通じて、意識されない保存スペースに記憶が蓄えられるようになる。これには主として、「基底核」と呼ばれる神経回路の集合が関与している。先のH・Mは、意識的で海馬に関係するエピソード記憶がいっさいなくても、新しい手続きを学習できる。研究者は、H・Mに手に持った鏡を見ながら文字を逆向きに書くことをおぼえさせることもできた。H・Mには何度も練習した記憶がなく、自分は初めて習ったと思っていることがうまくできるので、びっくり仰天していた。

実体はシナプス、記憶は見せかけ

フランスのミシェル・ゴンドリー監督は、『エターナル・サンシャイン』（二〇〇四）という不朽の映画で、人々の脳から希望に応じて記憶を消去する会社を描いている。帰還兵に生活上有害な心的外傷後ストレス障害（ＰＴＳＤ）を起こすような記憶を消去できれば便利ではないか。あるいは逆に、実際にはなかった偽記憶を植えつけることもできるのだろうか。

神経科学者が記憶にかかわる回路を掌握している度合いからすると、ミシェル・ゴンドリーが描いた夢からはもはやそう遠くなさそうだ。消去と植えつけ、どちらの操作も、これまたノーベル賞受賞科学者の利根川進教授によって、すでにマウスには行われている。利根川はまず、マウスを部屋に入れて、軽い電気ショックを与えた。するとマウスはこの不快な出来事があった部屋を避け、この出来事が記憶に植えつけられたことを示す。実際、利根川らのチームはその記憶を視覚化することができた。高度な二光子励起顕微鏡を使うと、各瞬間にどのニューロンが励起しているかを記録できて、海馬では、電気ショックを連想させる部屋Ａと、何も起きなかった部屋Ｂとでは、励起されるニューロン群が異なることがわかった。

それからこのチームは、そのエピソード記憶を操作できるかどうかを調べた。マウスは物理的にＡの部屋に置かれ、再び弱い電気ショックを与えられるが、このとき、部屋Ｂに対応するニューロン群を人為的に励起させた。この人為的な条件づけは効果があった。このマウスがその後部屋Ｂに戻ると、警戒し、恐怖で固まった。今度は、何も起きていなかった部屋Ｂに良くない記憶が結びついたのだ[13]。ある記憶に関連するニューロン群を励起し直すだけで、その記憶を呼び覚まして新しい情報につなぐことができた。

そこで利根川のチームは良くない記憶を良い記憶に変えた。心的外傷《トラウマ》を起こした記憶は消去できたのだろうか。それは確かにできた。マウスが異性のパートナーがいるところ——確実に良い経験——に置かれたときに、やはり部屋Bニューロンを励起し直すことによって、このマウスの電気ショックの連想を消去できた。このようなマウスは、呪われた部屋Bを避けることなく、記憶の中の官能的なパートナーを探すかのように、熱心にその部屋を調べまわる。[14]

別の研究者チームは少し異なる方策を採った。当初のニューロン群をつなぐシナプスを弱めながら、そのニューロン群を再覚醒させた。この場合にも、その後の何日か、マウスはもう当初のトラウマを記憶している様子を少しも見せなかった。[15]

フランスの研究者、カリム・バンシュナンは、同様の考え方で、マウスの睡眠中にその脳に新たな記憶を埋め込むことに成功した。[16] マウスが眠りに落ちるときには、海馬にあるニューロンが自発的にその日の昼間の、とくに当のマウスが行った場所の記憶を復活させる（この点については第10章でもっと詳しく述べる）。バンシュナンは、この事実を利用して、眠っているマウスの脳で、区画の特定の場所に対応するニューロンが励起するのを待った——そうしてマウスに、快楽の神経伝達物質であるドーパミンを少量注射した。するとマウスは目覚めるとすぐ、あらんかぎりの速さでその場所に向かって飛んで行った。元はどうということのない場所だったところが、夜のうちに記憶の中で、プロバンス地方の甘美さや、初めて恋に落ちた場所のように、うっとりするほどの特別な地位を獲得していたのだ。

もっと人間に近いところでも、いくつかの動物実験が、脳に対する調教の効果を再現するようになっている。サルが文字や数や道具の使い方を学習するとき、何が起きているのだろう。[17] 日本の研究者入來《いりき》篤史は、サルが手ではつかめない距離に餌が置かれているとき、火箸を使うことを学習して餌を獲得できるようになることを示した。数千回のテストを経て、サルはカジノの熟練のディーラーのように手早くなり、ほんのコンマ何秒かで素早く手首を返して餌を一つずつかき寄せた。このサルは、中くらいの大きさの火箸で別のもっと長い火箸を引き寄せれば、さらに遠いところにある餌にも届くということまで考えついた。この種の道具学習による脳の変化は、次々と波及効果を起こす。エネルギー消費は、頭頂葉前部という特定の皮質領域――人間が手の動きを制御して、書いたり、ものをつかんだり、ハンマーやペンチを使ったりするのに用いるのと同じところ――で増えた。新しく遺伝子が発現し、シナプスが成長し、樹状突起と軸索が繁茂する――この熟練したサルでは、新たに生じた結合をすべて合わせると、その皮質の厚みは二三パーセント増す結果になった。結合の束全体も劇的な変化をこうむる。側頭葉との接合部分では、ある離れた領域からくる軸索が数ミリ伸びて、それまでそうしたニューロンとはつながっていなかった頭頂葉前部に進入した。

こうした例は、脳の可塑性の効果の時間的、空間的な広がりを明らかにする。主要な点をまとめておさらいしよう。記憶したい何かの出来事あるいは概念に対応する、あるニューロン群が脳で励起される。この記憶がいかにして保存されるかというと、まず、二つのニューロン間に、シナプスという極微の接点がある。シナプスがつなぐ両ニューロンが一緒に短い間隔で次々と励起されると、シナプスの強度は増す――一緒に発火するニューロンはしっかりつながるというヘッブの有名な法則だ。強度を増したシナプスは、生産量が増大した工場のようなもので、シナプス前の側で動員する神経伝達物質が増え、シナプス後の側では受容体分子の動員が増える。それぞれを収容すべく、サイズも増す。

ニューロンが学習すると、その形自体が変化する。シナプスが樹状突起に当たる場所に、「樹状突起スパイン」と呼ばれるキノコ形の構造ができる。必要なら第二のシナプスができて、シナプス結合を二倍にする。同じニューロンにつながる他のシナプスも強化される。[18]

こうして、学習が続くと、脳の解剖学的形状そのものが変わることになる。最近の顕微鏡技術の発達――とくにレーザー工学と量子物理学に基づく二光子顕微鏡によってもたらされた革新――によって、学習するたびに、シナプスと軸索ボタンが、まさしく春の樹木のように成長するところが直接見えるようになっている。樹状突起と軸索の変化は、蓄積されるとミリメートル単位という相当の規模になることがあり、人体ではMRIで探知できるようになる。音楽の演奏、[19]読解、[20]ジャグリング、[21]さらには大都市でのタクシーの運転[22]の学習は、皮質の厚みを増したり、皮質領域どうしの結合を強化したりして、それが探知できるほどになる。脳のハイウェイは使うほど向上する。

学習はシナプスに凝縮されているが、脳が変化する機構はそれだけではない。私たちが学習するとき次々とできる新たなシナプスにより、ニューロンはしばしば、軸索でも樹状突起でも、枝をさらに増やさざるをえなくなる。シナプスから遠く離れたところでは、軸索は絶縁のための鞘――ミエリン、つまり電線を絶縁するために巻く粘着テープのようなもの――でくるまれている。軸索が使われるほど、この鞘は層を増やして発達し、絶縁効果が高まって、情報を伝える速さも増す。

さらに言えば、学習に参加する細胞はニューロンだけではない。学習が進むと、周囲にあって栄養を供給し傷を治すグリア細胞や、さらには酸素、ブドウ糖、養分を供給する血管のネットワークに至る、環境全体も変化する。この段階になると、神経回路と支持構造物との全体が変化している。

シナプスが学習には不可欠だという定説に異を唱える研究者もいる。最近のデータからすると、プルキンエ細胞という小脳にある特殊な型のニューロンが時間間隔を記憶できるらしく、またこの学習過程ではシナプスの出番はないらしい。つまり、この仕組みは純粋に細胞内部で動いているように見える。[23]時間という次元は小脳の専管事項で、シナプスに基づくのとは別の進化のからくりを用いて記憶に保存されるという可能性は大いにある。小脳の個々のニューロンは、どれも単独で、いくつかの時間間隔を保存できるらしい。小脳ニューロンのDNAが安定的に化学変化することによるのかもしれない。

そのような学習に誘発される変化がシナプスによるものであろうとなかろうと、人間の脳にできる学習は、どれほど手の込んだ学習であれ、「思考の言語」と、既存の概念の高速な組換えとに基づいて実行できる仕組みがあるはずで、それを明らかにすることを目指す最先端研究もある。すでに見たように、人工ニューラルネットワークの従来のモデルは、変化する何億というシナプスによって私たちが数や物体や顔を認識するよう学習できるようになる仕組みについて、そこそこ納得のいく説明を提供する。しかしニューラルネットワークでのシナプス変化がどう言語や数学法則の獲得を支えているかについては、本当に満足できるモデルはない。シナプスによる学習の領域から、私たちが数学の授業で習うような記号による法則の学習へと話を進めるのは、今日でもやはり難問だ。可能性を広くとっておこう。私たちの脳が記憶を保存する生物学的コードすべてが理解されているとは到底言えないのだから。

学習の鍵を握る要素としての栄養

確かなのは、私たちが学習するときに多大な生物学的変化が生じるということだ。ニューロンが樹状突起や軸索による網目の変化をこうむるだけでなく、周囲のグリア細胞も変化する。こうした変形には時間がかかる。それぞれの学習経験には、一連の生物学的変化が必要で、それは数日にわたることもある。細胞が必要なタンパク質を生産して膜が新しいシナプスや樹状突起や軸索を生み出すために、可塑性にかかわる多くの遺伝子が発現しなければならない。この過程は多くのエネルギーを食う。幼い子どもの脳は体のエネルギー収支のうち、五〇パーセントを消費する。脳が成長するには、ブドウ糖、酸素、ビタミン、鉄、ヨウ素、脂肪酸……という様々な栄養が欠かせない。脳は知的シミュレーションだけあれば生きられるわけではないのだ。一秒に数百万のシナプスを作ったり壊したりするには、バランスのとれた食物、酸素供給、身体運動が必要となる[24]。

ある悲しいエピソードが、発達中の脳が適切な栄養にきわめて敏感に左右されることをよく示している。二〇〇三年一一月、イスラエルの子どもたちが突然、未知の病気にかかるようになった[25]。国中のあちこちの小児科に一夜にして何十人もの赤ちゃんが押し寄せた。みな重症の神経的症候を見せていた。倦怠、嘔吐、視覚障害、不眠などで、昏睡状態になることもあり、二人は死亡に至った。時間との戦いが始まった。この新しい病気は何か、また何がこの急激な発病の元になったのか。

調査は最終的に栄養に行き着いた。病気の赤ちゃんはみな、同じ大豆由来の粉ミルクを与えられていた。その組成を分析した結果、恐ろしいことが確かめられた。ミルクのラベルからすると、三八五ミリグラムのチアミン、つまりビタミンB1が含まれているはずだった。ところが実際には、そのかけらも入っていなかった。製造業者は問い合わせに、二〇〇三年始めにミルクの成分を変えたことを認めた。経費節約のため、チアミンの添加をやめていたのだ。ところがこのビタミンは、脳にとっては必須の栄養だ。さらに悪いことに、赤ちゃんはチアミンを蓄積しないので、それが食物に含まれていなければ、すぐに重篤な欠乏症になる。

栄養学者はもともと、成人でのチアミン欠乏が、重症の神経的障害であるウェルニッケ＝コルサコフ症候群を引き起こすことを知っていた。大酒飲みの占める割合が高い症状だ。この欠乏は、急性期には、ウェルニッケ脳症という、命取りになることもある症状を引き起こす。精神的混乱、眼球運動障害、協調運動不全、注意力欠陥があり、場合によっては昏睡や死に至る……あらゆる点で、イスラエルの赤ちゃんが示した症候に似ている。

最終的な証拠は治療の現場からもたらされた。必須のビタミンB1が食物に回復されたとたん、赤ちゃんの症状は数日で改善し、帰宅できるようになった。推定では、イスラエルで六〇〇〇人から一〇〇〇人の赤ちゃんが、生まれて最初の数か月のうち、二週間から三週間、チアミンを与えられていなかった。栄養の過不足のない食物を回復することが赤ちゃんを救ったのは明らかだ。しかし数年後、赤ちゃんは大きな言語障害を見せた。イスラエルの心理学者、ナアマ・フリードマンは六歳から七歳になっていた子ども六〇人を調べた。大多数は言語の理解と産出に大きな欠陥があった。文法の異常がとくに顕著だった――文を読んだり聞いたりした後、誰が何を誰に対して行ったかがなかなか答えられない。写真に写ったもの、たとえば羊といったものの名前を言うような単純な課題も難しいという子もいた。それでも概念的な処理には障害はなさそうだった。たとえば毛糸玉の画像を見て、それをライオンではなく羊と結びつけることを知っていた。他のどの点においても、とくに知能（有名なIQテスト）に関しては、みな正常に見えた。

この悲劇が、脳可塑性の限界を明らかにする。言語学習は明らかに乳幼児の脳のとてつもない可塑性に基づいている。赤ちゃんはどの国のどの言語でも学習できる。中国語の四声でも、南アフリカのバンツー語にあるクリック音でも。それは脳が特定の社会の中で生きることに応じて適切に変化するからだ。とはいえ、この可塑性は無限でも魔法でもない。それはしかじかの栄養やエネルギー入力を必要とする厳密に物質的な過程で、その入力が何週間か途絶えるだけで恒久的な欠陥をもたらすことがある。そして脳の組織は高度にモジュール化されているので、そうした欠陥は、文法とか語彙とか、特定の認知領域に限定されることがある。小児医学の文献は類似の例であふれている。たとえば、胎児のアルコール症候の話でもかまわなかった。これは胎児が母親の摂取したアルコールにさらされることによって引き起こされる。アルコールは、胎児の体や脳の形成不全を引き起こし、神経系の発達にとってはまさしく毒となる催奇性物質であって、明らかに妊娠期間中はずっと避けるべきものだ。樹状突起が繁茂するには、脳という庭園が必要とする栄養すべてが供給されていなければならない。

シナプス可塑性の威力と限界

栄養状態のいい脳では、可塑性はどこまで行けるだろう。脳をすべて配線し直せるのか。脳の解剖学的組織が経験に従って劇的に変化しうるのか。そうではない。可塑性は変動する調節であって、学習にとって根本的とはいえ、人を人にしているあらゆる遺伝子的制約によって制限、拘束される。つまり固定されたゲノムと個々の経験の両方が連係している。

ここで、第1章で紹介した幼い画家ニコについてさらに語るべきだろう（カラー口絵図1）。ニコは脳が左半球しかないが、それを使って見事な絵を生み出す。ニコは三歳七か月のとき、激しい癲癇発作を止めるために、「大脳半球切除」――半球をほぼすべて切除される――という外科的処置を受けた。

家族、医師団、ハーバード教育学大学院の研究者アントニオ・バットロらの支援で、ニコはブエノス・アイレスの小学校に通うことができ、それからマドリードのハイスクールへ進んで一八歳になった。今では会話と読み書き両方の言語、記憶、空間的技能はいずれも優れている。ＩＴ系の大学を卒業してさえいる。何より、あれほどの絵の才能がある。

これは脳可塑性が働いている好例なのだろうか。ニコの左半球が、通常の人なら従来右半球のものとされている多くの機能を司っていることを考えれば、そのことに疑いはない。たとえば、ニコは形の全体に注意を払い、対象の空間的配置をやりくりして絵に写し取ることができる。会話の裏の意味や抑揚を理解するし、自分と話している人々の考えを推測することもできる。成人の脳に同じ損傷があったら、こうした機能はおそらく修復不可能なほどのダメージを受けただろう。

とはいえ、ニコの可塑性には明らかに限界もあった。その可塑性はニューロン回路に向けられ、ほぼそれに限定されていたし、その回路は他のすべての子どものニューロン回路と同じだった。あらゆる検査でニコを調べると、本人が学習した才能すべては無傷の左半球に収まり、しかもそれで左半球の通常の編成が押し出されているわけでもなかった。実際、伝統的に右側の機能とされたものはすべて、左半球の、通常の位置と対称な位置にある部位にあった。たとえば、顔に反応し、通常は右半球の側頭葉にある皮質領域は、ニコでは左半球にある——が、非常に正確に、通常の部位と対称な位置にある。通常の子どもでは顔によって（弱く）励起されることの多い場所だ。つまり、ニコの脳は再編成されているが、やはり全人類にもともと共通する編成という強い制約に従っている。誕生時から、あるいは子宮にいるときから赤ちゃんの脳に張り巡らされる、結合した大きな神経繊維の束が、ニコの学習を万人用の皮質地図という狭い制約の中に押し込めていた。

脳可塑性の威力と限界が何より明らかになるのは、視覚能力を考えた場合だ。意外なことではないが、ニコは半側盲、つまり視野が二つに分裂している。右半分は文句なく見える（両眼で）のに、左半分はまったく見えない（やはりどちらの眼でも）。ニコが何かを見つめるときには必ず、右側の部分は正常だが、左側は見えない——そちらを見るには目先を移動させなければならない。もちろん、視覚経路が交差しているせいで、視野の左側からの入力は、通常は右半球に行くのだが、そこには今や何もなく、情報が処理できないのだ。二〇年にわたって視覚の経験を積んでも、ニコの脳がこの根本的な配線の問題を埋め合わせることはできなかった。ニコの視覚的接続の可塑性が万能ではないのは明らかで、脳のこの部分の発達は幼い頃にあまりに早く固定されてしまい、視野の左側が見えなくなるのを止められなかった。

今度は、別の幼い患者について話そう。A・Hというイニシャルのみで知られる一〇歳の少女だ。[26]この子もニコと同じく左半球しかないが、その理由はニコとは違い、胎児のときの発育不全で、妊娠七週になる前に右半球の発達が完全に停止したことによる。つまり、Ａ・Ｈは、人生のほとんどすべてを右半球なしで過ごしたことになる。早期から可塑性が発揮されて、この子の脳にニコと大きな違いがあったかと言うと、そういうわけではなかったが、ニコの場合よりも少しだけ可塑性の出番が大きかった。ニコとは違い、存在しない右半球に投げ込まれるはずの左側の視野についても、いくらか光、形、動きを見ることができる。そこでの視覚は完全には程遠いが、視野の中央に近い領域では光と動きを察知する。脳画像では、Ａ・Ｈの視覚野は部分的に配置し直されている（カラー口絵図11）。無傷の左半球の後頭部側、視覚が収まる視覚皮質の内部に、世界の右側の完全に正常なマップがある――加えて、通常とは違い、左側に対応する小さな区画もいくつかある。網膜の半分からくる軸索は、通常ならそれでは見えないはずだが、脳の反対側に配線し直されていた。これは出生前の可塑性のめいっぱいのところだ――それでも、再編成は部分的で、通常の視力を回復するには足りない。視覚系では遺伝の制約が優勢で、可塑性は狭い範囲内でしか動作しない。

　科学者が知りたかったのは、こうした遺伝子による限界をどれほど押し返せるかということだった。ＭＩＴの神経科学者ムリガンカ・サーは、とくに有名なある実験で、イタチの聴覚野を視覚野に変えることに成功した[27]。サーはそのために、イタチの胎児に小さな外科的処置をして、通常は内耳から脳幹へ進み、それから聴覚視床、さらには聴覚野へと入る聴覚回路を切断した。このイタチが聾になるのは避けられない――が、そのとき興味深い新たな適応が生じ、視覚用の繊維がこの切断された聴覚回路に進入してきた。まるで失われた聴覚入力に代わろうというように。なんと、聴覚に充てられるはずだったこの皮質の領野全体が視覚に反応した。そこには、光や、向きのある線に対して感度のある、どの視覚野にもあるようなニューロンの配置全体が含まれていた。シナプスはこの新しい配置に適応して、元は音を聞く定めにあったが視覚処理装置に転用されたニューロンどうしの対応関係をコード化し始めた。

こうしたデータから、脳の可塑性は「大規模《マッシブ》」で、経験が「皮質を組織する」という、熱心な白紙説擁護派なら言いそうな結論を引き出してよいだろうか。[28] サーの結論はまったく違っていた。サーは逆に、これは病的な状況であって、再編成は完璧には程遠く、聴覚野では、視覚のマップはしかるべきほどには分化しきれていないと説いた。視覚野の方は遺伝子的に視覚に対応するようにできている。通常の発達の際には、それぞれの皮質領域がごく初期から、発生にかかわる数々の遺伝子の影響の下で特化している。軸索は、発達中の脳にある原型地図（プロトマップ）をたどる、あらかじめ定められた化学的経路に沿って伸びる。その道の終端まできて初めて、入ってくるニューロン活動の影響を大きく受けるようになり、そのうえでそれに適応できる。ニューロンによるタペストリは定まっていて、変化しうるのは、小さくても無視できない縫い目だけだ。

ニューロン活動が影響してシナプスが変化する場合にも、必ずしも環境が脳に刻印を残しているわけではない。この点を理解するのも重要だ。脳はシナプス可塑性を使って自己組織化できるのだ。脳はまず、環境からの入力がまったくない中で、純粋に内部から活動パターンを生成し、その活動パターンを使って、シナプス可塑性との組合せで回路をつなぐ。胎内で感覚入力を受け取る前からでも、脳や筋肉、さらに網膜でさえも、すでに自発的な活動を示す（胎児が子宮で動くのもそういうことだ）。ニューロンは興奮性の細胞で、自発的に発火できて、その活動電位が自己組織化して大きな波となり、脳組織を伝わる。子宮の中でさえ、ランダムなニューロンの活動電位が胎児の網膜から流れ、そのスパイクが皮質に達すると、厳密な意味での視覚情報は何も伝えていないのに、皮質の視覚マップを編成するのを助ける。[29] このように、シナプス可塑性はもともと、外の世界との相互作用をいっさい必要とせずに動作する。妊娠第三期になって初めて、生まれと育ちの境界が徐々にぼやけてきて、この段階では相当にできあがっている脳が、内部と外部両方の世界に順応するようになる。

誕生後でも、感覚器からの入力とは無関係なランダムなニューロンの発火が皮質を流れ続ける。この内発的な活動は、感覚器の影響も受けながら、ごくゆっくりと進展する。この過程は、「ベイジアン脳」理論という枠組みに収めると、正確な解釈が与えられる。[30] 当初の内発的活動は、統計学者の言う「事前確率」分布を表す。つまり、脳の予想であり、脳が進化から継承し、環境との相互作用に先立って抱く想定のことだ。後に、この前提は徐々に環境の信号に合わせて調節され、生後数か月以後になると、自発的な神経活動は、統計学者の言う「事後確率」の分布に似てきて、脳の確率分布は現実世界の統計をますます反映するように変化している。脳が発達する間、ニューロン回路のそれぞれが感覚による入力由来の統計をまとめるとともに、回路の中に持っている内部モデルが仕上げられる。最終的に得られるのは妥協の産物であり、もともとの組織によって用意されている内部モデルの中から選ばれる、最も優れたモデルとなる。

感受期とは何か

脳の可塑性は広大でもあり、限界もあることを見てきた。結合の束はすべて、私たちが生きて成熟し学習するとともに変化しうるし、変化せざるをえない。しかし主要な束は生まれたときからすでにしかるべきところにあり、その後も、誰でも基本的に同じままだ。私たちの学習はすべてささやかな調節によっている。その調節は主として微小回路のレベルのことで、数ミリ程度の場合が多い。ニューロンが成熟し、その末端の枝が他のニューロンに向かう新たなシナプスボタンを伸ばすが、形成される回路の根はやはり、遺伝子で決まる限られた範囲内に収まっている。ニューロンによる通路は環境に反応して局所的な接続やその強度を変えることができる。また、ミエリン鞘という、伝送経路を絶縁することによって信号を加速し、情報を転送しやすくする外皮で自らをくるむ、ミエリン形成という過程の進み方も変えられる――それでも好き勝手に伸びることはできない。

この長距離の結合に対する空間的制約に、時間的制約が加わる。脳領域の多くでは、可塑性が最大になるのは限られた時間の間だけで、この期間は「感受期《センシティブ・ピリオド》」と呼ばれる。それはごく幼いころに始まり、ピークに達すると、年齢とともに徐々に減退する。この過程全体には数年かかり、進み方も脳の領域ごとに異なる。感覚領域が可塑性のピークに達するのは生後一歳から二歳の頃だが、前頭前野のようなもっと高次の領域がピークを迎えるのは、幼年期でもずっと遅く、思春期の始めになることさえある。それでも、年齢が進むと可塑性は衰え、学習は、まったく止まってしまうわけではないが、だんだん難しくなるのは確かだ[31]。

私が赤ちゃんは本物の学習マシンだと断定するのは、生まれてから何年かは、その脳があふれかえるほどのシナプス可塑性の場になっているからだ。赤ちゃんの錐形のニューロンでは、樹状突起が見事な速さで増殖する。新生児の皮質は嵐の後の森のようで、裸の木の幹がまばらに散らばるだけだ。生後六

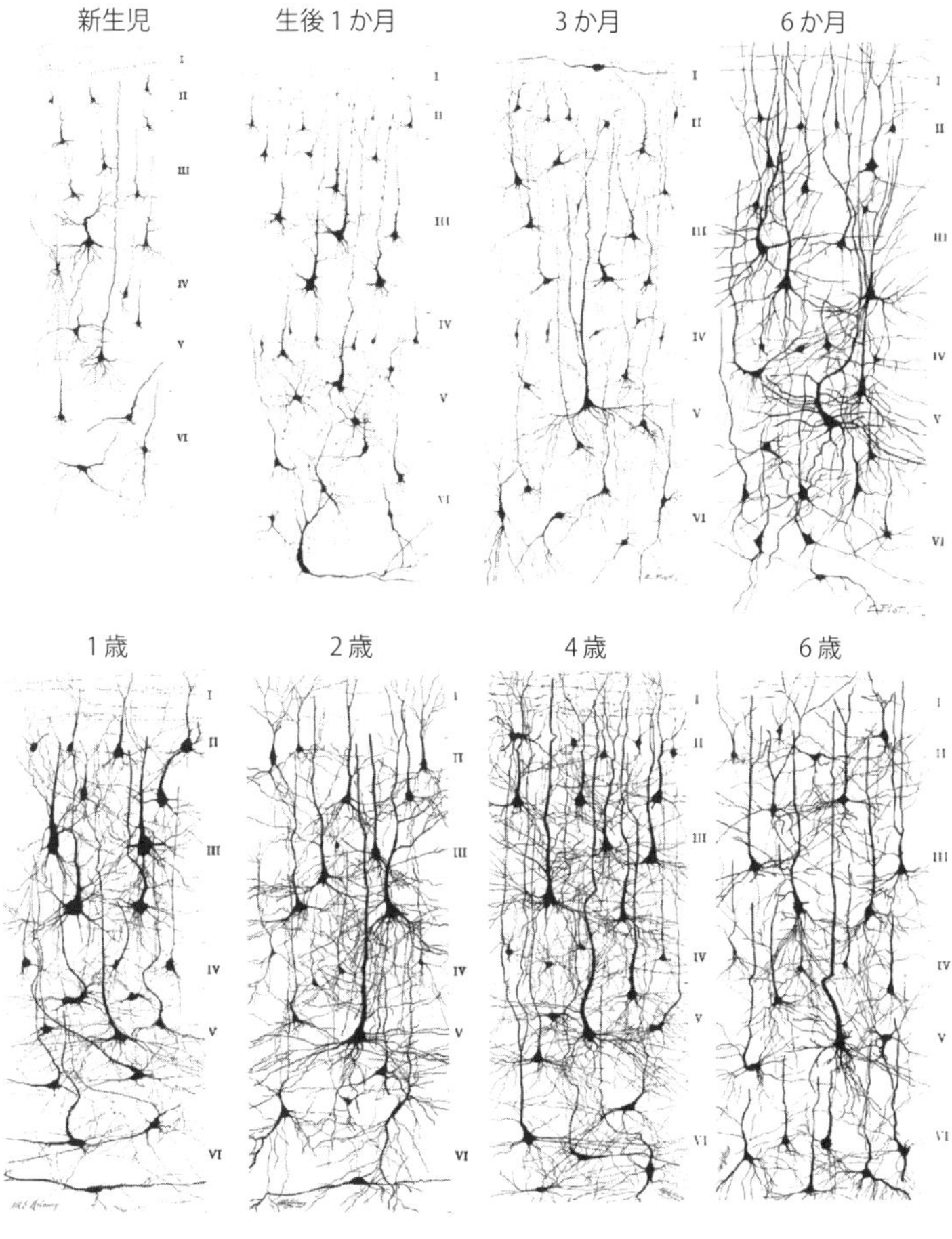

図 5.2　生まれてから最初の２年で、ニューロンによる森はひたすら育ち、錯綜した茂みになる。２歳児の脳では、シナプスの数は成人のほぼ２倍ある。発達の途上で、樹状突起の森は、ニューロン活動の影響でだんだん刈り込まれる。有効なシナプスは残って増えるが、不必要なシナプスは取り除かれる。

か月は新生児の脳にとってはまさしく春で、ニューロンの結合と分岐が増えて、錯綜したジャングルをなすようになる（図5・2）[32]。

ニューロンの森がそのようなだんだん複雑になっていくのは、環境が脳に影響を残し、それが蓄えるデータが増えるにつれて脳も成長せざるをえないことを示していそうだが、実際にはもっと込み入っている。未熟な脳では、学習が生じる量に比例してシナプスが発生するわけではない。むしろ、シナプスは過剰にできる。環境の役割は、シナプスが体全体にとって役立つかどうかによってそれを残したり刈り込んだりするところにある。幼児期の初期には、シナプスの密度は成人の二倍に達し、その後は徐々に減少する。皮質の各領域では、次々と過剰生産があった後、無用なシナプスが選択されて収縮するか、逆に価値ありとなったシナプスや樹状突起と軸索の枝が増殖するか、いずれかになる。幼い子を見るときにはこんなことを考えてみよう。その脳では、毎秒毎秒、何百万というシナプスが生まれたり取り除かれたりしているのだ。この活気が、感受期の存在をおおよそ説明する。幼児のときは、樹状突起やシナプスの群れはまだ融通が利く。脳が成熟するほど、学習はわずかな変化に限定されるようになる。

特筆すべきことに、このシナプス過剰生産と刈り込みの波は、どこでも同時に起きるのではない[33]。一次視覚野は、他の感覚野と同様、もっと高次の皮質領域よりもずっと速く成熟する。早期の感覚野では、皮質の編成を停止することによって脳の入力を速やかに安定させる一方で、高次の領域はずっと長期にわたって変化できるようにしておく、という原則らしい。たとえば、前頭前皮質のような高い階層にある皮質領域は、なかなか安定しない。それは思春期にもそれ以後にも変化し続ける。ヒトという種では、シナプス過剰生産のピークは視覚野では二歳頃に終わり、聴覚野では三歳あるいは四歳、前頭前野では五歳から一〇歳の間となる。[34] 軸索を絶縁体でくるむミエリン形成という過程も同じパターンをたどる。[35] 生後何か月かは、まず感覚野のニューロンが、ミエリンという絶縁膜の恩恵を受ける。その結果、視覚情報処理は劇的に加速する。網膜から視覚野への情報伝達の時間差は生後数週間で、四分の一秒から十分の一秒へと短縮される。[36] この絶縁が、抽象的思考や注意や計画の中枢である前頭野へと伸びる線維束にまで及ぶのは、これよりさらに遅れる。幼児の脳は、何年かの間、ハイブリッドになっている。感覚回路と運動回路は相当に成熟しているが、高次の領野はまだミエリン形成が進んでいない低速の回路での動作が続く。その結果、生まれてから一年の間は、顔が見えているといった基本的情報を察知するまでにかかる時間は大人の四倍にもなる。[37]

シナプスの過剰生産とミエリン形成の波が次々と進むのに同調して、学習の感受期は、関係する脳の領域によって、始まったり終わったりする時期が変わる。入口の感覚野がまっさきに学習能力を失う。ヒトでも動物でもよく調べられているのが両眼視の例だ。[38] 視覚系は、奥行きを計算するために、両方の眼からの情報を融合する。しかしそのような「両眼融合」が起きるのは、視覚野が明瞭な感受期にある間に両眼から高品質の入力を受け取ればこそのことだ。この時期はネコで数か月、ヒトで数年続く。この時期の間、一方の眼が閉ざされたり、ぼやけたり、重症の斜視のせいで方向がそろっていなかったりすると、両眼融合担当の皮質回路が形成されず、その結果、融合は恒久的に失われる。「弱視」と呼ばれるこの状況は、生まれた後の早い時期——理想的には三歳になる前——に修正しなければならない。そうでないと視覚野の配線が永久に損なわれたままになる。

母語の音を習得できるようにするのも感受期の例だ。赤ちゃんは言語学習の名手で、生まれたときにはありうるすべての言語のすべての音素を区別する。どこで生まれようと、受け継いだ遺伝子がどうであろうと、赤ちゃんがしなければならないのは、言語の浴槽〔一か国語だけでも、二か国語でも三か国語でもよい〕にどっぷり浸ることだけで、数か月後には、聴覚が周囲にある言語の音韻に合うようになる。成人では、この顕著な学習能力は失われている。先に見たように、日本語を話す人が英語圏の国で一生を過ごすことはありうるが、/R/の音と/L/の音を区別できず、ずっと「right」〔権利〕と「light」〔光〕、「red」〔赤い〕と「led」〔導いた〕、「election」〔選挙〕と「erection」〔勃起〕がごっちゃになる。しかし英米の読者には優越感を抱かないでいただきたい。英語のネイティブスピーカーは、子音/T/について、ヒンドゥー語で育った人なら難なく認識する歯茎音と反り舌音を区別できないし、フィンランド語や日本語にある長短の母音も、中国語の四声も区別できない。

研究からは、人がこの能力を失うのは生まれて一年めが終わる頃だということがわかっている。[39] 私たちは赤ちゃんのとき、耳にすることについて無意識に統計データを集めていて、私たちの脳は周囲で用いられている音素の分布に適応する。生後一年くらいでこの処理は落ち着き、脳では何かが停止して、人は学習能力を失う。異例の状況でもなければ、英語圏の人々は、あらためて日本語やフィンランド語やヒンドゥー語のネイティブスピーカーとして通用するようには決してなれない――母語の音韻は〔ほぼ〕固まってしまっている。大人が外国語の音を区別する能力を回復するのにはとてつもない手間がかかる。日本語で育った大人であれば、まず/R/と/L/の違いを増幅して聞き取れるようにし、それから徐々にその差を小さくするといったリハビリを、熱心に集中して行って初めて、幼い頃にはあったこの二つの子音を識別する力を一部でも回復できる。[40]

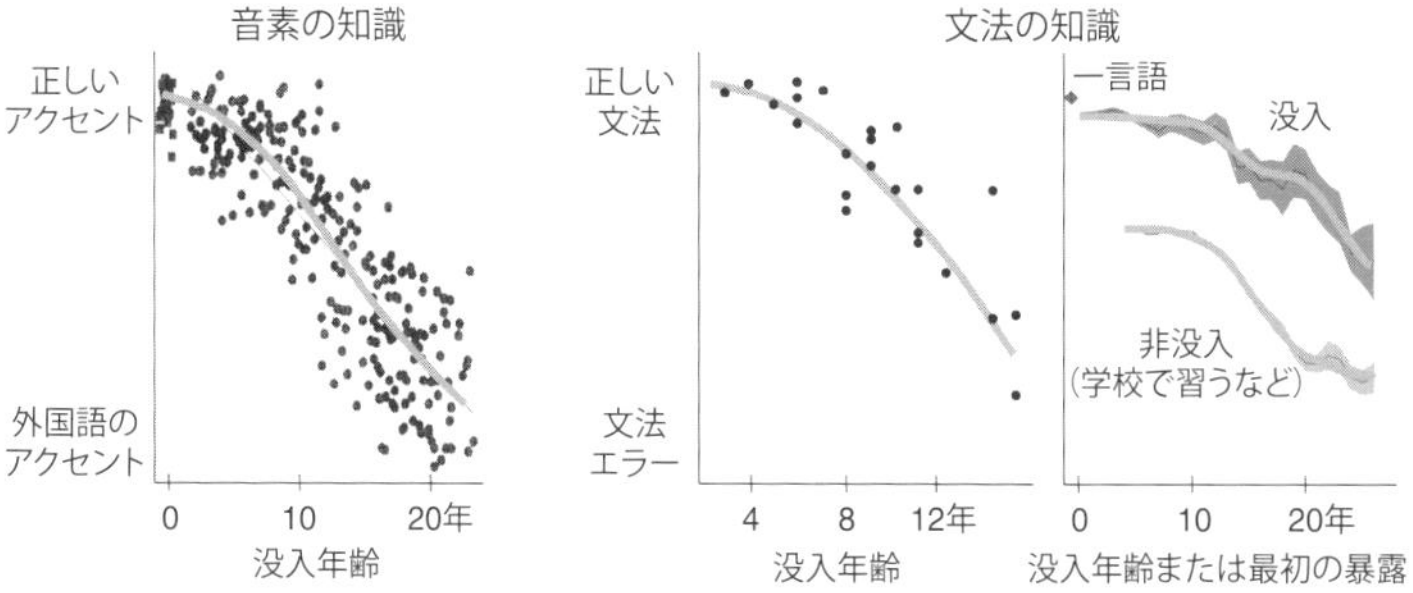

（a）第二言語の能力の進行的喪失

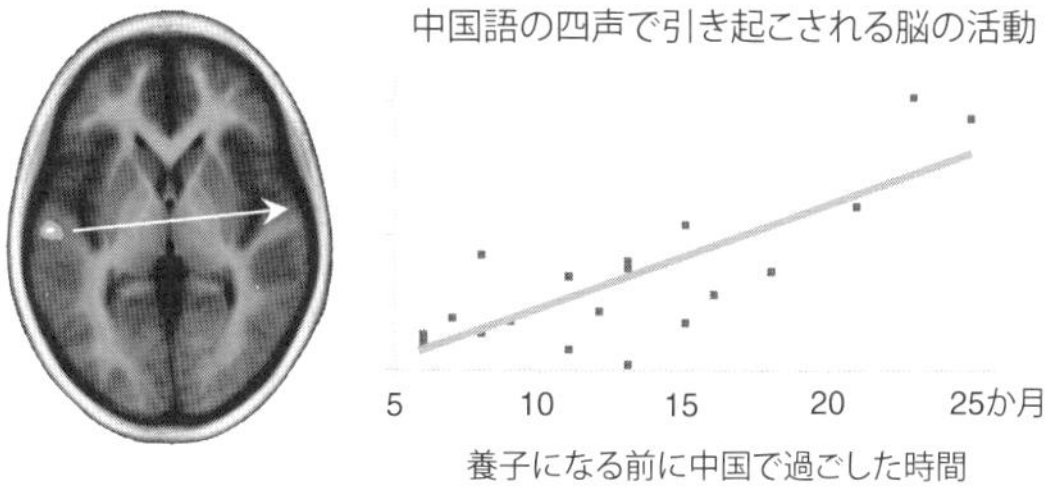

（b）養子における第一言語のなごり

図 5.3 外国語を身につける能力は、年齢とともにがくっと下がり、脳可塑性の感受期が終わることがうかがえる。ある言語の学習の時期が遅くなるほど、外国訛りや文法エラーなしに言葉を生み出す可能性は下がる（a）。逆に、養子が出国する前に生まれた国で過ごす時間が長いほど、その脳は、休眠して無意識になった母語の痕跡を残している（b）。

科学者が臨界期とは言わず感受期と言うのはそういう理由による。学習能力は衰えるものの、決してある時を境に本当にゼロになるのではないからだ。大人になったときの、外国語の音素獲得能力の残り方は、人によって大きく異なる。たいていの人々にとって、大人になってから外国語をきちんと話そうとするのはとてつもない努力となる——だからフランス人がアメリカを訪れると、映画『ピンクパンサー』のクルーゾー警部のようになるはずだ（「Vere iz ze teléfawn?」〔Where is the telephone? = 電話はどこですか〕）。しかし特筆すべきことに、外国語の音韻を学習する力を残している人もいて、この能力のあるなしは、聴覚野の大きさ、形、神経結合の数から一部は予測できる。[41] この幸運な脳は、どうやら他の人より柔軟な結合の集合を安定させるらしい——が、そういう人があたりまえにいるわけではなく、明らかに例外的な存在だ。

外国語の音韻を習得するための感受期は急速に終わる。子どもは一歳になる頃にはすでに、生後数か月の赤ちゃんよりも能力が大きく衰えている。文法学習のような階層的に高次の言語処理への入口は、もう少し長く開いているが、思春期の頃には閉じ始める。このことは、移民や養子として外国へやってきた子どもの調査からわかる。そうした子どもが新しい言語に優れることはあるが、しばしばわずかな外国訛りがあったり、時として文法の間違いがあったりして、出身を明かすことになる。このずれは、三歳か四歳でその国に来た子にはほとんど感じられないが、思春期や成年に達してから移住してきた若い人々では大きくなる。

最近のある論文では、インターネットで何百万という第二言語学習者のデータが集められ、それを用いた平均的な人の言語学習曲線のモデルが示された。結果からは、文法学習能力が子ども時代に徐々に衰え、一七歳頃にがくっと下がることがうかがえる。学習には時間がかかるので、一〇歳よりはだいぶ前に始めることを、この研究チームは推奨している。さらに、当該の国に没入的に滞在することの価値も強調されている。社会的なやりとりに勝てるものはないからだ。学校で学習したりテレビを見て学習したりするよりも、ランチを注文したりバスに乗ったりするために外国語を話す必要がある場合の方が、はるかに成果は上がる。繰り返すが、早いほど良い。文法学習に対する脳可塑性は思春期の終わりには急激に減退するらしい（ただし、この能力低下のすべてが脳可塑性の喪失のせいではないかもしれない。他にも動機や社交にかかわる因子がおそらく関与しているだろう）。

これまで私たちは第二言語の獲得のみを取り上げてきたが、それはもろもろ絡み合う状況だということに注意しよう――この能力は比較的ゆっくりと、十年ほどで衰えるがゼロになってしまうわけではない。それはたぶん、少なくとも一部には、第一言語の獲得ですでに型ができた脳に依拠しているからだろう。子どもが生まれてからの何年間か言語にさらされる機会を奪われたとしたらどうなるだろう。伝説によれば、エジプトのファラオ、プサムテク一世はまさにこのことを問うた最初の人物だ。このファラオは二人の子どもの養育を、ある羊飼いに、話しかけることを厳しく禁じたうえで委ねた。それでも二人ともいずれ話すようになった――フリュギア語を（それによって王は、他の影響がなかったら出てくるこの言語が人類の最初の言語だと考えた（フリュギアは小アジアにあった文化圏））。この「実験」は、一三世紀の神聖ローマ帝国皇帝フリードリヒ二世や、一五世紀のスコットランド王ジェームズ四世や、一六世紀のムガール帝国皇帝ジャラールッディーン・ムハンマド・アクバルによっても行われた――中にはいっさいの言語を身につけないまま亡くなった子もいたらしい（ラカン派精神医学者はこの手の話には激怒する）。

残念ながら、わざわざそんな伝説を広めるまでもなく、こうした状況は、世界中のあらゆる国で、かなりあたりまえに起きている。毎日、聾で生まれる子がいて、支援がなければ、沈黙の中に閉じ込められたままだ。私たちは今や、赤ちゃんには生まれて最初の年から言語を提供することが不可欠だということを知っている。最も自然なのは手話であり（手話は本物の言語で、手話言語を話す子どもは普通に発達する）、聴覚の一部を回復する人工内耳をつける場合には口語となる。ここでも、研究からは早い段階で対処する必要性が示されている。[44] 子どもが生後八か月を過ぎてから人工内耳をつけた場合には、もう恒久的な統語の欠陥を示す。文の一定の要素の位置が変わる「統語移動」という現象が生じている文を十分に理解できなくなるのだ。「Show me the girl that the grandmother combs」（おばあちゃんが髪をといている女の子を教えて）という文では、最初の名詞句「the girl」が実は動詞「combs」の目的語であって、主語ではないことは当然ではない。聾の子が一歳あるいは二歳以後に人工内耳を入れた場合、そのような文は理解できないままで、おばあちゃんが女の子の髪をといている写真と、女の子がおばあちゃんの髪をといている写真とを区別するテストにはうまく答えられない。

幼年期の早期は統語移動の発達には必須の時期らしい。脳が言語的なやりとりを奪われてしまったまま生後一年が終わる頃には、統語にあるこの面での脳可塑性は終了する。二〇〇三年のイスラエルで死にかけた子どもを思い出そう。生まれた直後の数か月の間に数週間チアミンが与えられないだけでも、統語についての感覚を永遠に失うことになったのだ。こうした結果は、有名なアヴェロンのヴィクトル（一七八八頃〜一八二八）のような、家族に遺棄された野生児についての研究や、皮肉にもジニー（アラジンの魔法のランプに閉じ込められていた魔人）と名づけられ、十三年以上、話しかけられることもなくクローゼットの中で大きくなったアメリカの少女についての研究とも合致する。ヴィクトルやジニーは、何年もたってから文明に連れ戻されると、話すようになり、語彙もいくらか身につけたが、文法はずっと不十分なままだった。

つまり音韻の面でも文法の面でも、言語学習は人間の感受期の見事な例となる。それは脳のモジュラー構造を示す好例でもある。文法と言語音については止まるが、新しい単語とその意味を学習する力のような機能は、一生の間、止まらない。何歳になっても、ファックス、アイパッド、ミーム、ギークといった新しい単語や、「アスクホール」（ばかな無意味な質問をしつづける人〔「馬鹿」を意味する「アスホール」から〕）とかチェアードローブ（クローゼットや戸棚にしまわないで椅子に重ねてかけられた服の山〔衣装だんす（ワードローブ）による〕）といったユーモラスな新語についてさえ意味を学習できるようにしているのは、まさにこの残っている可塑性だ。幸い、語彙の獲得については、成人の脳も生涯、一定水準の子どもなみの可塑性を示す――ただ、語彙回路に感受期がない生物学的理由は今のところわかっていない。

シナプスは開いているか閉じているかいずれかでなければならない

シナプス可塑性にはなぜ終わりがあるのか。どんな生物学的機構がそれを止めるのか。感受期の開始と終了の由来は、現代神経科学では大きな研究テーマだ[45]。感受期の終了は刺激と抑制の均衡に関係しているらしい。子どもでは、刺激性のニューロンは急速に有効になるが、抑制性ニューロンの発達はもっと緩やかに進む。「パルブアルブミン」と呼ばれるタンパク質を含むニューロンの一部は、「細胞外マトリックス」と呼ばれる格子状の硬い網にだんだん囲まれるようになり、この網はだんだんきつくなって、最終的にはシナプスが成長したり移動したりするのを妨げることになる。硬い網にからめとられた神経回路はもはや自由に変化できない。たとえばフルオキセチン（プロザックという名の方が知られている）のような薬物を用いることによって、この拘束衣からニューロンを解放できれば、シナプス可塑性は復活するかもしれない。これは卒中の治療にとっては大いに希望をもたらす。患者は失われた能力を、脳の損傷部分の周囲の残存領域を用いて再学習しなければならないからだ。

感受期の終了に関与する因子は他にもある。たとえば、「Lynx1」というタンパク質が挙げられる。これがニューロンにあると、アセチルコリンのシナプス可塑性に対する巨大な効果を抑止する。通常は、大事な出来事の合図となってシナプス可塑性を強化するアセチルコリンは、Lynx1が侵入した成人の回路に対しては効果を失う。遺伝子的にLynx1をいじったり、薬学的にアセチルコリン機構をいじったりすることによって、可塑性を回復しようと試みた研究者もいて、動物ではいくらか有望な成果もあった。

たぶん人間に対してもっと応用しやすい、刺激的な可能性もある。ニューロンを脱分極して、発火できる状態に近づけるような電流を通すのだ。[46] その結果、刺激可能な回路は活性化しやすく、調節しやすくなる。この生まれたばかりの治療法は、やはり、とくに重症のうつ病に陥った人々に希望をもたらす。頭皮を通じて少量の電流を流すだけで、脳を適切な道筋に戻すのに十分な場合があるからだ。

神経系はなぜ、わざわざ自らの可塑性を抑止しようとするのかと疑問に思われるかもしれない。可塑性が強い初期段階の後に、脳回路が感受期を終え、それ以上の変化を避けることに、進化論上、何らかの利点がなければならない。ニューラルネットワークのシミュレーションをすると、視覚階層の初期段階にある低レベルのニューロンは、輪郭検出器のような単純で再生可能な受容野を素早く獲得することがわかる。生まれて数か月を過ぎると、その受容器の更新を続けることによる利得はもうないらしい。この種の検出器はすでにほとんど最適になっているからだ。私たちの脳が、シナプスや軸索のつぼみを成長させることに伴うエネルギーコストを節約するようになっても当然だろう。さらに、早期の感覚野の組織、つまり知覚全体が依拠する土台を変えるのは、それより高いレベルの領域に混乱をもたらすリスクがある。この観点からすると、しばらく時間が経つと、こうした感覚ニューロンは放っておいた方がおそらくよくなるのだろう——それがおそらく、進化が感覚野の感受期を、もっと高次の連合野よりも早い発達段階で終わらせる仕組みに落ち着いた理由だろう。

そのことの良い面は、私たちの回路が固定されるため、子どものときに学習したことの痕跡を安定して保持する無意識のシナプスを生涯にわたり維持できるところだ。後に新たに獲得した知識によって覆されたりして、初期に獲得したものが旧式になったとしても、私たちの脳回路は当初の状態の痕跡を休眠状態にして残している。顕著な例は、乳児期を終えた後に養子となって、第二の母語を学習しなければならない子の場合だ。二〇世紀後半に、国際的な養子縁組を頻繁に行った国の一つが韓国だった。一九五八年以来、四〇年以上にわたり、一八万人近くの韓国の子どもが養子となり、その大多数（約一三万人）が遠くの国へ渡り、一万人以上はフランスにやってきた。クリストフ・パリエと私は、パリにある私が在籍する研究センターで、韓国出身の成人した養子を二〇人調べた。五歳から九歳の間の年齢でフランスに来た少年少女には、生まれた国の意識にのぼる記憶はほとんどない（食物の匂いについては、嗅覚的な記憶がわずかにあるが）。その脳をスキャンしたところでは、基本的にフランス生まれの子と同じようなふるまいだった。[47] 左半球にある言語野はフランス語の文に強く反応し、朝鮮語の文には反応しなかった（反応したとしても、他の、日本語などの未知の言語以上ではなかった）。そのため、語彙や文法のレベルでは、新しい言語が古い言語に取って代わっていたようだった。

ところが……もう少し細かい方式をとった別の研究者グループが、養子の子には皮質の奥に、元の言語の音のパターンの痕跡が休眠状態でなおも埋まっているのを見つけている。[48] こちらのチームは、中国で生まれて一年だけ過ごしてからカナダで養子になった、九歳から一七歳の子どもをスキャンした。そしてただ文を聞かせるのではなく、中国語の四声を識別するという難しい課題を与えた。脳画像によると、カナダ生まれで中国語にまったく触れたことのない成人は、こうした声調を言語として聞き取れず、右脳でメロディとして処理するだけだったが、中国系カナダ人の養子は、中国人と同じく、それを言語音として、左半球にある、「側頭平面」と呼ばれる音韻領域で処理した。つまり、この回路は生まれた最初の年に母語とともに刻み込まれるようになり、その後もずっと後戻りしないということらしい。

例はこれだけではない。先に子どもの弱視が放置された場合、脳の視覚回路に永久に影響を残しうるという話をした。動物行動学者で神経生理学者のエリック・クヌッセンは、この感受期の作用を動物のモデルで調べた。フクロウの雛を育て、それに視野全体を右に二〇度ほどずらすプリズム眼鏡をかけさせ、この眼鏡をかけたフクロウについて、感受期の神経機構の細かい研究を行った（図5・4）。[49] 幼い頃にプリズムをつけたフクロウだけが、変わった感覚入力に適応できた。その聴覚的反応も網膜に合うように移動し、聴覚と夜間視力が同調した信号に基づいて狩ができるようになった。しかし成長したフク

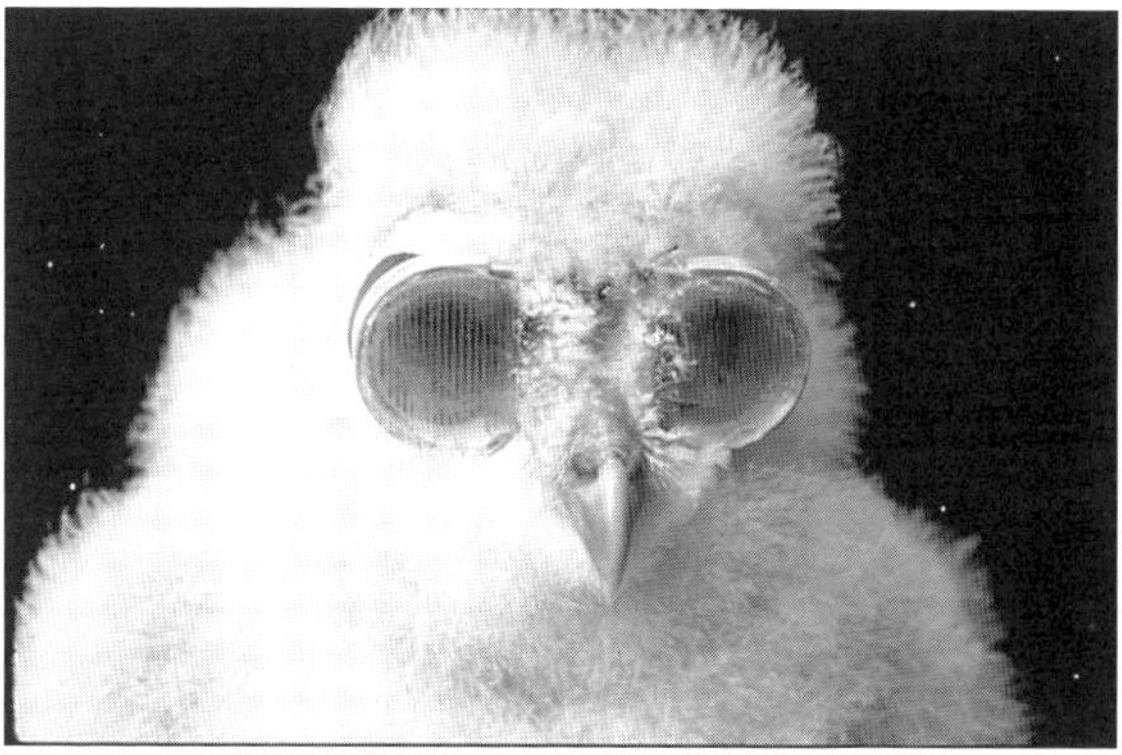

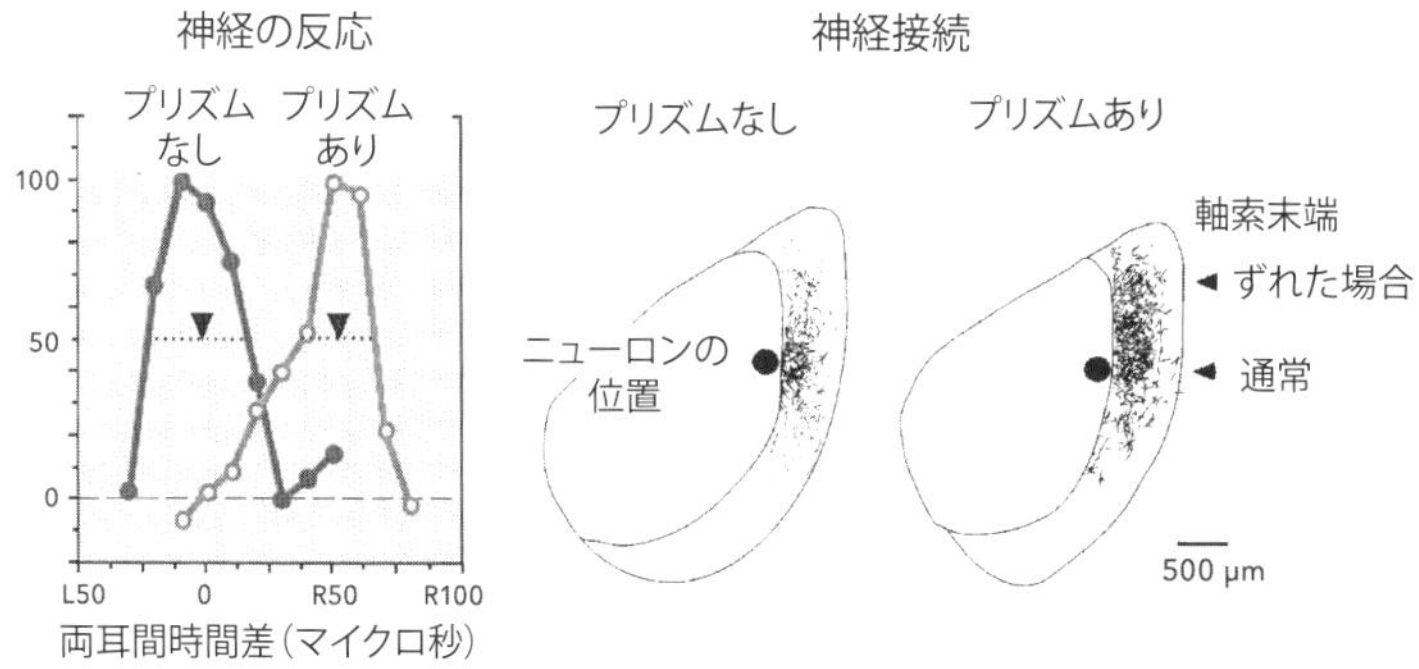

図 5.4　早期の経験が脳回路の根本を形成する。フクロウは視野をずらすプリズム眼鏡をかけてもそれに適応できる——ただし、この変わった経験が幼い頃に起きた場合だけだ。フクロウの聴覚ニューロンは、物体の位置を右耳と左耳に届く音のわずかな時間差に基づいて特定するが、そこが視覚信号に合うように適応する。これによる軸索位置のずれは約 0.5 ミリになることもある。この早期の経験に従って、二つの回路——通常とずれたもの——がフクロウの一生の間存在し続ける。

ロウは、何週間かプリズムをつけても、まるでだめだった。興味深いことに、幼い頃に訓練されたフクロウは、生涯、恒久的にこの早期の経験の神経的痕跡を残している。学習後には、二本道の回路が見られた。下丘という部分にある聴覚ニューロンの軸索には、通常の位置にとどまっているものと、向きを変えて視覚マップに合わせたものとがあった。プリズムが取り除かれると、フクロウはすぐに学習して正しく向きを修正できるようになる。そして眼鏡を再びつけると、すぐに、聴覚による光景を二〇度ずらして再調整する。完璧なバイリンガルのように、一方の言語から別の言語へと切り替えられるのだ。その脳は二種類のパラメータ群を恒久的に記録していて、設定を一瞬にして変えることができるようになっていた――カナダにいる中国出身の養子が脳に元の言語の音の痕跡を残しているのと同じように。

人間であっても、早期の学習は――それがピアノの稽古であれ、両眼視の発達であれ、最初の言葉の獲得であってさえ――恒久的な跡を残す。大人になっても、「bottle」〔瓶〕、「dad」〔パパ〕、「diaper」〔おむつ〕など、子どもの頃に初めて聞いた単語の方が認識が早い――初期のシナプス可塑性が、私たちの記憶にそれを永遠に刻み込むのだ。[50] 幼少期の皮質はほとんど努力なしに言語を学習し、その知識を軸索と樹状突起による恒久的な幾何学的配置に蓄えている。

ブカレストの奇跡

生まれてから数年の間、脳可塑性が明らかに高まることは、幼児教育への投資を優先すべきだということを意味する。幼児期は感受期たけなわで、子どもの脳回路の多くは簡単に形を変えられる。後になるとシナプス可塑性が徐々に失われ、学習はますます困難になる——とはいえ、この神経回路の固着が進行すればこそ、私たちの脳は、子どものときに学習したことを安定して保持できるのだということも忘れないようにしよう。そのシナプスについた恒久的なしるしが、いずれその人がどういう人かを定める。

学習は早いほど易しいが、アメリカで信じられている「零歳から三歳まで」を気にして、すべてはこの感受期にかかっているという結論に走るのは根本的に間違っている。学習はすべて三歳より前に終わっているということではまったくない。幸運なことに、脳はさらに何年にもわたり柔軟なままだ。幼児期の恵まれた期間を過ぎると神経可塑性は衰えるが、消えるわけではない。時間が経つと、この適応力は、まず辺縁の感覚野から徐々に弱まっていくが、高次の皮質領野は、生涯、その能力を保っているのだ。だから成人でも楽器の演奏をおぼえたり、五〇代六〇代で外国語をおぼえたりできる人も多くいる。また同じ理由で、とくに急速で集中した教育的介入が奇跡を起こすこともある。リハビリは統語移動や中国語の四声の知覚を細部まですべて回復させることはないかもしれないが、虐待された子を、健全で分別のある青年にすることはできる。

ブカレストの孤児たちの例は、発達中の脳のこの著しい回復力を感動的に示している。一九八九年一二月、ルーマニア人が突如、共産党支配に反乱を起こした。一週間もしないうちに、暴動を起こした市民は独裁者ニコラエ・チャウシェスク（一九一八〜八九）夫妻を権力の座から追放した——二人はあわただしく裁判にかけられ、有罪を宣告され、クリスマスの日に銃殺された。その直後、このヨーロッパの片隅の住民が置かれた恐ろしい生活環境を発見して世界は震え上がった。中でも酷い光景の一つは、ルーマニアの六〇〇近くの孤児院に放棄されていた幼い、死んだような眼の、やせ細った子どもたちの姿だった。そのまさしく死を待つ家では、一五万近くの子どもが押し込められ、ほとんど放置されていた。チャウシェスク体制は、国力の強さは青少年にあると信じ込むあまり、錯乱した出産奨励政策を実施していた。何万もの出産を確保するために、独身者や子のない夫婦への課税強化、避妊や中絶の禁止、さらには中絶を選択した人々に対しては死刑まで含むあらゆることが行われた。自分で子を養育できない夫婦には、国家の手に引き渡す以外の選択肢はなかった。そこで何百という孤児院ができ、そこはすぐにあふれ、衛生、食物、暖房、子どもの通常の発達に必須の最小限の人との接触や認知的刺激を提供できなくなった。この破滅的な政策が生んだのは、ネグレクトされ、認知や情緒のあらゆる面に大きな障害を持つ、何万もの子どもだった。

ルーマニアが国境を開くと、いくつかのNGOがこの破局的事態を調べた。そこから非常に特殊な研究、ブカレスト早期介入プロジェクト（BEIP）が生まれた（図5・5）[51]。ハーバード大学の研究者チャールズ・ネルソンは、ルーマニア児童福祉国務省の同意を得て、孤児院で生活したこととの影響と、その子らを里親に預けることによって救う可能性について、科学的に厳密な研究をすることにした。ルーマニアには適切な養子制度がなかったので、ネルソンは独自の募集体制を築き、五六組の有志家庭を見つけた。それぞれが一人か二人を養子に迎えてくれるという。それはルーマニアの孤児院という暗い大海の一滴にすぎず、出られたのはわずか六八人だった。『サイエンス』誌に載ったネルソンの発表は、一三六人の子どもを集め、1から136という番号を振り、それから大きな帽子からランダムに引かれた数で孤児院に残る子と最終的に預け先が見つかる子を決めるという、ディケンズの『オリヴァー・ツ

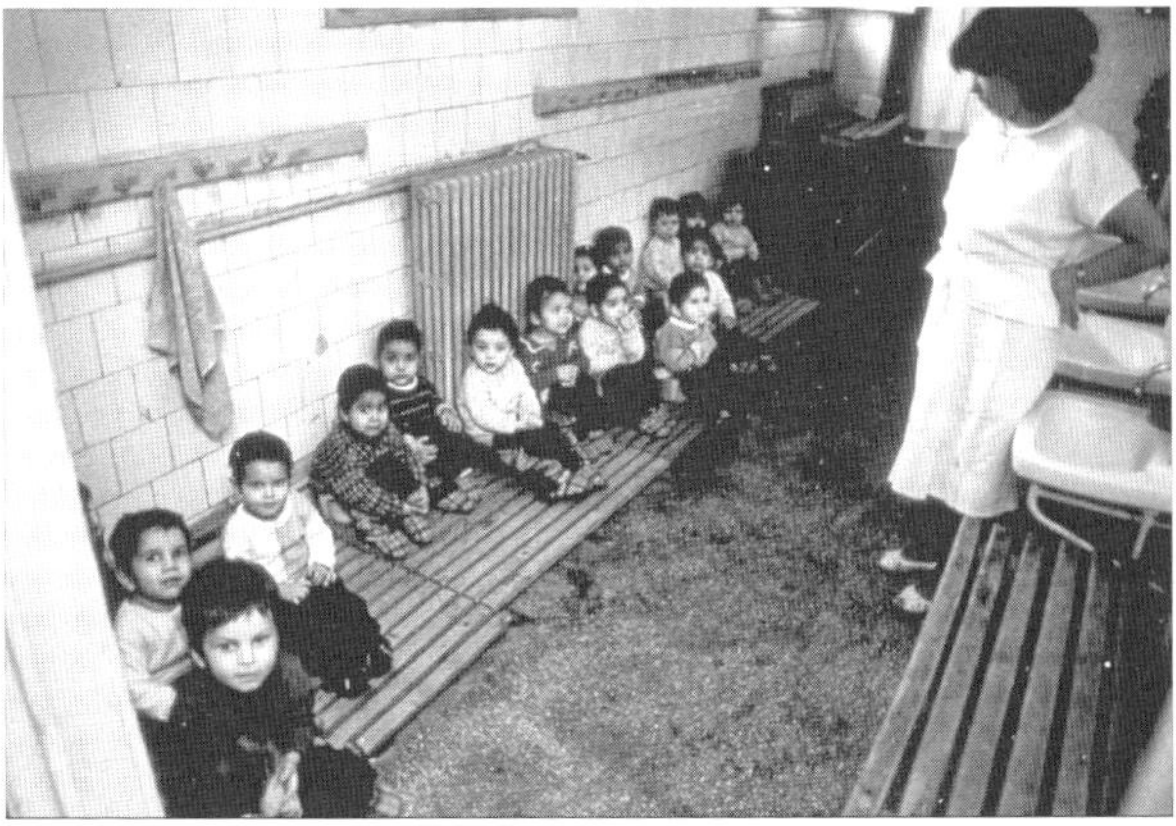

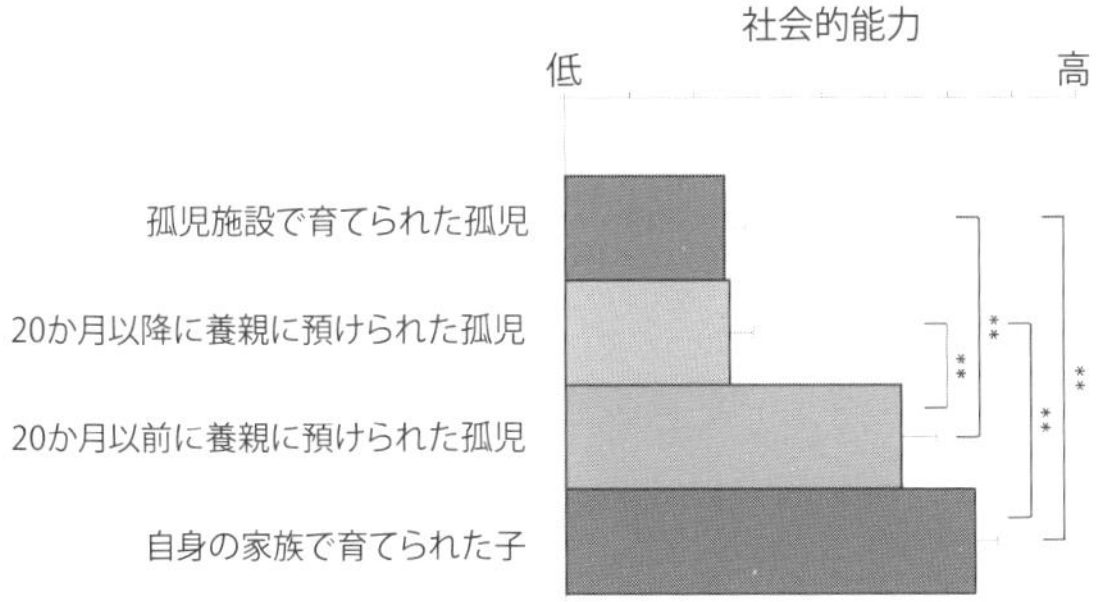

図 5.5　不当に扱われた子どもは脳にその痕跡が残るが、早期の介入でそれを最小限に抑えることができる。ルーマニアのチャウシェスク独裁時代の孤児院では、子どもが虐待され、大人との交流を奪われた。8歳になる頃には、孤児の大半は、生後20か月以後に施設に残っていても、養親に預けられても、社会技能に大きな欠陥を示した。しかし20か月以前に養親に預けられた子は、基本的に正常な技能を示した。

イスト』に出てくるような一幕を詳細に記述する。こんなやり方はひどいと思われるかもしれないが、それ以上の何ができただろう。人的資源は限られていて、無作為抽出がおそらく最も公平な解決策だった。さらに、研究チームは、貧困から引き出す子の数を増やすための資金も集め続けたし、ルーマニア新政府に、制度に委ねられた子どもの扱いについて助言もした。またそうしたことから、『サイエンス』に出た第二の論文は、当初の研究が科学研究のための倫理基準にかなうと判断した。[52]

それでもこの無作為抽出によって、他のことが同じなら、早期に養子に出すことは、その子を自立できるようにするか、という問いが厳密に立てられるようになった。答えは肯定的だったが、それも年齢に大きく依存していた。家庭に預けられるのが生後二〇か月以内の子だけが、孤児院にとどまった子よりも良い結果になった。

それまでの何十という研究が、情緒的社会的隔離の脳発達に対する劇的な作用を記録しており、ブカレスト研究も例外ではなかった。普通の家族に生まれた子どもと比べると、孤児は認知機能に重大な欠陥を見せた。グルコース代謝や灰白質の総体積のような脳機能の基本的な面にも不足があった。ところが養親の保育を受けると、そうした測定値には鋭く上昇するものがある。二〇か月になる前に家庭に預けられた子どもは、六年後の八歳の段階では、対照群に比べると有意な前進があり、生まれたときから家庭で育った子と違いがないほどだった。注意や警戒のマーカーとなる脳のアルファ波の強度など、いくつかの測定値は通常になっていた。社会的技能と語彙も顕著に改善されていた。

そんな顕著な向上がある一方で、こうした子については、灰白質が長らく、おそらくは恒久的に少ないなど、遅れを引きずっていることを示す測定値もあり、その事実は隠せない。とくに重大なところでは、二〇か月より後に養子になった子はどの領域でも重大な障害を示していた。つまり、どれだけ家族の支えがあっても、失われた二〇か月分の愛（と単純に栄養）には置き換わりきれないということだし、こうした子どもはずっと、受けた重大な欠如の傷跡を脳に残すことになる。しかしブカレストの孤児は、先の韓国出身の養子のように、希望を失うべきではないと思わせてくれるはずだ。脳可塑性は確かに幼い方が強いが、どの年齢になっても残っている。早期のトラウマが重大な打撃を及ぼしたかもしれないが、それと同じく、神経回路の復元力も著しい。トラウマができるだけ早くに処置されれば、脳障害の多くが不可逆とは言えないのだ。

第6章 リサイクルする脳

これまでにわかったことを要約しておこう。脳は白紙だとする想定は明らかに間違っている。赤ちゃんは、核となる知識を相当に持った状態で、つまり自分がこれから遭遇する環境に関する普遍的な前提を豊かに備えて生まれる。その脳回路は誕生時にはよく組織されていて、赤ちゃんは、物体、人、時間、空間、数……と、あらゆる領域について強力な直観を備えている。赤ちゃんの統計学的技能は見事なものだ――みなすでに新米科学者なみにふるまい、高度な学習能力によって、徐々に、この世界に最もよく合うモデルに行き着くことになる。

生まれたとき、脳のいくつかの大きな線維束がすでにしかるべきところにある。他方、脳の可塑性は線維束どうしの結合を再編成できる。私たちが新たな知識を得るたびに、何百万というシナプスが可塑的変化を受ける。たとえば、子どもを学校に入れることによって、その子の環境を豊かにすれば、その脳を根底から強化し、生涯にわたって維持される技能を増やす。しかしこの可塑性は無制約というわけではない。それは空間的にも時間的にも制限されており、空間的には数ミリの範囲に収まるし、時間的には多くの回路が生後数か月から数年で閉鎖され始める。

本章では、正式な教育が脳の早期の発達に果たす役割を取り上げる。教育には実はある疑問がつきまとう。ホモ・サピエンスが、チョークやキーボードを使って、書いたり計算をしたりできるのはなぜか。人類が、それまでの遺伝子的進化には何の出番もなかった新たな方向に能力を広げることができたのはどういう経緯か。霊長類である人類が読んだり計算したりを学習できることには、いつになっても驚かされる。ウラディーミル・ナボコフ(一八九九〜一九七七)がうまいことを言っている。「われわれは、書かれたわずかな記号に、不滅の像や、思考の紆余曲折や、生きた人々が話し、泣き、笑う新しい世界が内包されるという奇跡に、不条理にも慣れてしまっている。ある日目覚めると、まったく字が読めなくなっていたらどうなるだろう」[1]。

私は、ポルトガルやブラジルや、さらにはアマゾン地方などの地域で、文字が読めない大人――家庭に余裕がなかったから、あるいは単に近くに学校がなかったからという理由で学校へ行く機会がなかった人々――の心と脳を長いこと研究してきた。こうした人々の技能は、いくつかの点で根本から異なっている[2]。文字を認識できないだけでなく、形の認識や鏡像との区別も困難であり[3]、顔の一部に注目するのも[4]、話された言葉を記憶して区別することも苦手だ[5]。あのプラトンも、文字を読むことを学習すると、書物という外部の記憶に依存せざるをえなくなって、内面の記憶を破壊することになると素朴に信じていた。これほど真実から遠い話もないだろう。文字は読めないがとてつもない記憶力をかるがると操る吟遊詩人という神話はまさしく神話にすぎない。私たちはみな、記憶を鍛える必要がある――そして学校へ行って読み方を学習すると、それは良くなるのであって、悪くなるのではない。

教育の影響は、数学の場合にはさらに顕著だ[6]。学校へ行く機会がなかったアマゾン川流域の多くの先住民を調べるとそのことがわかった。まず何よりも、そうした人々の多くは事物の集合を正確に数えることができない。そもそも数えるシステムがない言語も多い――「少し」か「多い」を表す一握りの単語しかなかったり（ピダハン族）、一から五までの数を表す曖昧な単語しかなかったり（ムンドゥルク族）するし、たとえばスペイン語やポルトガル語の数を使ってともかくも数えることを学習したとしても、西洋の子どもと比べると、ひどく後れをとる（ツィマネ族）。[7] 第一に、そうした人々には数学的直観のごく初歩しかない。理解できるのは、基本的な幾何学的図形を区別すること、空間の編成を理解すること、そこを直線的に進むこと、三〇と五〇といった量を区別し、それが左から右へと並べられることくらいだ。私たちはそうした能力を進化から受け継ぎ、それは他の、カラスやサルや孵ったばかりのヒヨコのような動物とも共有している。ところが、教育がこの当初の技能を大きく増進する。たとえば、学校へ行っていないアマゾン川の先住民は、どんな連続する二つの整数でも、その間隔は同じ1であることを理解しないらしい。教育は私たちの数直線の感覚を大々的にひっくり返す。数えて厳密な計算を行うことを学習するにつれて、私たちはあらゆる数 n にはその次の数 $n+1$ があることを発見する。その先で、連続する数はすべて等間隔で、線形の物差しをなすことを理解する——他方、ごく幼い子どもや学校へ行っていない大人はこの直線について、数が大きくなるほど数どうしの間隔が狭くなるものと思っている。大きな数どうしの方が、小さな数どうしよりも近いように見えるからだ。[8] 私たちの数覚が、他の動物にあるような近似的な感覚だけだったら、一一と一二を区別することはできないだろう。私たちが精密な数覚を持っているのは教育のおかげだ——そしてこの記号的土台の上に、数学の全分野が乗っている。

ニューロン・リサイクル仮説

教育は私たちの心の技能をどのようにして一変させ、ヒトをナボコフやスタインベックやアインシュタインやグロタンディークなどを読むような霊長類にするのだろう。すでに見たように、私たちが学習することはすべて、脳回路の修正を経ている。この脳回路はあらかじめ定まっていて、ほとんどは生まれたときにできあがっていて、なおも変化できるのは数ミリの範囲のことでしかない。つまり、人間の文化の多様性は、すべて、ニューロンのあり方によって課せられる制約の内部に収まらざるをえない。

この謎を解決するために、私はニューロン・リサイクル仮説を立てた。[9] 考え方は単純で、シナプス可塑性が脳を――とくに幼年期が一五年から二〇年も続く人類にあっては――適応可能にしている一方、脳回路は、進化から受け継いだ強固な解剖学的制約に左右されたままだと見る。したがって、アルファベットやアラビア数字など、私たちが発明する新たな文化的事物は、脳に「ニューロンによるニッチ」を見つけなければならない。すなわちその回路は、当初の機能が新たな文化的な役割と十分に似ているだけでなく、この新しい使い方に転用できるほど柔軟にできてもいなければならない。どんな文化的学習も既存の神経基盤の転用であり、学習はその基盤の特性をリサイクルして使う。したがって教育は、回路の多様性を利用し、また、人類の特徴となっている神経可塑性期間の延長を利用しつつ、私たちの神経回路に固有の限界の中に収まっていなければならない。

この仮説によれば、教育を受けるとは、既存の脳回路をリサイクルするということだ。何万年もの間、私たちは古いものから新しいものを作ることを学習してきた。学校で学習することはすべて、既存の神経回路を新たな方向に向け直す。読んだり計算したりするために、子どもは既存の回路を転用する。その回路はもともと別の用途のために進化したのだが、可塑性のおかげで新たな文化的機能に適応できるのだ。

なぜ「ニューロン・リサイクル」のような妙な言葉を考えたかというと、リサイクルに対応するフランス語の recyclage という語は、私たちの脳で起きていることを規定する二つの概念——一つ一つの特性を持つ何らかの素材を再利用することと、新しいキャリアに向かって方向を変えること——を見事に併せもっているからだ。

・ある素材を再生利用するとは、それを新規な生産サイクルに向け直すことによって第二の生命を与えることを意味する。しかしそのような素材の再利用は限られている。再生紙で車を作ることはできないのだ。それぞれの素材の質は固有だが、その質はある程度、他の用途にも適している。同様に、皮質の各領域が——その分子的特性や局所的回路や長距離の結合によって——生まれたときから独自の特徴を有している。学習はこの素材の制約に沿っていなければならない。

・フランス語では、recyclage という言葉は、新しい仕事のための訓練を受ける人についても用いられる（「再教育」の意）。職歴の中での予想外の変化に適応するために追加の訓練を受けるということだ。それこそ、私たちが字を読んだり計算をしたりすることを学習する際に皮質で起きていることだ。教育は私たちの皮質に、霊長類の脳として普通の能力を超える新たな機能を与える。

ニューロン・リサイクルという言葉で、私は新たな文化的技能が高速に学習されることと、生物が歩みの遅い進化の過程で古いものを使って新しいものを作る他の多くの場合とを区別したかった。実は、自然淘汰によるダーウィン的な進化の過程では、元の素材を転用するというのはあたりまえのことだ。遺伝的組換えは古い器官を仕立て直して高機能の先進的な装置にする。たとえば鳥の羽は、元は体温調節装置だったのが、空気力学的な動作をするフラップに変換されている。爬虫類や哺乳類の脚はといえば、かつての鰭《ひれ》だ。進化は名修理屋だと、フランスのノーベル賞受賞生物学者、フランソワ・ジャコブ（一九二〇～二〇一三）は言った。進化の工房で、浮き袋は肺になり、爬虫類の顎の古いかけらが内耳になり、飢えた肉食動物の牙を向く顔が、モナ・リザの何ともいえない微笑になる。

脳も例外ではない。たとえば言語回路は、人類化する間に、それまでに確立していた皮質回路の複製と転用を通じて現れたのかもしれない。[10] しかしそのような遺伝による低速の変更は、私の言うニューロン・リサイクルの定義には収まらない。適切な言葉は「外適応《エグザプテーション》」だろう。ハーバード大学の進化学者スティーヴン・ジェイ・グールド（一九四一～二〇〇二）とイェール大学の古生物学者エリザベス・ヴルバが、「適応《アダプテーション》」という単語に基づいて新たに作った用語だ。旧機構は、ダーウィン的な進化の途上で別の用途を獲得したとき、外適応する。外適応は種のレベルでの集団に遺伝子を広めることに基づいているので、何万年にもわたって進行する。これに対してニューロン・リサイクルは、個々の脳の中で生じ、かかる時間もはるかに短く、日単位、年単位の期間で進む。脳回路をリサイクルするとは、その機能の進路を、遺伝子の変更なしに、ただ学習と教育だけで変えるということだ。

私がニューロン・リサイクル仮説を立てた意図は、通常の生態学的ニッチを超えるという人類の特異な才能を説明するためだった。人類は確かに、読んだり、書いたり、数えたり、計算したり、歌ったり、着飾ったり、馬に乗ったり、車を運転したりの新たな技能を獲得する能力がある点で独特なのだ。私たちの延長された脳可塑性は、新たな記号的学習アルゴリズムと組み合わさって、私たちに適応のための顕著な能力をもたらした——そして私たちの社会は、子どもを日々学校という強力な体制に委ねることによって、自分たちの技能をさらに増幅する手段を発見した。

ヒトという種の特異性を強調するからといって、もちろん、ニューロン・リサイクルが他の動物にも、ヒトほどではなくても、やはり存在することを否定するものではない。最新技術によって、サルが新たな技能を獲得する間に同じ一〇〇個のニューロンの活動を何週間か記録する——そしてリサイクル説を強力なテストにかける——ことが可能になった。こうした実験で、この説による単純だが根本的な予測を確かめることができた。学習は、しかじかの脳回路で神経コードを根本から変えることはできるか、それとも、リサイクル説が予想するように、学習は回路を転用するだけか。

最近の例として、脳とコンピュータをつなぐインターフェースを用いて、サルに自分の脳をコントロールすることを学習させる実験がある。サルは、カーソルを右に動かすためには特定のニューロンを一〇個動作させる、上に動かすには別の細胞を一〇個動作させる、以下同様のことを教え込まれた[11]。驚いたことに、この手順がうまくいった。数週間で、サルは任意に選ばれた十個のニューロンの活動を操作して、意のままにカーソルを動かすことを学習したのだ。とはいえ——そしてここが肝心なのだが——サルがカーソルを動かせたのは、そのサルが生み出すことを求められたニューロンの活動が、訓練する前から皮質がすでに本来的に生み出そうとしていた活動からあまり離れていない場合のみだった。言い換えれば、サルが学習を求められた内容は、再訓練の対象となるニューロン回路のレパートリー内に収まっていなければならなかった。

この研究チームが示したことを正しく評価するには、脳回路の動き方に制約があることを認識しておかなければならない。脳は、それがアクセスできそうな活動のすべての配置を探るわけではない。理論的には、一〇〇個のニューロンの集団では、活動は一〇〇次元空間にわたり、数え切れない数の状態を生み出すことになりうる（一つ一つのニューロンがオン／オフいずれかになりうると考えれば、その数は2^{100}、つまり一兆の一兆倍の百万倍を超える）。ただ実際には、脳の活動はこのものすごい宇宙のほんの一部を調べるだけであり、普通は一〇次元ほどに限られる。こうしたことを念頭に置くと、学習への制約は簡潔に表せる。サルが新たなタスクを学習できるのは、皮質に求められる処理が、既存の空間の中に「収まる」場合のみなのだ。逆に、それまでの活動の中で見たこともないような組合せのニューロンを動作させることを求めると、見事に失敗する。

学習された当の行動がまったく新しい場合も確かにある――霊長類がいつかコンピュータ画面のカーソルを制御するようになることを誰が予見しえただろう。それでも、この行動を可能にするニューロンの状態は、利用可能な皮質活動パターンの空間に収まっていなければならない。この結果は、ニューロン・リサイクル仮説――新たな技能の獲得は、皮質回路が白紙だったかのような、その根底からの書き直しを必要とするのではなく、既存の組織を転用するだけでよいということ――の要となる予測を直接に立証してくれる。

脳の各領域が、学習に独自の組合せの制約を課していることはますます明らかになりつつある。頭頂皮質のある領域では、神経の活動が一般に一つの次元、つまり高次元空間の一本の直線に限定されている。[12] こうした頭頂部のニューロン群は、入ってくるデータを小から大へと一本の軸上に並ぶようなコード化をする——つまりそのニューロンは、量や量どうしの相対的な大きさをコード化するのにぴったりとなっている。その神経の動作は異様に限定されているように見えるかもしれないが、大きさ、数、面積など、小から大へと並べられるパラメータのような、量を表すとなれば、その制約のように見えるところが実は利点でもありうる。ある意味で、皮質のこの部分はあらかじめ、量をコード化すべく配線されているのかもしれない——実際、私たちが数やら社会的地位（社会的階梯上で誰が誰より「上」か）やらの量を直線的な軸に沿って操作する場面では、決まってこの部分が動員される。[13]

別の例を挙げよう。空間をマップする有名なグリッド細胞がある側頭葉の一領域、嗅内皮質（第4章で述べた）を考える。この領域では、神経によるコードは二次元になっている。脳のこの部分には何百万ものニューロンがあるが、その活動は平面、あるいは専門的に言うと、高次元空間の中の二次元多様体に限定されざるをえない。[14] ここでもやはり、この特性は欠点どころか、先に見たとおり、環境の地図を描くのには明らかに申し分なく適している——そして実際、この領域にラットが空間内での自身の位置を特定する頭の中のGPSを宿していることがわかっている。特筆すべきことに、最近の研究では、もともと空間的でないデータでも、それを二次元マップ上で表すことを学習しなければならなくなると、この同じ領域が活動していることを示す画像が得られている。[15] たとえばある実験では、鳥の違いが首の長さと脚の長さという二次元で表される。人間の参加者がこの見慣れない「鳥空間」を表象することを学習してしまうと、参加者はその嗅内皮質を他のいくつかの領域とともに使って、頭の中でその空間を探った。

例はいくつも挙げられる。腹側視覚皮質は視覚的な線や形を表すのに優れている、ブローカ野は統語的樹状構造をコードする、[16] 等々。各領域に好みの動作があり、領域はその好みに忠実だ。それぞれはそれぞれが立てる仮説による空間を世界に投影する。入ってくるデータを直線上に収めようとするものもあれば、それをマップ上で見せようとするものもあり、さらには樹状図にするものもある。こうした仮説空間が学習を進め、ある意味で学習を可能にしている。私たちはもちろん新たな事実も学習するが、そうした事実は、ニューロンのニッチ、つまりその事実の自然なまとまり方に適した表象空間に収まらなければならない。

そこで今度は、この考え方が、算数と読み方という、学校での学習でも最も基礎的な分野にどうあてはまるかを見よう。

数学は概数用の回路をリサイクルする

まず数学の例を取り上げよう。拙著『数覚とは何か』でも説明したように、[17] 今や、数学教育は(学習の他の多くの側面と同様)、融かした蝋に封印を押し当てるのとは違うことを示すエビデンスが相当に集まっている。むしろ数学は、既存の生まれ持った数量の表象にかたどられ、そこから広がり、仕上げられるのだ。

ヒトでもサルでも、頭頂葉と前頭前野には、数を近似的に表す神経回路がある。正式の教育が始まる前から、この回路にはすでに、具体的な集合にある対象の概数を感じ取るニューロン群が入っている。[18] それなら学習はいったい何をするのだろう。量を比較するよう訓練された動物の場合、前頭葉で数探知ニューロンの量が増える。[19] 重要なことに、サルが単なる概数の知覚ではなく、アラビア数字という記号を学習するときにも、このニューロン群の一部がそのような数字の見当をつけられるようになる。[20] 回路がこのように数字という文化的発明を組み込むために（部分的に）変化するのは、ニューロン・リサイクルの優れた例だ。

ヒトの場合、基礎的な算数（足し算と引き算）を学習するとき、やはりこれと同じ領域もリサイクルするが、近くにある後頭頂葉の回路群もリサイクルして使用する。そこは私たちの視線と注意を移すために用いられる領域だ――そして、私たちはその技能を転用して、数の空間に移し込むらしい。要するに、足し算は人の注意を右へ、つまり数が増える方へ向けるのと同じ回路を使い、引き算は注意を左へ移動させる回路を使う。[21] 頭の中には数直線のようなもの、つまり、私たちが計算を実行するときの基準となる直線的なマップがあり、私たちはみな、それを正確にたどることを学習する。

近年、私の研究チームは、リサイクル仮説のもっと説得力のある検証結果を示した。数学から認知科学に転じた若手のマリ・アマルリクと私とで、頭頂葉の同じ回路が、数学の中でもごく抽象的な概念を表象するのに用いられるのではないかと考えた。[22] 私たちはプロの数学者を一五人集め、その脳を機能的MRIでスキャンしながら、$\int_S \nabla \times F \cdot dS$ といった式だとか、「任意の正方行列は置換行列と同値である」といった命題だとか、数学者にしか理解できないような難解な数学的表現を提示した。この高度な数学的対象は、私たちの予測どおり、赤ちゃんが一つ、二つ、三つの物体を見たとき、[23] あるいは子どもが数えることを学習したとき（カラー口絵図12）[24] に動作させるのとまったく同じ脳のネットワークを動作させた。数学的対象は、グロタンディーク・トポスであれ、複素多様体であれ、関数空間であれ、すべてその究極の根源を、子どものときからある、元となる神経回路の再編成に求めるのだ。私たちは誰でも、小学校の生徒からフィールズ賞受賞者に至るまで、数学の文化的構築のどの段階でも、ずっと脳の特定の回路の神経コードを練り上げている。

その回路の編成は強い遺伝的制約の下にある。ヒトをヒトたらしめている普遍的な遺伝子という遺産に制約されているのだ。学習によって多くの新たな概念を収容できるようになるとはいえ、その全体的な基礎構造は、やはり私たちみんなが共有していて、経験からは独立している。私は共同研究者とともに、この説を強く支持する事実を得た。子どもの頃から感覚経験が根本的に他の人々と異なる数学者、つまり目が見えない数学者の脳の編成を研究したときのことだ[25]。意外に思われるかもしれないが、目が見えなくて優れた数学者になる例は珍しくはない。たぶん最も有名な盲目の数学者はニコラス・ソーンダーソン（一六八二〜一七三九）だろう。

ソーンダーソンに脳スキャンを行うことはもうできないが、マリ・アマルリクと私は、フランスの大学にポストがある三人の盲目数学者に参加してもらえることになった。その一人、エマニュエル・ジルーは、まさしく数学の巨人で、今はリヨンのエコール・ノルマル・シュペリウールで、六〇人が所属する研究所の長を務めている。一一歳のときに失明したジルーに関しては、接触幾何学という分野の重要な定理の美しい証明がいちばんよく知られている。

盲目の数学者が存在するということからして、脳は「白紙が何枚も」束ねられた「ノート」で、そこを感覚的経験がだんだん埋めていくとする、アラン・チューリング的な経験主義は成り立たないことがわかる。実際、目の見えない数学者は、もともと抽象的な概念を生成できる回路を持っていないとしたら、そんなまったく異なる制約された経験から、目の見える数学者と同じ抽象的な概念を推論するなどということがどうすればできるというのだろう。エマニュエル・ジルーが『星の王子様』を援用して言うとおり、「幾何学では、大事なことは目には見えません。心で見ないと、よく見えないんですよ」。数学では、感覚経験はそんなに重要ではなく、大事なのはアイデアや構想だ。

経験が皮質の編成を決めるのだとしたら、こうした触覚や聴覚から世界について学習した盲目の数学者は、数学をするときには、目の見える数学者とはずいぶんと異なる脳の領域を励起することになるだろう。逆に、ニューロン・リサイクル仮説からすれば、数学者の神経回路は定まっている――生まれたときに存在する脳領域の特定の集合だけが、数学者のアイデアを司るべく転用できる――はずだ。そして私たちが三人の盲目の教授をスキャンしたとき、見つかったのは、まさにそのことだった。私たちの予想どおり、数学的命題を思い浮かべ、その真偽を判定するときには、目の見える数学者と同じ頭頂葉と前頭葉の経路を動員したのだ（カラー口絵図13）。感覚経験は無関係で、この回路だけが数学的表象に応対できた。

唯一の違いは、調べた三人の盲目数学者が自分の大好きな数学について考えるときには、動員する脳の領域が他にもあったこと、それは、後頭葉の後端にある一次的な視覚野、すなわち目が見える人が網膜に入ってくる画像を処理する脳の領域だった。実はこの点は、やはり優れた数学者でフィールズ賞受賞者でもあるセドリック・ヴィラーニが直観的に予想していたことだった。実験の前に話したとき、ヴィラーニは冗談のように私たちに言った。「エマニュエル・ジルーは実に立派な数学者ですが、運もいい。目が見えないぶん、数学に充てられる皮質が多くなりますから」。

ヴィラーニは正しかった。通常の視力を持つ人々では、後頭野は初期視覚処理で忙しく、数学のような他の機能を行うことはできない。ところが目が見えない人々では、その領域が視覚の役目から解放され、しかも不活発のままでいるのではなく、暗算や数学などの、もっと抽象的な課題を行うよう変身するのだ。[26]そして生まれつき目が見えない人々にあっては、この再編成はさらに極端になっているらしく、視覚野は全面的に予想外の反応をする。数や数学だけでなく、ブローカ野に似た、話し言葉の文法に対しても反応するのだ。[27]

目の見えない人々の視覚野が抽象的なことに反応する理由はわかっておらず、理論的な議論が続いている。この皮質の全面的な再編成は、正真正銘、ニューロン・リサイクルの事例なのか、それとも単に脳可塑性の極端な例にすぎないのか。[28]私見では、秤はニューロン・リサイクルの側に傾いている。この領域の既存の編成は消去されていないことを示す証拠があるからだ。脳の可塑性が視覚野を黒板を黒板消しで拭い去るようなものなら、消去されてしまうだろう。実際、目の見えない人々の視覚野は、おおむね通常の接続や神経マップを維持しつつ、[29]他の認知機能用に転用されているらしい。もちろん、皮質のこの部分は非常に大きいので、目が見えない人々の脳に、数学や言語だけでなく、文字や数字（点字で提示される）、物体、場所、動物にも反応する「視覚」野が見つかる。[30]特筆すべきことに、感覚経験がこのように根本から異なっているにもかかわらず、そうしたカテゴリーごとに反応する領域は、目が見える人でもそうでない人でも皮質に収まる位置は同じになる傾向がある。たとえば、書かれた単語に反応する脳領域は、目が見えない人も目が見える人の場合とぴったり同じ場所に位置する――違うのは、それが印刷された文字ではなく、点字に反応するところだけだ。あらためて言うと、この領域の機能は、遺伝子でコントロールされる接続によって、言語野にも、たぶん他の生得の特性にも用いられることがほぼ決まっているらしく、感覚入力が変わっても、そこは変わらない。[31] 目の見えない人にも、見える人々とまったく同じカテゴリーや概念や観念が——脳のよく似た領域を使って——備わっているのだ。

数学のニューロン・リサイクルという見方を支えるのは、ごく初歩的な概念（$1+1=2$）と、高水準の数学的概念（$e^{-i\pi}+1=0$）とが同じ脳領域を使っているという事実だけではない。純然たる心理学での発見からすると、私たちが学校で学習する数学は、もともと概数に充てられている回路に依拠しているらしい。

5という数を思い浮かべてみよう。そのとき、脳には4や6に近く1や9からは遠いだいたいの量の表象が生じつつある——他の霊長類にも見られるのとよく似た、5のあたりにピークがある同調曲線《チューニングカーブ》を持つ数ニューロンだけでなく、4や6という付近の量にも一定の重みがある数対応ニューロンを動作させているのだ。数ニューロンの同調曲線がそういうファジーなものなので、ある事物の集合に含まれているのがいったい4なのか、5なのか、6なのかを一目ではなかなかわからない。今度は、5は6より大きいか小さいかを判断するとしよう。その判断は一瞬に見える——即座に正解（5は6より小さい）に達する——が、実験では、その答えは実は概数に影響されていることが示される。数が5と6のように近いときの方が、5と9のように遠く離れているときよりも、判断は遅くなるし、間違いも多い。この距離効果[32]は、人が数えたり計算したりを学習するときにリサイクルした古い数の表象の名残の一つだ。どれほど当の記号に集中しようとしても、脳は神経上での二つの量の表象を起こしてしまう。二つが近いほど重なる部分も多くなる。学校で身につけた記号的知識を総動員して「ちょうど5」を考えようとしても、行動の方は、この知識が、進化的には前からある概数の表象をリサイクルしているという事実をあらわにする。8や9のような二つの数について、同じか違うかを判定しなければならないだけの時でも、すぐにできそうなものなのに、やはり両者の隔たりに影響されてしまう――そして興味深いことに、アラビア数字という記号を認識するよう学習したサルにも、まったく同じことが当てはまる。[33]

二つの数の引き算、たとえば9－6などを行うとき、それにかかる時間は、引く数の大きさに正比例する[34]――つまり、9－4や9－2よりも、9－6の方が時間がかかる。要するに、頭の中で、第一の数から第二の数の分、数直線の刻みを一つずつたどらなければならないかのように生じる。たどる隔たりが大きいほど、かかる時間も長い。私たちはデジタルコンピュータのように記号を処理するのではなく、低速で逐次的な空間メタファー、つまり数直線上の動きを用いているのだ。同様に、値段について考えるときには、数が大きくなるほどファジーな値を付与してしまう――私たちの霊長類型数覚の名残で、数が大きくなるほど正確さは下がる。[35]だから不合理なことに、マンション価格の交渉のときには数千ドルの違いはどうでもよくなったその同じ日に、パンの何十セントかの値引きで得した気になるのだ。私たちが許容する不正確さの水準は、その数の値に比例する。私たちもサルも同じことだ。

例はいくらでも挙がる。偶数か奇数か、負の数、分数……こうした概念はすべて明らかに、私たちが進化から受け継いでいる量の表象に根ざしている。[36]私たちはデジタルコンピュータとは違い、記号を抽象的に操作することができず、必ず具体的な数、多くの場合は概数に押し込んでいる。教育された脳にそんなアナログ作用が残っているところが、数概念の根が古いことを明かしている。

概数は、数学の建物が乗っている古い支柱の一つだ。しかし、教育はこの当初の数概念を相当に豊かにもる。私たちが数えたり計算したりを学習するときには、そこで獲得する数学的記号によって、正確な計算ができるようになる。これは革命と言える。何百万年もの間、進化はファジーな量で満足していたからだ。記号の学習はそれを変える強力な因子となる。教育によって私たちのすべての脳回路は転用され、そのおかげで正確な数の操作ができるようになる。

もちろん数覚だけが数学の基礎ではない。先に見たように、私たちは進化から空間感覚も受け継いでおり、そこには独自の特化した神経回路があって、場所細胞やグリッド細胞や頭部方向細胞がある。私たちには形の感覚もあり、それによって、幼児も長方形、正方形、三角形が区別できる。まだ仕組みは十分に理解されていないが、数学を学習する際、こうした概念は、単語や数のような記号の影響下で、すべてリサイクルされる。ヒトの脳はそれを、新しい概念を形成するために思考の言語の中で組み換えることができる。[37] 私たちが進化の歴史から受け継いでいる基本的な部材は、新しい、生産的な言語の土台であり、数学者が日々新たなアイデアを書きつけるのもそれによっている。

読む力は視覚と話し言葉の回路をリサイクルする

読み方の学習はどうだろう。読み方もニューロン・リサイクルの一例で、私たちは読むために、元は視覚や話し言葉に充てられている脳のいくつかの領域を転用している。私は拙著 *Reading in the Brain*[38]〔字を読むときの脳〕で、識字能力の回路について、詳細に解説している。読み方を学習するとき、視覚野の一部が文字列認識に特化するようになり、文字列を話し言葉の領域に送る。その結果、うまく読める人の場合、書かれた単語は話された単語とまったく同じように処理される。識字能力は、言語回路に視覚からの新たな入口《ゲートウェイ》を生み出すということだ。

子どもは明らかに、読み方を学習するよりずっと前から高度な視覚系を持っていて、それによって物体、動物、人々を認識して名指すことができる。像の三次元空間での大きさ、位置、向きのいかんにかかわらず、それが何の像かを認識できるし、それにどう名を結びつけるかも知っている。読む場合にはこの像に名を与える既存の回路の一部がリサイクルされる。識字能力の獲得には、私が共同研究者のローラン・コーアンとともに「視覚性単語形状領野」(visual word form area)と呼んだ視覚野の一領域の出現がからんでいる。この領域には私たちが学習した文字列の知識が、脳の「文字《レター》ボックス」(語義的には「郵便ポスト」だが、ここでは活字を入れるケースがイメージされている)と考えてもいいほどに集約されている。たとえば、単語を大きさ、位置、字体、大文字か小文字かにかかわらず、それと認識できるのは、この脳の領域によっている[39]。字が読める人なら誰でも同じ位置(プラスマイナス数ミリの違いはあるが)を占めるこの領域には、二重の役目がある。一つは学習した文字列を確認することであり、もう一つは言語野との直接の接続を通じて[40]、その文字を素早く音と意味に移し替えられるようにすることだ。

文字が読めない子どもでも大人でも、読み方を学習していく間にその脳をスキャンしたらどうなるだろう。この理論が正しければ、その視覚野が再編成されるところが文字どおりに見えるはずだ。ニューロン・リサイクル説からすると、読むという動作は、通常は似たような機能に割り当てられている皮質の特定の領域に侵入して、それを新たな任務に転用することが予想される。読む場合、視覚野の、あらゆる種類の物体、身体、顔、植物、場所の認識に充てられている既存の機能との競合が予想される。私たちが読み方を学習するにつれて、進化から受け継いでいる視覚機能の一部が失われたりするのだろうか。あるいは少なくとも、その機能が大々的に再編成されたりするのだろうか。

まさしくこのにわかには信じがたい予想を、私と共同研究者は一連の実験で確かめた。識字能力で変化する脳の領域がどこかを表すきちんとしたマップを描くために、私たちはポルトガルとブラジルで字が読めない成人の脳をスキャンし、それを同じ村にいる、幸運にも、子どものときか大人になってから、学校で読み方を学習した人々の場合と比べた。[41] たぶん意外なことではないだろうが、識字能力の獲得とともに、書かれた単語に反応するようになった幅広い領域のマップが得られた（カラー口絵図14）。字の読めない人に文を一語ずつ表示しても、その脳はあまり反応しない。初期視覚野に活動が広がるものの、そこで停止する。文字を認識できないからだ。読み方を学習している成人に書かれた単語の列を提示すると、今度はその人の読み取り力のスコアに比例して、先の例よりずっと広い皮質回路が点灯する。活発になる領域には、左半球の後頭側頭皮質にあるレターボックス野や、言語了解に結びつけられる古典的な言語野すべてが含まれる。入口の一次視覚野さえ、反応が増す。読み方を獲得するとともに、その領野は順応して小さな印字を認識できるようになるらしい。[42] 人がすらすら読めるようになればなるほど、この領域は書かれた単語に反応し、連結も強化される。読み取りの自動化が進むほど、文字の音への変換が高速になる。

しかし逆の問いも考えられる。うまく読めない人々の間で活発で、読めるようになるにつれてその活動が低下する領域はあるかというと、確かにある。字が読めない人々では、脳は顔の方に強く反応する。読むのがうまくなるほど、この活動は皮質の中の、書かれた単語が収まるまさしく当のその場所――左半球のレターボックス野――で低下する。あたかも脳が皮質に文字用のスペースを作る必要があるかのようで、読み方の獲得がその領域のそれまでの顔や物体を認識する機能を妨害している。しかしもちろん、読み方を学習するときも顔の認識のしかたを忘れるわけではない以上、この機能は皮質からただ追い出されてなくなるわけではない。私たちは、識字能力があると、顔に対する反応は右半球で増すことも観察した。顔はほとんどの人では言語と読み方の座である左半球から追い出され、反対側に亡命する（図6・1）[43]。

私たちは最初、字が読める大人、読めない大人でこのことを観察したが、間もなく、読み方を学習中の子どもでも同じことが観察された[44]。子どもが読むようになったとたん、左半球で視覚性単語形状野が反応するようになる。他方、右半球の対応する部分は、顔への反応を強める（カラー口絵図15）。その作用は非常に強く、一定の年齢については、顔によって引き起こされる脳活動を調べるだけで、その子が読み方を学習しているかどうかを正しく判定できるコンピュータのアルゴリズムができたほどだ。そして子どもが失読症になると、こうした領域は正常に発達しなくなる――左半球では視覚性単語形状野が出現せず、右半球では、紡錘状皮質が顔への強い反応を発達させない[45]。左後頭部側頭皮質の書かれた単語に対する活動の減退は、検査したすべての国で見られ、読字障害の普遍的なマーカーとなる[46]。

最近、私たちは大胆な実験を行う許可を得た。見たかったのは、一人一人の子どもに読字回路が出現するところだった――そしてこの目標のために、同じ子どもに幼稚園の終わりから小学校一年生の終わりにかけて、二か月ごとに脳画像化センターに来てもらった。そうして期待どおりの結果が出た。対象となった子どもたちを初めてスキャンしたときには、見るべきものはあまりなかった。子どもが読み方

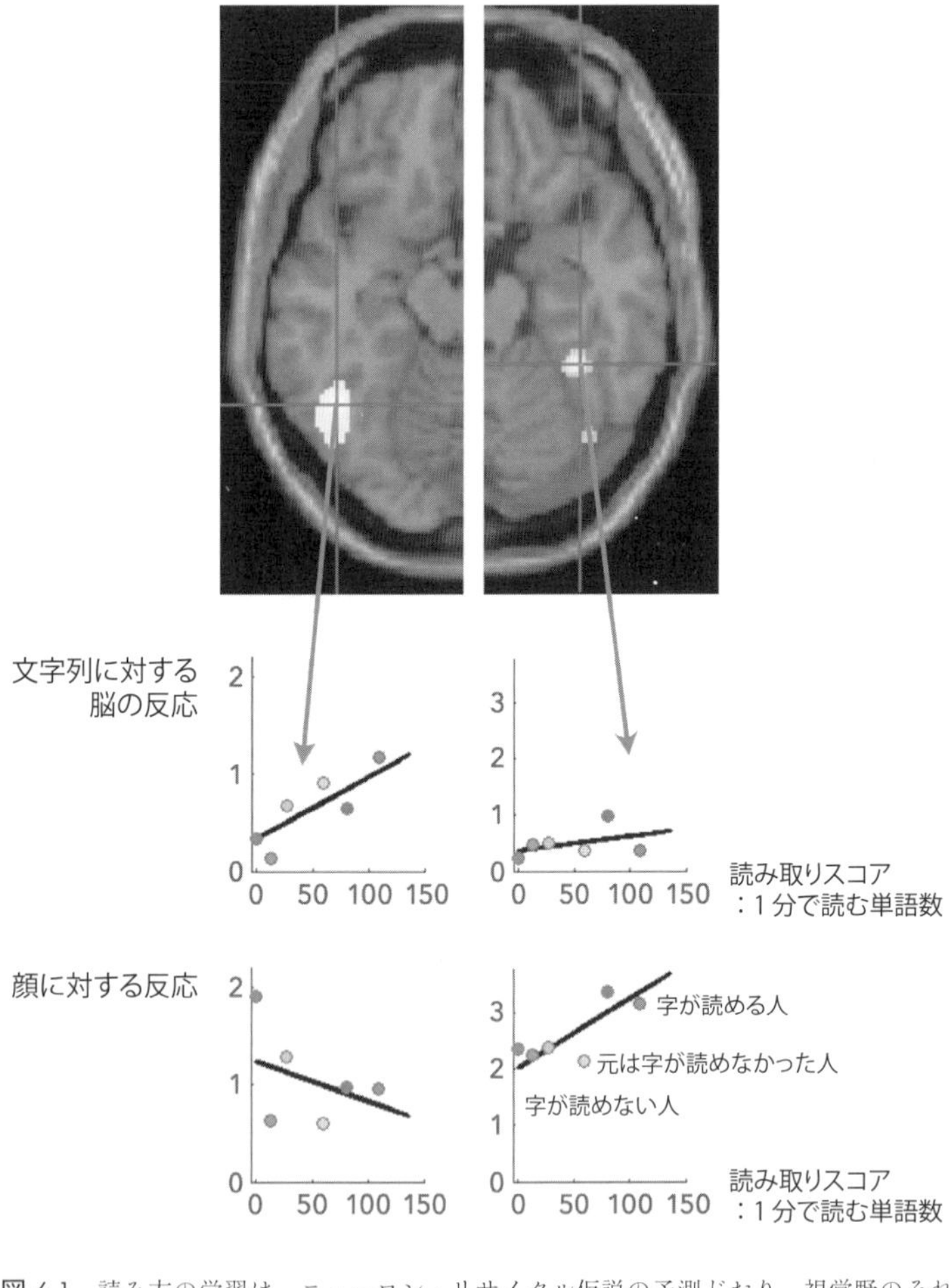

図 6.1　読み方の学習は、ニューロン・リサイクル仮説の予測どおり、視覚野のそれまでの機能——この場合は顔認識——と競合する。まったくの文盲から熟練の読者まで識字の水準が高まるとともに、書かれた文字に引き起こされる活動は左半球で増大する——顔によって引き起こされる活動は左半球から右半球へ移動する。

をまだ学習していない間は、皮質は物体、顔、家に対しては反応したが、文字には反応しなかった。しかし学校へ行くようになって二か月後、書かれた単語に対する明瞭な反応が現れた。大人の場合とまったく同じ位置、つまり左後頭部側頭皮質だ。顔の占める部分が非常にゆっくり変化した。子どもが字を知るようになればなるほど、読み方テストのスコアに正比例して、右半球で顔への反応が増大した。ここでも、読字力の獲得が、左後頭部側頭皮質のそれまでの機能、すなわち顔の視覚的認識と競合する、ニューロン・リサイクル仮説と合致する結果が見られた（図6・1）。

この作業を進める間、私たちはこの競合が二通りに説明できることに気づいた。第一の可能性を、私たちは「叩き出しモデル《ノックアウト》」と呼んだ。生まれてからずっと、顔は左半球の視覚野に収まっていて、後で読み方の学習がそれを右半球へと叩き出すと考える。第二の可能性は「阻止モデル《ブロッキング》」と名づけた。こちらは、皮質は徐々に、段階を追って、顔や場所や物体のための特化した部分を育て、文字がこの発達中の地形に入ってくると、それが利用可能な領域の一部を引き継いで、他の視覚的カテゴリーが広がるのを妨げると見る。

識字能力は皮質に叩き出しをもたらすのか、それとも阻止か。私たちの実験からすると、後者の阻止の方らしい。読み方を学習すると、左半球の顔認識領域の成長が阻止されるらしい。私たちのグループは、読み方を学習しつつある子どもから二か月ごとに得られたＭＲＩスキャン画像によってこの阻止を目のあたりにした。[47] この六歳から七歳あたりという年齢では、皮質の特化はまだ完成には程遠い。いくつかの区画はすでに顔や物体や場所に充てられているが、まだしかじかのカテゴリーに特化していない皮質部位も多い。そして私たちは、その部位がだんだん特化していくところを見えるようにすることが

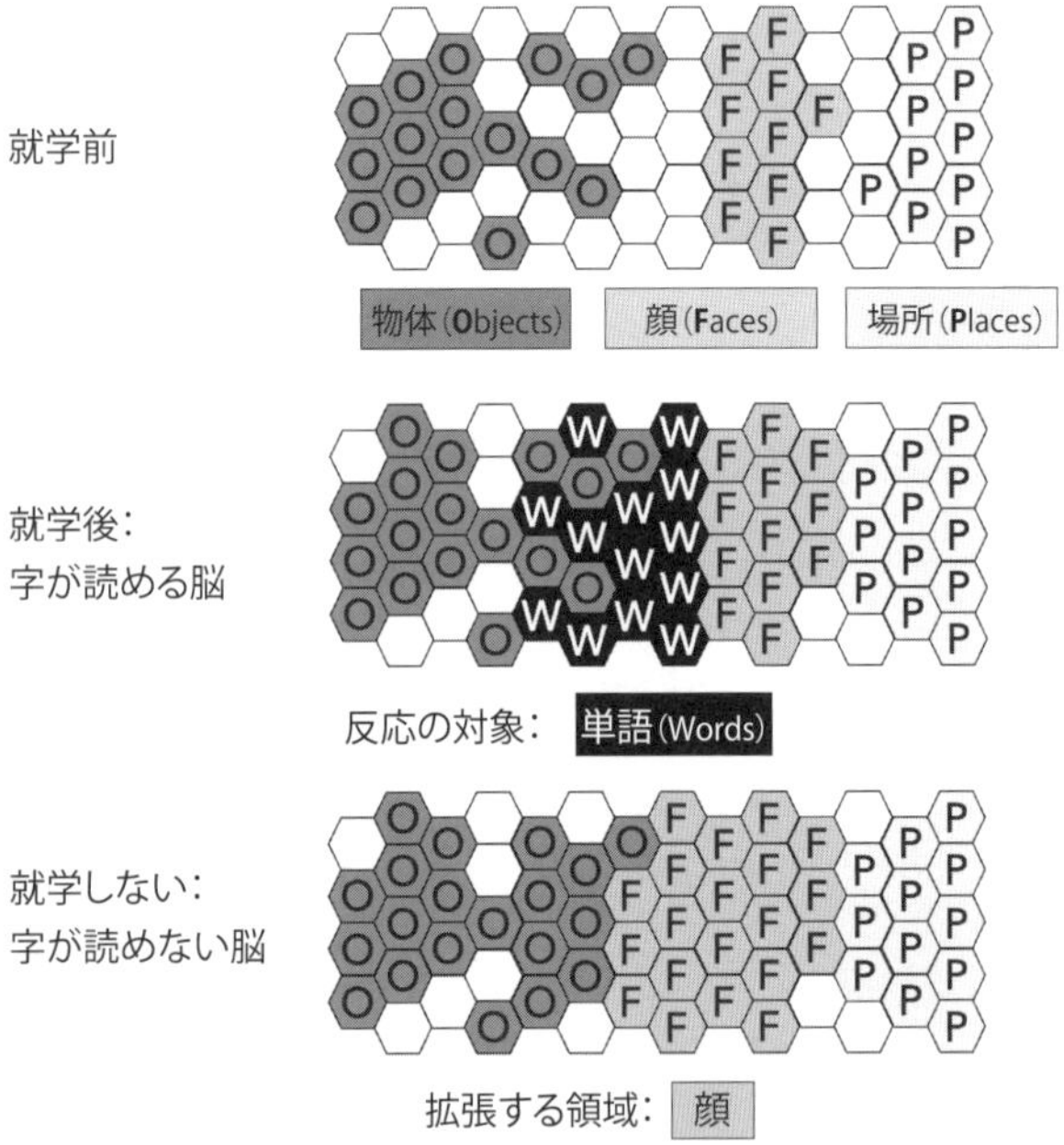

図 6.2　学習は、皮質がまだ融通が利く子どものときの方が易しい。幼児が学校に行く前から、脳の視覚野の一部はすでに物体、顔、場所の認識に特化している——しかしほとんど、あるいはまったく特化していない大きな区画もある（白抜きの六角形で表す）。読み方の学習は、そうした変わりやすい回路に侵入し、物体のカテゴリーが発達するのを阻止する。子どもが読み方を学習しないと、そうした領域は顔や物体の認識に関与するようになり、徐々にその領域の文字学習の能力を失う。

できた。子どもが一年生になって急速に字を読むようになると、そうしたあまり特化していない領域の一つに文字が侵入してそこをリサイクルした。当初の予想とは違って、文字は既存の顔区画をすっかり覆いつくすわけではなかった。文字は顔領域のすぐ隣の、皮質の空いた区画に進む。強引な進出を図るスーパーが地元の小規模食品店のすぐ隣に店を開くのと少し似ている。一方が広がれば、他方を止めることになる——そして文字は言語を支配する左半球に収まるので、顔は右側へ移動するしかない。

要するに、腹側視覚系は就学後まもない間はまだ大がかりな再編成の進行途上にある。今の学校では、子どもに読み方を教えるのは六歳から八歳の間だが、この時期に脳の可塑性が強いことが示されているので、この設定は適切だ。私たちは、視覚野がとくに柔軟で感度の高い時期を有効に利用できるように教育制度を編成しているのだ。人間の下部側頭葉は、全体的な基本構造は生まれたときから制約されているが、そこには様々な形に適応してあらゆる種類のイメージを学習する顕著な能力がある。何万という書かれた単語にさらされると、この、たまたま生得的に言語回路に接続している特定の区域は、新しい活動用に自らをリサイクルする。

子どもが大きくなるにつれて、視覚野は徐々に固まり、新たな像に同調する能力を失う。感受期が進行的に閉鎖されることによって、皮質が効率的に文字やその組合せを認識するのがますます難しくなる。私は何人かの共同研究者とともに、大人になってから読み方を学習しようとする二人の成人を調べた。一人は学校へ行く機会が得られなかった人で、もう一人は視覚性単語形状野に小規模な卒中があり、完全に「失読」の——つまり読めない——状態になっていた。私たちはこの二人を二年にわたり、定期的にスキャンした。[48] 二人の進歩はものすごく遅かった。第一の被験者はそのうち文字に特化した領域を発達させたが、それが成長しても顔領域に影響は及ぼさなかった——顔認識用の回路は脳に刻み込まれていて、もはや移動できないようだった。卒中の患者の方は、視覚野に新たな「レターボックス」を生み出すことができなかった。読む能力は改善されたが読み方は遅く、読み始めたばかりの子が苦労して解読するのに似ていた——大人になって、皮質の一部をリサイクルして自動的な読み取りマシンにするのに必要なニューロン可塑性が失われていた。

音楽、数学、顔

結論は単純で、自分の視覚野を根本からリサイクルしてうまく読めるようになるには、幼児期の可塑性が最大になる時期を利用しなければならない。私たちの研究は他にもいくつかの例を示している。音楽的な読み取りを取り上げよう。幼い頃に楽譜の読み方を学習したミュージシャンは、音楽記号に割り当てられる視覚野の面積が、音楽を学習したことがない人と比べるとほぼ二倍ある。[49] この大規模に成長する部分は、皮質の表面にあるスペースを占めるようになり、視覚性単語形状野を通常の位置からずらしているらしい。ミュージシャンでは、文字に対応する皮質領域、つまり脳のレターボックスが、ミュージシャンでない人々の通常の位置から、一センチ近くずれている。

数式を解読する能力の違いがあるという例もある。経験を積んだ数学者は、$\pi = 3.141592...$ とか、$\phi = 1.61803394...$ とか、$f(x) = a_0 + \sum_{n=1}^{\infty}(a_n \cos n\pi x/L + b_n \sin n\pi x/L)$ とか、$e^2 = 1 + x/1! + x^2/2! + x^3/3! + ...$ といった難解な式を、人が小説の文を読むように認識できるにちがいない。私が参加したある学会で

は、フランスの傑出した数学者アラン・コンヌ（やはりフィールズ賞受賞者）が、二五行にも及ぶきわめて難解そうな式を見せた。この式が万物を包含し、既知の素粒子すべての物理的作用をすべて捉えているとコンヌは解説した。別の数学者が指差して、「一三行めに間違いがあるんじゃないですか」と言った。コンヌはすぐに、顔色ひとつ変えず、「ありません。それに対応して打ち消す項が一四行めにありますから」と答えた。

複雑な式を扱うこんな見事な技は、数学者の脳のどこにどう対応しているのだろう。脳画像は、こうした数学的対象が両半球の外側後頭領域に侵入することを示している——数学の訓練を受けると、この領域が、非数学者の場合よりも文字式に大いに反応するのだ。そしてここでも、顔との競合が見られる。今度は顔に反応する皮質の区画が両半球で衰える。[50] 言い換えれば、識字能力がただ顔を左半球から追い出して、それを右半球に移らざるをえなくするのに対し、数や式を扱う強度の習慣が両半球で顔表象に干渉し、視覚的な顔認識回路群が全体的に縮小するのだ。

そういう話を、よく言われる変人数学者伝に結びつけたくなるかもしれない。数式以外の何にも関心を示さず、近所の人々も飼い犬も、さらには鏡に映った自分の像さえそれとわからなかった、といった類の話だ。実際、うわのそらの数学者がらみのエピソードやジョークは豊富にある。たとえば、内向的な数学者と外向的数学者の違いは何かと言えば、数学者が人に話しかけるとき、内向的な人は自分の靴を見るが、外向的な数学者は相手の靴を見る！　とか。

実際には、数学に熱中するあまり皮質の顔に対する反応が減退するというのが、数学者には社会的技能が足りないとされるところと直接に関係しているかどうかはまだわかっていない（これは現実ではなく都市伝説の類というべきだろう――社会生活をそつなくこなす数学者は大勢いる）。何より重要なことに、因果関係はまだ定まっていない。人生を数式で過ごすことが顔に対する反応を減少させるのか、それとも逆に、数学者が式の宇宙に没入するのは、社会的なやりとりよりもそちらの方が易しいと思うからか。答えがどうであろうと、皮質の競合は実際にある現象で、私たちの脳にできる顔の表象は、教育や就学に顕著に左右されることがわかっており、子どもが数学でも音楽でも読み取りでも訓練を受けたことの信頼できるマーカーとなりうるほどだ。ニューロン・リサイクルは本当にあるのだ。

刺激の多い環境の利点

本章の話でおぼえておいていただきたいのは、生まれ／育ちの論争は、どちらの側も正しいということだ。子どもの脳は構造が与えられており、かつ可塑的でもある。生まれたときには、すべての子は、遺伝子に形成され、何千万年もの進化で淘汰されてきた、専用回路群一式を備えている。この自己組織化は、赤ちゃんの脳に、いくつかの大きな知識領域での深い直観を与える。物体とその運動を支配する物理の感覚、空間を進むためのこつ、数や確率や数理の直観、他の人々に対する好み、さらには言語の才能までも――そもそも白紙のたとえが間違っているのだ。それでも進化は、多くの学習機会への扉を開放しておいてもいる。子どもの脳ですべてがあらかじめ決まっているわけではない。まったく逆で、神経回路の細部は、数ミリの範囲とはいえ、外界とのやりとりに影響される余地が大きく残されている。

生まれて最初の何年かは、遺伝子に導かれて神経回路があふれんばかりに過剰生産され、シナプスを必要な数の二倍も作ってしまう。まだ十分に理解できてはいないが、この生まれてまもない時期のあり余るほどのシナプスは、世界を表すメンタルモデルがとりうる広大な可能性の空間を開く。幼児の脳は可能性にあふれ、成人の脳よりもずっと広い範囲の仮説を調べる。一人一人の赤ちゃんはあらゆる言語、あらゆる文、あらゆる数学の可能性に開かれている――もちろんヒトの遺伝子による制約の範囲内でのことだが。

また赤ちゃんの脳は、最も有益なシナプスと回路を選択する強力な学習アルゴリズムという別の生得の資質も備えて生まれ、これが生物の環境への適応の第二層となる。そのアルゴリズムのおかげで、生まれて数日ですでに、脳は専門に分かれ、その配置に収まり始める。最初に固定される領域は感覚野で、初期の視覚野は数年で成熟し、聴覚野は一年も経たないうちに、その子の母語の母音と子音に固まっていく。脳可塑性の感受期が次々と閉じていく数年の間に、誰もがしかじかの言語、文字、文化のネイティブになる。一定の領域での刺激が奪われると、ブカレストの孤児であれ、ブラジリア周辺の文盲の人々であれ、この分野の知識をめぐる頭の柔軟性を永遠に失うおそれがある。

だからといって、どんな年齢であれ、そうなってしまうと、もう手出しはできないわけではない。脳は一生にわたって可塑性をいくらか残していて、前頭前野のような最高次の領域ではとくにそれが言える。それでも、すべての証拠が、早期の介入の効果が最適であることを示している。目標がフクロウに眼鏡をかけさせることであれ、国外からの養子に第二言語を教えることであれ、子どもに聾や盲や脳半球全喪失に適応させることであれ、早いに越したことはない。

学校は発達中の脳の可塑性を最大限に利用するよう設計された制度だ。教育は、脳が回路の一部をリサイクルしてそれを読み方や数学のような新しい活動に振り向ける、子どもの見事な柔軟性に大いに依拠している。早くから就学することが人生を変えることもありうる。数々の実験で、不利な生い立ちの子どもが早期の教育介入のおかげで、何十年か後になってさえ、多くの領域で結果の向上――犯罪率の低下やら、ＩＱや所得の上昇やら、健康の増進やら――が見られる。[51]

しかし就学は魔法の薬ではない。親や家族にも、できるだけ子どもの脳を刺激し、環境を豊かにする義務がある。赤ちゃんはみな新米物理学者で、重力や落体で実験するのが好きだ――ベビーシートに何時間も拘束されたりせず、いじり、組み立て、落とし、またやり直すのを認めてもらえるかぎり。子どもはみな、数えたり測ったり線や円を描いたり形を組み立てたりするのが好きな、生まれたばかりの数学者だ――定規やコンパスや紙や魅力的な数学パズルを与えられれば。乳児はみな天才言語学者で、一歳半の頃にはすでに、一日に十語から二十語を易々とおぼえる――話しかけてもらっているならば。家族や友人が、その知識欲を満たし、豊かな語彙をためらわずに使って、ちゃんとした形の文を与えてやらなければならない。多くの研究が、三歳から四歳の頃の語彙は、生まれてさほど経たない間に子どもが受け取った、その子に向けられた言葉の量によることを示している。受け身で言葉にさらされるだけでは十分ではない。能動的に一対一でやりとりすることが欠かせない。[52]

あらゆる研究成果が、幼児の環境を豊かにすることが、脳をよくする助けになるという結論で見事に一致している。たとえば、寝る前に毎晩お話を読んでもらった子では、話し言葉用の脳回路が他の子よりも強まっている――そして強化された皮質経路こそが、後に子どもが文章を理解でき、複雑な思考を表せるようにする。[53] 同様に、幸いにしてバイリンガルの家庭に生まれた子は、それぞれの親からそれぞれの母国語で話すというすばらしい贈り物を与えられ、易々と二種類の語彙、二種類の文法、二種類の文化を——あたりまえのように——獲得する。[54] その子の一生にわたり、そのバイリンガルの脳は他の子よりも優れた言語処理の能力や第三言語・第四言語獲得能力を維持する。そうした子が老齢に達すると、脳がアルツハイマー病に抵抗する期間が長くなるらしい。発達中の脳を刺激的な環境にさらすことによって、脳は保持するシナプスを増やし、樹状突起を大きくし、柔軟で余剰のある回路が増える[55]——プリズム眼鏡をかけるのを学習したフクロウが、その後ずっと、枝分かれした樹状突起が大きくなり、一方の行動から別の行動へ切り替える能力に優れるようになったように。小さな子の学習内容を早くから多様にしよう。脳がどう花開くかには、環境から受け取る刺激の豊かさによる部分があるのだ。

第Ⅲ部

学習の四本柱

シナプス可塑性が存在するだけでは、人類の並外れた成功を説明しきれない。実際、そのような可塑性は動物界にはどこにでも見られる。ハエでも、線虫でも、ナマコでも、可変のシナプスがある。知恵ある人《ホモ・サピエンス》が教える人《ホモ・ドセンス》となったのは、つまり人間が学習を得意技にし、そのために私たちが地球全体で成功したのは、人間の脳に、可塑性以外にもあれこれの仕掛けが備わっているからだ。

　進化の途上で、ヒトが環境から情報を引き出す速さを最大にする四つの主たる機能が現れた。私はそれを学習の四本柱と呼ぶ。それぞれが頭にある構築物を安定させるうえで必須の役割を演じているからだ。この四本柱のうち一つでも欠けていたり弱かったりすると、構造全体がゆらいでしまう。逆に、学習する必要がある場合、それも速く学習する必要がある場合には、必ずその四本柱に依拠して手間を最適化することができる。その四本柱とは——

・注意。注目の対象となる情報を増幅する。
・能動的関与。「好奇心」とも呼ばれるアルゴリズムで、脳に絶えず新しい仮説をテストするよう促す。
・誤りフィードバック。自分の予測と現実を比較して、世界について抱いているモデルを修正する。
・定着。私たちが学習したことを完全に自動化することであり、睡眠も鍵を握っている。

こうした機能も、人間独特のものではなく、他の動物にも共通している。それでも人類は、社会的脳と言語技能のおかげで、この四本柱を他のどの動物よりも効果的に利用している——とくに家庭、学校では。

注意、能動的関与、誤りフィードバック、定着が、成功する学習に秘められた成分だ。私たちの脳という基盤にあるこの基本的構成要素が、家庭でも学校でも動員されている。何とかして、教わる側のこの四つの機能すべてを動かすように教えることができれば、きっと学習の速さや効率を最大にできるだろう。だから、この四本柱を私たち一人一人が学習し、会得するようにしよう。

第7章 注意

フライトの時間ぎりぎりに空港に着くところを想像しよう。行動すべてが、注意の高まりを示している。頭は注意を維持した状態にあり、出発ゲートのサインを探し、移動する人々の流れに気をとられることもない。出発の案内表示を素早く見渡して自分の乗る便を見つける。あちこちから広告が呼びかけてくるが、そちらを見やることもない――一目散に搭乗手続きのカウンターへ向かう。そこで突然振り返る。人混みの中で、思いがけない友人が自分の名を呼んだのだ。脳はこの呼びかけを優先度が高いと見て、今度はそれが注意を引き継ぎ、意識に進入し……どの搭乗手続きカウンターへ行こうとしていたかは忘れる。

そんなとき、脳は警戒と待受《アラートネス》（「注意の維持」とも言われる）、選択と放念、指向と信号のフィルタリングといった、注意の要となる状態の大半を、数分の間に通り抜ける。認知科学で言われる「注意《アテンション》」とは、脳が情報を選択し、増幅し、流し、その処理を深くする仕組みすべてを指す。そうした仕組みは進化では古くからある。犬が耳の向きを変えたり、鋭い音を耳にしたネズミがすくんだりするときは、私たちが持っているのとよく似た注意回路を使っている。[1]

注意機構がそれほど多くの動物種に進化したのはなぜかというと、注意が情報飽和という非常にありふれた問題を解決するからだ。脳には絶えず刺激が降り注いでいる。視覚、聴覚、嗅覚、触覚といった感覚が毎秒何億ビットもの情報を送ってくる。当初は、こうした通信のすべてが別々のニューロンで並行して処理される――しかしそれを深いところまで整理できるほどの資源は脳にはない。そのため、注意機構のピラミッドは、巨大なフィルターのように組織され、しかるべき優先順位をつけていく。脳は各段階で、しかじかの入力にどれだけの重みを与えるかを決定し、必須と考える情報にのみ資源を割り当てる。

適切な情報を選ぶことは、学習の根本にかかわる。注意がなければ、データの山にパターンを発見するというのは、よく言われる干し草の山で針を探すようなことになる。それが従来の人工ニューラルネットワークが遅いことの主な理由だ。ネットワークは、情報を整理して適切な情報に集中することができず、提供されるデータがとりうるすべての組合せの分析ばかりに相当の時間を浪費してしまうのだ。二〇一四年になってやっと、カナダのヨシュア・ベンジオと韓国のチョー・キュンギュンは、人工ニューラルネットワークへの注意の組み込み方を明らかにした。[2] 二人の最初のモデルは、ある言語の文を別の言語の文へ翻訳することを学習した。二人は注意が多大な利益をもたらすことを示した。このシステムによる学習がそれまでよりも高性能、高速になったのは、各段階で文中の適切な単語に集中できるようになったからだ。

注意の払い方を学習するというアイデアは、人工知能の世界に燎原の火のように広がった。今日、人工のシステムが写真に適切な題をつけることができるとすれば（「公園でフリスビーを投げる女性」とか）、それは注意を使い、画像のそれぞれの適切な部分にスポットライトを当てることによって、適切な情報を通しているからだ。システムがフリスビーと名指すときには、ネットワークはその資源をすべて画像

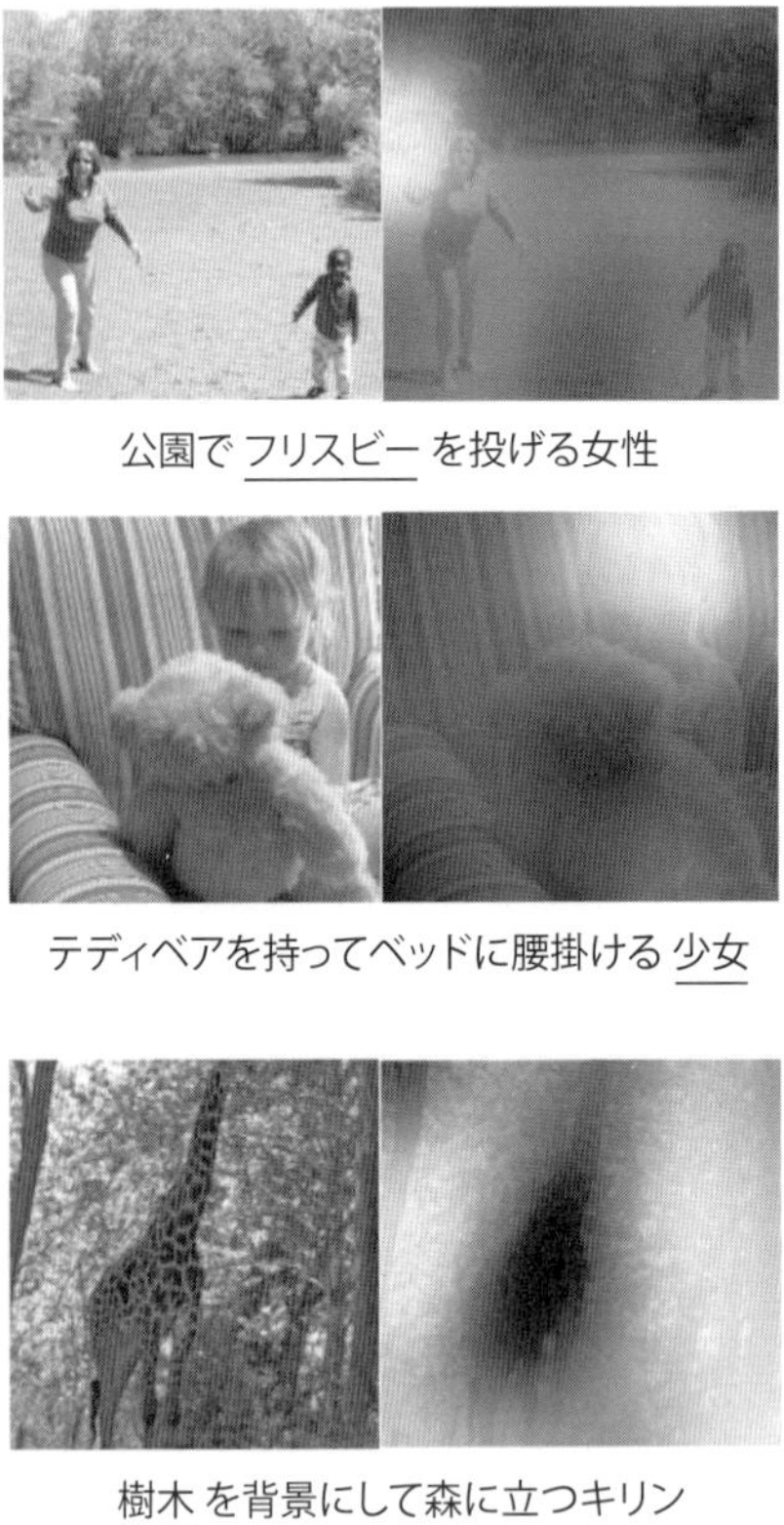

公園で フリスビー を投げる女性
テディベアを持ってベッドに腰掛ける 少女
樹木 を背景にして森に立つキリン

図 7.1　学習の柱の第一は注意。これは今や基本的な仕組みとなり、たいていの人工ニューラルネットワークに組み込まれつつある。ここではマシンが、画像説明する言葉を見つけることを学習している。注意が取捨選択して、一定の領域（右側の白い部分）に照明を当てて他はすべて捨てるスポットライトとして機能する。どの時点でも、すべての学習資源が、注意によって選ばれたデータ集合に集中させられる。

の中のフリスビーの画素に集中させており、人と公園に対応する画素は一時的にすべて取り除いている――そちらはまた後でということになる（図7・1）。[3] 今の精巧な人工知能システムは、すべての入力をすべての出力につなげるようなことはしていない――入力のすべてのピクセルがそれぞれどんな単語でも出力しかねないような単純なネットワークより、学習を二つのモジュールに分けた構造にする方が高速になることがわかっている。その一方では注意の払い方を学習し、他方ではそれによって濾過されたデータに言葉を付与することを学習するのだ。

注意は必須だが、問題が生じることもある。注意の方向が間違っていれば、学習は立ち往生することになりうる。フリスビーに注目しなかったら、画像のこの部分は消去され、フリスビーなどなかったかのように処理は進む。[4] それについての情報は早くに捨てられ、その情報は感覚野のごく初期段階にとどまる。注目されなかった物体はささやかな刺激しかもたらさず、学習をほとんど、あるいはまったく誘発しない。[5] 対象に注意を向けて意識するようになるときは正反対で、必ず、脳に並外れた増幅が生じる。意識的な注意によって、対象をコード化する感覚ニューロンや概念ニューロンの発火が大きく増幅され、長引いて、そのメッセージが前頭前野に伝わり、そこでニューロン群全体が発火し、もともとの画像の持続時間をゆうに超えるほど長く発火しつづける。[6] シナプスがその強度を変えるためには、そのような強い神経発火の波が必要だ――これを神経科学者は「長期増強」と呼ぶ。生徒が、たとえば教師が紹介したばかりの外国語の単語に意識的注意を払うときは、その単語は自身の皮質回路奥深くまで進み、はるばる前頭前野にまで伝播している。その結果、その単語は記憶される可能性がずっと高まる。無意識のあるいは注意されない単語はほとんど脳の感覚回路にとどまり、さらに奥の、了解や意味の記憶を支える語彙表象や概念表象にまで達するチャンスが得られない。

だから生徒はみな、注意を払うことを学習すべきなのだ——そしてまた教師も注意にもっと注意を払うべきだろう。生徒が適切な情報に注目しなければ、何かを学習することはまずありえない。教師の最大の手腕は、子どもをきちんと導くために、絶えずその注意に適切な方向をとらせ、注意を引きつけるところにある。

注意は適切な情報の選択に根本的な役割を演じているので、脳のあちこちの回路に存在する。アメリカの心理学者マイケル・ポズナーは、少なくとも三種類の大きな注意機構を区別する。

(1)呼出（alerting）。いつ注意を向ければよいかを合図し、警戒レベルを調節する。
(2)指向（orienting）。何に注意を向ければよいかを合図し、関心の向いた対象を増幅する。
(3)実行的注意（executive attention）。注目された情報をどう処理すればよいかを決め、与えられた課題に関連する処理を選び、実行を制御する。

以上のシステムは、脳活動を大規模に調節し、そのため学習が進みやすくしうるが、学習を間違った方向に向けることもある。この三点について、一つ一つ検討してみよう。

呼出——脳の覚醒

この第一の、たぶん進化では最古の注意システムは、見張りにつくべき時を教えてくれる。状況によって必要となれば、体全体を動員する警戒信号を送る。捕食者が近づいてきたり、強い感情に襲われたりすると、直ちに一連の皮質下核全体が皮質の覚醒と警戒の度を高める。この系は、セロトニンやアセチルコリンやドーパミンのような神経修飾物質を、大量かつ広範囲に放出することを命じる（カラー口絵図16）。こうした呼出メッセージは、多くの枝を広げる長い軸索を通じて皮質のほぼ全体に届き、皮質の活動と学習を大いに調節する。このメッセージが、今の神経活動の内容を記憶に送るよう皮質に直接伝えているかのようなところをとらえて、「印刷実行《ナウ・プリント》」信号と言う研究者もいる。

動物実験は、この警報システムの発動は、確かに皮質マップを大がかりに変更しうることを示している（カラー口絵図16）。アメリカの神経生理学者マイケル・マーゼニクは、マウスの皮質下のドーパミン回路やアセチルコリン回路を電気的に刺激して、呼出システムが騙されて動作するいくつかの実験をした。その結果、皮質マップが大規模に変動した。そのときたまたま活動状態にあったニューロンは、客観的には重要でなくても、すべて、強度の増幅を受ける。音、たとえばピッチの高い音が、一貫してドーパミンあるいはアセチルコリンの噴出に結びつけられると、マウスの脳はこの刺激に大きく偏ることになった。その結果、聴覚マップ全体がこの恣意的な音に侵略された。マウスはこの気になる音に近い音をますますよく識別するようになったが、他の振動数を表象する能力は一部を失った。[7]

そのような皮質可塑性が、呼出システムをいじることで引き起こされ、成体の動物にさえ生じうるというのは特筆すべきことだ。関係する回路の分析からは、セロトニンやアセチルコリンのような神経修飾物質が――とくにニコチン受容体（ニコチンに敏感に反応し、やはり覚醒や待受の主役となる）を介して――

皮質抑制介在ニューロンの発火を調節し、興奮と抑制の局面を変えることが示されている。[8] シナプス可塑性の感受期が終わるには、抑制が鍵を握っていたことを思い出そう。皮質回路は呼出信号によって抑制を解除され、幼い頃の可塑性をいくらか回復し、マウスの脳が重大と認識する信号に対する感受期を再開するらしい。

ホモ・サピエンスはどうだろう。作曲家や数学者が自分が選んだ分野に没頭し始めるとき、とりわけその熱意が早い年齢で始まる場合には、必ず皮質マップに同様の再編が生じるのではないか。そう考えたくなるところだ。モーツァルトやラマヌジャンに類する人々は、あまりの熱情で、その脳マップが音楽や数学のメンタルモデルに文字どおり侵略されるのかもしれない。さらに、これは天才だけにあてはまるのではなく、肉体労働者だろうと優秀な科学者だろうと、自分の仕事に熱心な誰にでもあてはまるのかもしれない。情熱は、皮質マップの大幅改造を可能にすることによって、才能を育てるのだ。

誰もがモーツァルトではないものの、この待受ややる気の脳回路はあらゆる人にある。日常生活のどんな状況でこの回路は出動するのだろう。トラウマや強い感情のみに反応してのことかといえば、たぶんそうではない。ビデオゲーム、とくに生と死をかける設定のアクション系のゲームが、注意機構を関与させるとくに効果的な手段となることを示す研究もある。ビデオゲームは呼出と報酬のシステムを動員することによって大規模に学習を調節する。アクションゲームをプレーするときには、たとえばドーパミン回路が動作する。[9] 心理学者のダフネ・バヴリエは、これはまさしく高速学習であることを示している。[10] 暴力的なアクションゲームほど効果が強まるらしいのは、たぶん、暴力的であればあるほど、脳の呼出回路を強く動かすからだろう。視覚的探知を改善するのには一〇時間プレーすれば十分で、画面上の目標の数の高速計算力を高め、気をそらされずに標的に集中する力を強化する。ビデオゲームをプレーしているうちに、自身の操作能力を落とすことなく超高速で判断できるようになる。

親や教師は、今どきの子はコンピュータやタブレットやゲーム機などのデバイスにかじりついて、いつも次々と活動を切り替えているから集中力がないのだと嘆いている――が、それは違う。ビデオゲームは集中力を減退させるどころか実際には増強しうるのだ。将来は、ビデオゲームをして、大人も子どもも、シナプス可塑性を再起動しようということになるだろうか。ゲームが注意を強力に刺激するのは確かだ。そのため私の研究室では、認知科学の原理に基づいて、数学と読み方のための教育用タブレットゲームをあれこれと開発してきた[11]。

ビデオゲームには悪い面もある。社会的孤立、時間のかけすぎ、依存症のリスクもあることはよく知られている。幸い、脳の社会的感覚にも依拠しつつ呼出システムを作用させる方法は他にもたくさんある。子どもを魅了する教師、読者を引き込む本、観客を引き込んで現実世界の経験に没入させるような映画や芝居。おそらくそういったことも脳可塑性を刺激する強力な呼出信号となる。

指向――脳のフィルター

次に取り上げる脳の注意システムは、何に注目すべきかを決める指向システムだ。これは外の世界に対するスポットライトとして機能する。このシステムは、私たちに降り注ぐ無数の刺激から、急を要する、危ない、魅力がある……あるいは単に当面の目標に関連する、といった理由で、頭の資源を割り当てるべきものを選ぶ。

アメリカの心理学を切り拓いた創始者、ウィリアム・ジェームズ（一八四二〜一九一〇）は、『心理学原理』（一八九〇）で、この注意の機能をうまく定義している。「私の感覚に対しては、私の経験にきちんと収まらない外の世界の項目が、無数に存在する。なぜかというと、それが私にとっては無関係だからである。私の経験とは、私の同意のうえで注意を向けることであって、そうした私が注目する項目だけが私の心を形成する」。

選択的注意は、どんなに抽象的なところだろうと、すべての感覚領域で動作する。たとえば、私たちは周囲の音に注意を向けることができる。犬なら耳を動かすが、人間の場合は、脳内の照準器だけが動き、ともかく集中することにした対象に注意のチャンネルを合わせる。騒がしい立食パーティでも、声と意味に基づいて、十の会話の中から一つを選ぶことができる。視覚では、注意の指向性がさらに明白な場合が多い。私たちは一般に、何でも自分を引きつけるものに向かって頭と視線を向ける。視線を移すことによって、関心を向ける対象を中心窩、つまり網膜の感度が非常に高い領域に置く。もっとも、実験では、人は自分の眼を動かさなくても、どんな場所にもどんな対象にも注意を向けられることが示されている。[12] 同時進行する複数の会話の一つに注目する場合のように、重ね合わされたいくつかの絵のうちの一枚に注目することさえできる。人は絵の色、曲線の形状、ランナーの速さ、物書きの文体、画家のテクニック、何にでも注目し、それを止めるものはない。脳内のどんな表象にでも注意は向けられる。

いずれの場合でも効果は変わらない。注意の指向は、何であれ注意のスポットライトが当たっているものを増幅する。注目された情報をコード化するニューロンが発火を増やす一方、がやがやとした他のニューロンのおしゃべりは抑えられる。影響は二つある。注意によって、当該のニューロン群の、関連性がありそうな情報への感度がさらに高まる。それに加えて、そのニューロン群の脳の他の部分に対する影響力が高まる。下流の神経回路は、その人が眼や耳や心を向ける刺激を反響させる。広大な皮質が指向を変えて、私たちの注意の中心にあるどんな情報でもコード化する[13]。注意は増幅装置としても、選択のためのフィルターとしても動作する。

哲学者アラン（一八六八～一九五一）は、「注意を向けるという偉大な技は、注意を払わないという技を前提にしており、そちらの方が王道である」と言う。実際、注意を向けるとは、無視するものを選ぶことも含む。スポットライトが当てられる対象一つにつき、他の無数の対象が影にとどまらなければならない。注意を向けるとは、見つくろい、フィルターをかけ、選び出すことであり、そのため認知科学者は選択的注意と呼ぶ。この形の注意は、選択された信号を増幅するが、関連性がないとみなされる信号は劇的に減衰させる。この仕組みは「バイアス競合（biased competition）」という用語で呼ばれる。任意の時点で、多くの感覚入力が脳の資源をめぐって競合しており、注意は、選ばれた項目の表象を強化し、それ以外を抑えることによって、この競合を一方の側に傾けるということだ。ここまでくると、ただのスポットライトの喩えではすまなくなる。皮質のある領域が他より照らされるようになるには、脳の注意のスポットライトは、他の領域の明るさを減らしもするのだ。その仕組みは干渉しあう電気的活動の波によっている。脳のある領域を抑えるには、脳はそこをアルファ周波数帯に属するゆっくりした波（八ヘルツから一二ヘルツ）に浸し、明瞭な神経活動を展開するのを妨げることによって、回路を抑制する。

つまり注意を向けるとは、望まない情報を抑止するということだ——そしてその際、脳は見ないことにしたものが見えなくなる。見えない《ブラインド》？ 本当に？ 本当だ。有名な「見えないゴリラ《インビジブル》」実験[14]などの多くの実験が、不注意は視覚の完全な喪失をもたらしうることを証明しており、その点で見えない《ブラインド》というのは適切な言い方だ。「見えないゴリラ」という古典的な実験では、白い服を着た人々と黒い服を着た人々がバスケットボールをパスしあう短い動画を見るよう求められる。[14] 白い方のチームのパスの回数をできるだけ正確に数えることが課題だ。朝飯前だと思われるだろう——実際、被験者は三〇秒後には意気揚々と正解を答える。しかしそこで実験する側がおかしなことを尋ねる。「ゴリラは見えましたか」。ゴリラって？ どんなゴリラ？ 動画を再生すると、驚くことに、ゴリラの着ぐるみを着た役者が場面を歩いて横切り、中央では立ち止まって何秒か胸を叩いているではないか。見逃しようがないように思える。実験はさらに、ある時点で被験者の目はそのゴリラを正面に見ていることも示す。それでも被験者にゴリラは見えていない。理由は単純で、被験者の注意の焦点は全面的に白チームにあり、したがって、邪魔になる黒い服——ゴリラの着ぐるみも含め——を着たプレーヤーのことは能動的に抑止しているのだ。せっせと数える作業をしていると、頭の中の作業場《ワークスペース》はこの見落としようのない動物に気づくことができなくなる。

「見えないゴリラ」実験は認知科学の記念碑的研究であり、簡単に追試できる。実験の設定をあれこれ変えても、ただ注意が向く先を絞るだけで、注意が向いていない刺激は見えなくなる。たとえば、ある音の音程が高いか低いかを判断するよう求められれば、音の何分の一秒か後に現れる書かれた単語のような別の刺激は見えなくなるかもしれない。心理学者はこの現象を「注意の瞬き（attentional blink）」と呼ぶ[15]。人の眼は開いたままでも、心は「瞬いて」いる——しばらくは主たる作業にかかりきりになって、他のことには、たった一語のような単純なことにさえ、まったく注意が向けられなくなる。

こうした実験では、実際には人は二つの錯覚に陥っている。まず、私たちは単語やゴリラが見えない。それだけでもひどい話だ（不注意が赤信号を見逃したり歩行者をはねたりに至りうることを示す実験もある——ハンドルを握っているときには決してスマホを使わないこと）。しかしもう一つの錯覚はもっとひどい。自分が気づいていないということに気づかない——つまり、見えるものはすべて見たと絶対の確信を抱いている。見えないゴリラ実験を試す被験者はたいてい、自分には見えていないことを信じられない。たとえば別の動画を見せられるなどして騙されたのだと考える。ゴリラが本当にいたのなら、見えているはずじゃないかと思う人が多いが、残念ながら、そんなことはない。私たちの注意はきわめて制約され、悪気はまったくなくても、何か一つのことに考えが向けられていると、他のことは——どんなに目立つ、楽しい、重要なことでも——完全に私たちの目を逃れ、見えないままになる。私たちの意識に内在する限界によって、私たちは自分や他人に認識できることを過大に見積もる。

ゴリラ実験は誰でも、とくに親や教師は、知っておくに値する。私たちが教えるときには、往々にして、知らないということがどういうことかを忘れがちだ。私たちはみな、自分が見えていることは誰でも見えていると思っている。その結果私たちは、どんなに気をつけても、教えようとしていることが、子どもには文字どおり見えていない理由がわからず、苦労することが多い。しかしあのゴリラは明瞭なメッセージを残している。見るには注意が必要なのだ。生徒が何らかの理由で気をとられ、注意を向けられなければ、教師の言うことにはまったく気づかないかもしれない——そして知覚できないことは学習できない。[16]

一例として、最近アメリカの心理学者ブルース・マカンドリスが行った、読み方を学習する際の注意の役割を調べる実験を考えよう（図7・2）。[17]学習の際には一つの単語の個々の文字に注意を向ける方がよいか、それともその単語の全体的な形に向ける方がよいか。マカンドリスらのチームは答えを出すために、成人に通常とは異なる、優雅な曲線で構成される文字体系を教えた。被験者はまず、一六の単語を教え込まれたうえで、その学習した一六の単語と、一六の新出単語が出てくる文章を読もうとしているときの脳の反応が記録される。しかし被験者には知らせずに、その注意も操作される。被験者の半分は、この文字の曲線はそれぞれ、中国語のように一つの単語に相当するので、曲線全体に注目するよう言われる。もう半分の被験者は、実は曲線は三つの文字が重ね合わされているので、個々の文字に注意を向けた方が学習しやすいと言われる。すると第一の集団は、単語全体に注意を向けるが、第二の集団は、個々の文字に注意を向け、単語を書くときにも、実際、そのように書いていた。

結果はどうなったかというと、どちらの集団も最初の一六語をおぼえることはできたが、注意の向け方によって、新語の解読能力はとことん違った。文字に集中する第二群の被験者は、文字と音の間の対応をいくつも発見し、新語の七九パーセントを読むことができた。さらに、その脳を調べると、こちらの被験者は、左半球の腹側視覚野にある通常の読字回路を励起させていることがわかった。ところが単語全体の形に注意する第一群は、一般化して新しい項目にあてはめる能力が完全に妨げられていた。こちらの被験者は新語を読むことができず、右半球の視覚野にあるまったく適切でない回路を励起させていた。

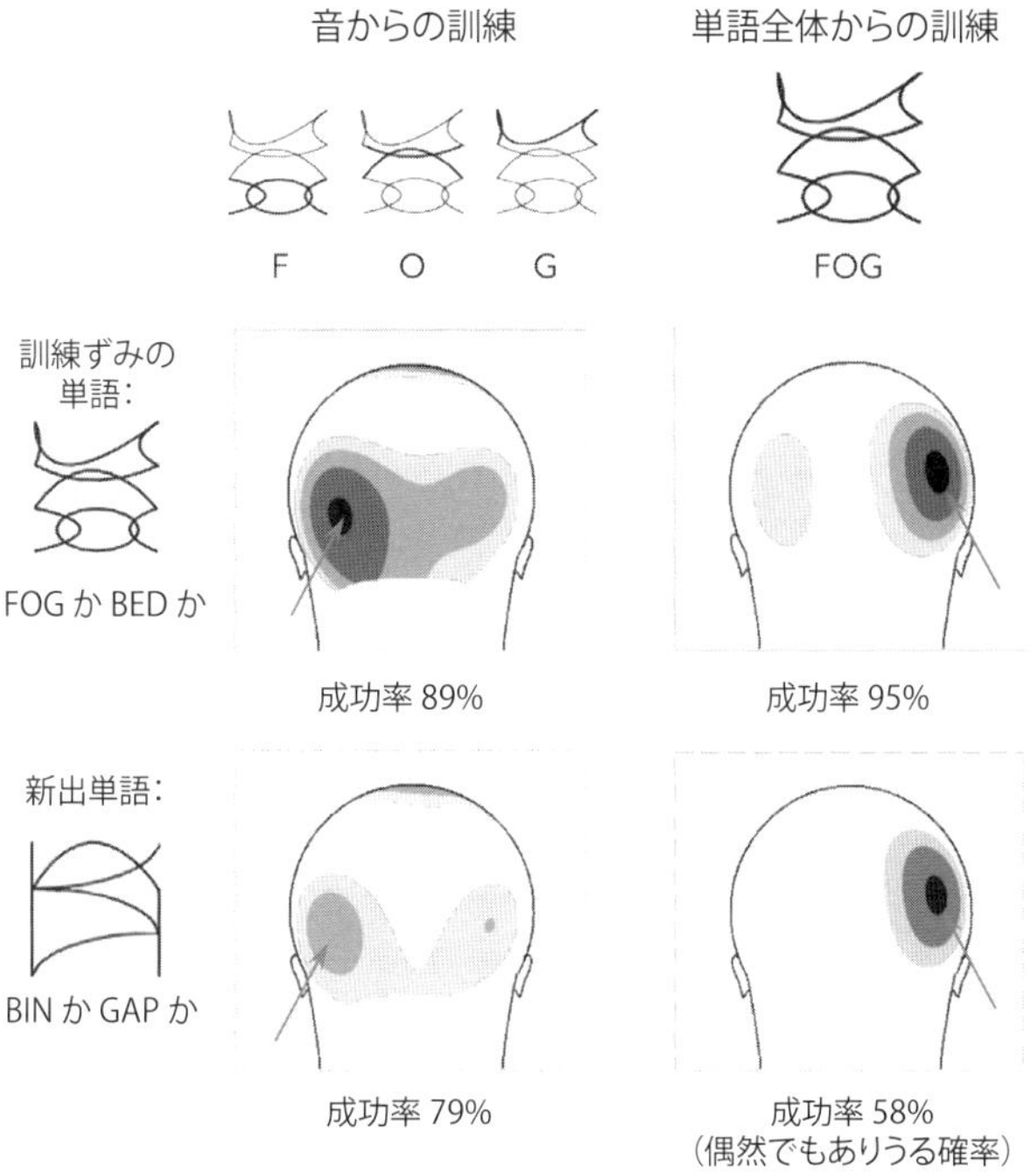

図 7.2　選択的注意は、学習を適切な回路に向けることも、間違った回路に向けることもできる。この実験では、成人が新しい文字体系の読み方を、音の側から入るか、単語全体の側から入るか、いずれかの方式で学習した。単語の全体的な形に注目した方の人々は、300 回の試行の後でも、単語が文字からなることに気づかなかった。単語全体に注意すると、学習は右半球の不適当な回路に導かれ、被験者が学習したことを新出単語に一般化するのを妨げた。しかし注意が文字の存在に向けられると、人々はアルファベットの解読ができるようになり、新しい単語を読むときにも、左半球の腹側視覚野にある通常の読み取り回路を使った。

メッセージは明らかで、注意が脳の活動を根本から変えるのだ。単語の全体的な形に注意を向ければ、アルファベットのようなコードがあることの発見を妨げるし、脳の活動を反対側の半球にある適切ではない回路に向けることになる。読み方を学習するには、音の面からの訓練が欠かせない。文字と音の対応に注意するだけで、生徒は典型的な読字回路を励起させて、適切な学習ができるようになる。小学校一年生を相手に読み方を教える教師はこのデータをよく知っておくべきだろう。それは子どもの注意の向けどころを適切にすることがどれほど重要かを示している。多くのデータが一致して、単語全体を読み取るより、音から入る方式の方が優れていることを明らかにしている[18]。たとえばそれぞれの文字を左から右へ指でなぞって文字レベルに注意する方が、子どもははるかに学習しやすくなる。逆に、注意を向ける手がかりを与えられずに、書かれた単語全体を素朴に調べ、内部構造に注意を向けないと、どうにもならない。注意は学習がうまくいくうえで要となる成分の一つなのだ。

したがって、上手に教えるには、何よりも子どもの注意に絶えず注意を向けることが必要となる。教師は子どもに注意を向けてほしいところを念入りに選ばなければならない。注意の焦点にある項目しか、脳で効果的に学習されるほど強く脳で表象されないからだ。それ以外の、注意をめぐる競争に負けた刺激は、その子の可塑的なシナプスにはほとんど、あるいはまったく何もかき立てない。

そこで有能な教師は生徒の頭の状態に仔細に注意を向ける。注意をつかむ授業内容で子どもの好奇心を絶えずかき立て、それによって、毎回の授業を確実に記憶に残る経験にする。自分が教えることを、それぞれの子どもの注意の向く範囲に合わせることによって、生徒全員が確実に授業全体についてこられるようにするのだ。

実行制御──脳の切替装置

もう一つの注意システムは、注意が向いた情報をどう処理するかを決める実行制御系だ。「中央実行系とも呼ばれ、動作の流れを選び、そこから離れないようにする諸々の回路群のことを言う。[19] そこには皮質領野の階層全体、主として前頭皮質──額の奥にあって、人間の脳の三分の一近くが集まる巨大な皮質部分──にある領野がかかわっている。人間の前頭葉は他の霊長類と比べると大きく、接続も良くなっているし、樹状突起ツリーが複雑になって詰め込まれたニューロンの数も多い。[20] 当然、人類の認知能力は他のどの霊長類よりも大いに発達している──そのことは、認知階層の最高レベル、つまり私たちが自分の頭の動作を監督し、自分の間違いに気づくようにしてくれるところ、つまり実行制御系についてとくに言える。[21]

23×8を暗算しなければならないとしてみよう。一連の関連する頭の中での演算が初めから終わりまでなめらかに実行されるようにするのが実行制御系だ。まず、一の位の数字3に注目してそれに8をかける。それから結果24を記憶に保存する。今度は十の位の数字2に注目してまた8をかけ、16を得る。それから今作業しているのは十の位だから、16は160のことだというのを思い出し、最後に24と160を足して答え184に達する。

実行制御とは、脳の切替装置のことで、それは頭の中での処理の方向を定め、導き、管理する。鉄道の操車係員が、忙しい駅でポイントを切り替え、各ポイントをしかるべく設定することによって、どの列車も正しい線路に誘導するのとよく似ている。脳の中央実行系が注意システムの一つと考えられるのは、他の注意システムと同様、多くの可能性の中から選ぶからだ——ただこちらの場合は、自分に届く刺激から選ぶのではなく、頭の中の使用可能動作の中から選択する。たとえば空間的注意と実行注意は相補的な関係にある。計算をするとき、空間的注意は数学の教科書をスキャンして23×8という問題にスポットライトを当てる——しかしそこからスポットライトを一歩ずつ導いて、まず3と8を選び、それを脳の乗算用回路に通すといった案内役をするのは実行注意だ。中央実行系は適切な動作を起動し、不適切な動作を抑止する。それは絶えず頭の中のプログラムがなめらかに実行されるようにし、その方針の変えどきを判定する。帯状皮質の特化した分岐回路内で、間違いをしたときや目標から逸れたときを検知して、ただちに実行計画を修正するのもこの中央実行系だ。

実行制御と、認知科学者が作業記憶と呼ぶものとには、密接なつながりがある。頭の中のアルゴリズムをたどってその実行を制御するためには、進行中のプログラムの要素、つまり中間の状態や実行済みの段階やこれから行われる演算や……のすべてをつねに頭にとどめておかなければならない。こうして実行注意は、私が「全域的神経作業空間《ワークスペース》（global neural workspace）」と呼んだものの入力と出力を制御する。[22] この作業空間は、脳のルータ、つまり情報を脳にあるいろいろな処理装置に、どうやって、どの順で送るかを判定する信号係のはたらきをする。このレベルでは、頭の中での動作は低速で逐次的だ。この系は、一度に一つの情報しか処理せず、したがって二つの動作を同時には行えない。心理学者はそれを「中枢ボトルネック」とも呼ぶ。

私たちは本当に頭で二つのプログラムを同時に実行できないのだろうか。同時に二つの作業をしているように見えることはある。あるいは二つの思考経路をたどっているように見えることさえある。しかしそれはただの錯覚だ。このことは基本的な実験からわかる。誰かに二つの簡単な課題——たとえば高い音程の音が聞こえたら必ず左手でキーボードの何かのキーを押し、文字Yを見たら右手で別のキーを押す——を与える。両方の標的が同時に、あるいはすぐに続いて起きると、その人はまず、第一の課題を通常の速さで実行するが、第二の課題の実行は、第一の判断にかかった時間に比例して、相当に遅れる[23]。言い換えると、第一の課題が第二の課題を遅らせる。私たちの全域的作業空間は第一の判定にかかりきりで、第二の課題は待たなければならない。その時間差は大きく、ゆうに数百ミリ秒に達する。第一の課題に集中しすぎると、第二の課題はまったくできなくなることさえある。しかし特筆すべきことに、私たちはだれもこの二重課題の大きな遅れに気づかない——私たちはそもそも、情報が自分の意識的な作業空間に入ってくるまでは、情報があることにも気づきさえないからだ。第一の刺激が意識的に処理される間、第二の刺激は作業空間が空くまでドアの外で待っていなければならない——が、私たちはその待ち時間を内省することはなく、それについて尋ねられたら、第二の刺激は第一の刺激が終わったちょうどそのときに現れ、それを通常の速さで処理していると答える[24]。

ここでもまた、私たちは自分の頭の限界に気づいていない（実際、自分が気づいていないことに気づくことができるというのは矛盾している）。私たちが自分はマルチタスクができると信じる唯一の理由は、それが引き起こす巨大な遅れに気づかないということだ。そうして、私たちの多くは運転しながらスマホでメッセージを打ち続ける——その作業は気を取られる点では最たるものだということは明らかなのに。スマホ画面の誘惑とマルチタスクの神話は、このデジタル社会が生み出した危険の中でもワーストツーかもしれない。

訓練したらどうだろう。私たちは自分を、本当に同時に複数のことをするマルチタスクができるように変えられるだろうか。できるかもしれないが、二つの作業のうち一方を徹底して訓練しなければならない。自動化すると意識にのぼる作業空間が解放される。ある活動のルートを確立することによって、脳の中枢の資源を独占使用することなく、無意識に実行することができる。厳しい練習を経て、たとえばプロのピアニストが演奏しながら話すことができたり、タイピストがラジオを聴きながら資料を写せたりする。しかしそれはめったにない例外というものだし、その例外についても、心理学者は異論をはさみつづける。実行注意が作業を一方からその次へほとんど探知できないほど素早く切り替えているだけ、という可能性もあるからだ。[25] 原則の方はそのまま残っている。どんなにマルチタスクに見える状況でも、注意の制御下で複数の認知動作を行わなければならないときは、少なくとも一方の動作は減速する。あるいはまったく忘れ去られる。

この注意散漫の影響は重大なので、集中することの学習は学習には欠かせない。子どもでも大人でも、二つのことを同時に学習するのは期待できない。教えるには注意の限界に注意すること、したがって、いくつかの具体的作業について入念に優先順位をつけることが必要だ。注意をそらすものが何であれ、それはかける手間を減速するか無駄にするか、いずれかだ。同時にいくつかのことをしようとすると、すぐに中央実行系が追跡しきれなくなる。この点で、ラボでの認知科学の実験は見事に教育現場での知見に合致する。たとえば、現地実験では、過度に装飾された教室は子どもの気をそらし、集中を妨げることが明らかになっている。[26] 生徒が授業中にスマホの使用を認められると、そのときの授業の内容についてテスト結果は、何か月経っても悪いことを示す、最近の研究もある。[27] 最適な学習のためには、脳は気をそらせるものを避けなければならない。

注意することを学習する

実行注意はおおよそ「集中」とか「自制」と呼ばれる働きに対応する。重要なことに、このシステムは子どもがすぐに使えるものではない。前頭前野が成熟しきるには、一五年から二〇年かかる。実行制御は幼年期から思春期にかけて徐々に現れる。その間に、脳が経験と教育を通じて徐々に自らをコントロールすることを学習するのだ。脳の中央実行系が一貫して適切な戦略を選択し、不適切な戦略は抑止するには時間がかかり、その間、気が散らないようにしなければならない。

認知心理学には、子どもが集中するようになり、関連性のない方策を抑止しながら、徐々に自分の誤りを修正していくことを示す例があふれている。そのことを初めて認めたのは心理学者ジャン・ピアジェだった。ごく幼い子は一見するとばかばかしい間違いをすることがある。たとえば、おもちゃを何回かAの位置に隠し、それから隠す場所をBに変えると、一歳未満の赤ちゃんはAの方で探し続ける（その間の出来事はちゃんと見ていても）。これは有名な「BではなくAエラー」で、ピアジェはそこから、幼児には物体の恒常性――ものが隠されてもそれは存在し続けるという知識――がないという結論を出した。しかしこの解釈は間違っていることがわかっている。赤ちゃんの視線を調べると、ものが隠された場所は知っていることがわかる。しかし頭の中での矛盾を解消するところが難しい。「BではなくA」の課題では、それまでの試行で学習した定型的な反応からすればAへ行かなければならないが、もっと新しい作業記憶からすると、今回の試行に基づいて、この習慣的反応を抑止して、Bへ行くべきだということになる。ところが習慣の方が勝ってしまう。この年齢で欠けているのは実行制御であって、対象の知識ではないのだ。実際、「BではなくAエラー」は、前頭前野の発達と連動して、一二か月あたりで消える。[28]

数と大きさを混同するというエラーも、子どもには普通に見られる。ここでもピアジェは珠玉の発見をしたが、解釈を間違えていた。ピアジェは、三歳くらいになる前の幼児が集合にある物体の数をなかなか判断できないことに気づいた。古典的な数保存の実験では、まず子どもに等しい二列のおはじきを見せる。おはじきは一対一に対応していて、どんなに幼い子でも、おはじきの数はどちらの列も同じだということを認める。そこでピアジェは、一方の列のおはじきの間隔を空ける。

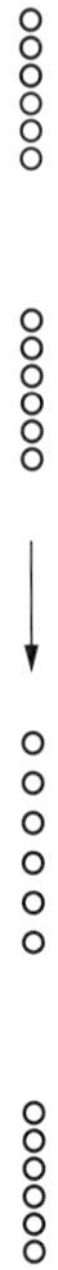

特筆すべきことに、今度は二つの集合が等しくなく、長い方の列にあるおはじきの方が多いと断言する。これは驚くほどばかげた間違いだ――が、ピアジェの考えとは違い、この年齢の子が「数を保持する」ことができないということではない。すでに見たように、新生児にはすでに抽象的な数の感覚がある。これは事物の感覚や、それが提示される感覚の様態とは関係がない。保持ができないのではなく、やはり実行制御のところが難しいのだ。子どもは目立つ特徴（大きさ）を抑止して、もっと抽象的な特徴（数）を増幅することを学習しなければならない。成人の場合でも、そのような選択的注意は失敗する

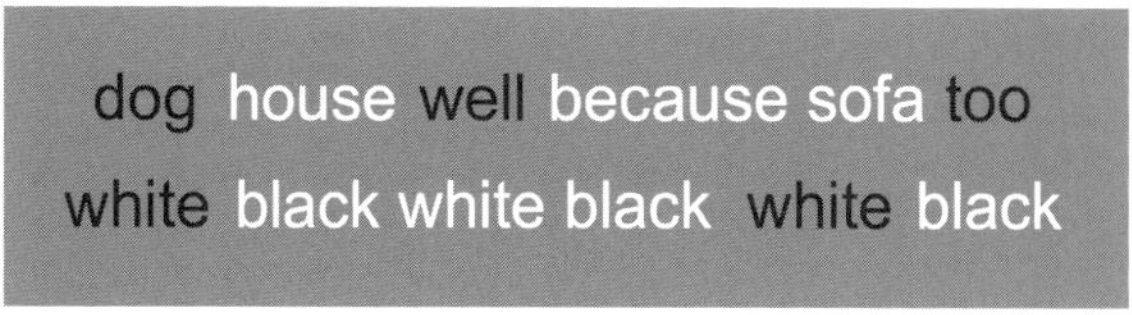

図 7.3

ことがある。たとえば、私たちはみな、多くの数が小さくまとまった集合と、それより少なくても大きく広がった集合とでは、実際にはどちらの数が大きいか、なかなか判定できない。また、7と9のどちらが大きいかもなかなか選べない。年齢や教育とともに発達するのは、数の体系そのものの正確さではなく、それを密度や大きさのような無関係な手がかりに気をとられずに効率的に用いる能力だ[29]。ここでもそのような課題に上達するのは前頭前野での神経的反応の発達と相関している[30]。

　そのような例はいくらでも挙げられる。人生のあらゆる段階で、また認知的であろうと情緒的であろうとあらゆる知識の領域で、私たちが間違わなくてすむようにしているのは、まずもって実行制御能力の発達だ[31]。これは自分の脳で試せる。図7・3のそれぞれの単語が印刷されているインクの色（ブラックかホワイトか）を言ってみるとよい。

　二行めになったとたん、作業は難しくなっただろう。遅くなるし、間違いもする。この典型的な効果（単語がカラーで印刷されていると、その効果はさらに顕著になる）は、実行制御系の介在を反映している。単語と色が矛盾すると、中央実行系は単語の読み取りを抑止して活字の色を名指す作業への集中を維持しなければならない。

　今度は次の問題を解いてみよう。「メアリーはおはじきを二六個持っていま

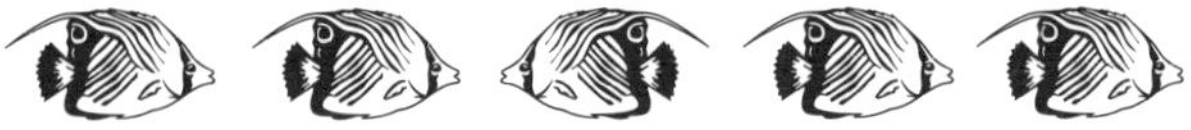

図 7.4

す。そしてグレゴリーより四個多く持っています。グレゴリーはおはじきを何個持っているでしょう」。つい、一二六と四を足したくなるのではないだろうか。正解は一二二なのに、一三〇と思わなかっただろうか。問題文は「四個多い」と言っているが、しなければならないのは引き算だ――これは子どもが陥りやすい罠で、そのような算数の問題の意味をよく理解し、うまく思考をコントロールして適切な演算を選べるようにならなければならない。

注意と実行制御は、二〇歳くらいまでに前頭前野がだんだん成熟するのとともに自然に発達する。しかしこの回路は他の回路と同様、可塑的で、多くの研究が、その発達は教育訓練で強化できることを示している[32]。この系は様々な認知的作業に介入するので、多くの教育活動は、遊びのようなものも含め実行制御を効果的に発達させることができる。アメリカの心理学者マイケル・ポズナーは、幼児の集中力を改善する教育ソフトを初めて開発した。たとえばあるゲームでは、プレーヤーは画面中央にいる魚の向きに注目させられる（図7・4）。目標の魚は他の反対方向を向いた魚に囲まれている。ゲームが進むにつれて、だんだん難易度が上がり、子どもは目標の魚の近隣に気をとられなくなることを学習していく――単純な作業だが、集中と抑止の教材になる。この例は、すぐに反射的に反応してしまうのを抑止して熟慮を促す多くの方法の一つにすぎない。

コンピュータが発明されるよりずっと前、イタリアの医師で教師のマリア・モンテッソーリ（一八七〇～一九五二）は、様々な実践的活動で幼児の集中力を育てることができることに気づいた。今日のモンテッソーリ教育施設では、子どもは地面に引かれた楕円に沿って、足が線から決して離れないようにして歩く。ちゃんとできたら、難度が上げられ、口にスプーンをくわえて歩かせ、さらにスプーンにピンポン球を乗せる等々と進む。実験的研究からすると、モンテッソーリ法は子どもの発達の多くの面にプラスの影響を及ぼすらしい[33]。ビデオゲーム、瞑想、楽器の練習……が注意にもたらす利点を明らかにする研究もある。幼児にとって、両手の動きを調節しながら自分の体や視線や呼吸をコントロールすることは、きつい作業になることもある——おそらく、だから早期に音楽を演奏すると、前頭前野の厚みが左右で有意に増すなど、脳の注意回路に強い影響があるのだろう（図7・5）[34]。

実行制御の訓練はＩＱを変えることさえありうる。それが意外に思えるとしたら、それはＩＱが生得のもの——子どもの精神的能力の基本的決定因子——と見られることが多いからだ。しかし知能指数は行動の能力にすぎず、そうだとすれば、教育で変化しないわけがない。私たちのどんな能力とも同じように、ＩＱは特定の脳回路によっていて、そのシナプスの重みは訓練で変えることができる。私たちが流動性知能と呼ぶもの——新しい問題を推理して解く能力——は、脳の実行制御系を大々的に用いる。どちらも脳の似たようなネットワーク、とくに背外側前頭前野を動員するのだ[35]。実は、流動性知能の標準化された計測は、認知心理学者が実行制御を評価するために使う検査と似ている。どちらも注意、集中、ある活動から別の活動へ素早く移り、全体としての目標を見失わない能力を浮かび上がらせる。そしてもちろん、作業記憶と実行制御に焦点を当てる訓練課程は、流動性知能をわずかながら上昇させる[36]。こうした結果は、知能は遺伝子で決まる部分がないわけではなくても、教育を含めた複数の環境的

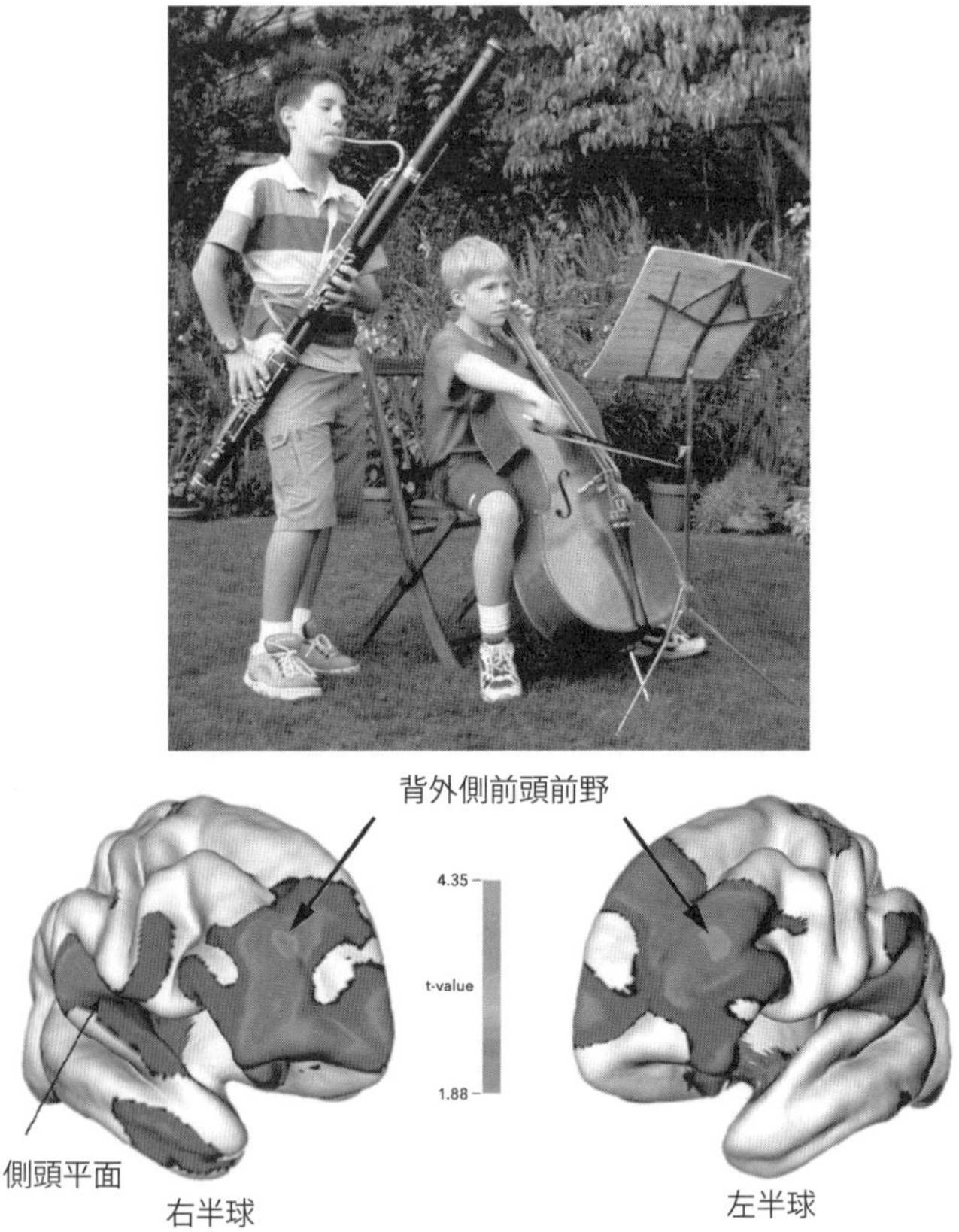

図 7.5　実行注意、つまり集中して自分をコントロールする能力は、年齢と教育で発達する。楽器の演奏を学習することは、早期から集中力と自制を強化する方法の一つだ。音楽家と他の点では同等の非音楽家を比べると、音楽家の方が皮質、とくに背外側前頭前野という実行制御では重要な役割を演じる部分が厚い。

因子に反応して劇的に変化しうることを示すこれまでの発見とも整合する。そしてその環境因子の作用は巨大にもなりうる。ある研究では、社会経済的地位が高い家と低い家の養子になったIQが低い四歳から六歳の子どもを調べている。思春期には、恵まれた家庭で育った方の子はIQのスコアが二〇ポイント上がったが、そうでない子は八ポイントどまりだった。[37] 最近のメタ分析研究では、知能に対する教育の効果が調べられ、学校で一年勉強するごとにIQが一ポイントから五ポイント増すという結論が得られている。[38]

今の先端的な研究は、認知訓練の効果を最適化するとともに、当の効果の限界を明らかにしようとしている。この効果は何年も続きうるのだろうか。効果が訓練用の作業のときだけでなく、生活全体にわたる様々な状況にも確実に広がるようにするにはどうすればいいのだろう。そこが難問だ。そもそも脳は、場合場合に応じて、それぞれの作業に特有のこつを身につけるものだからだ。解決するにはおそらく学習経験を多様化しなければならないのだろう。また、幅広い文脈での作業記憶と実行注意の核となる認知機能を刺激するような教育課程が最善の結果を生むらしい。

私がとくに楽観的になれる発見がいくつかある。作業記憶の早期訓練は、とくに幼稚園で行われると、集中力や、読み方や算数という学校に直接関係するところを含む多くの分野での成功にプラスの効果があるらしい。[39] これは意外な話ではない。何年も前から、作業記憶は算数での後の成功をよく予測する因子の一つであることがわかっているからだ。[40] 記憶トレーニングを、「数直線」——数が直線上に並び、足し算と引き算は右と左への動きとして表される——の概念をもっと直接的に教えることと組み合わせると、そうした訓練の効果は増幅される。[41] こうした教育的介入はいずれも、不利な生い立ちの子にとって最も恩恵があるらしい。社会経済的水準が低い家庭にとって、幼稚園に始まる早期の介入をして学習と注意の基本を教えることは、優れた教育的投資の一つとなりうる。

注意してくれたら注意しますよ

ὁ ἄνθρωπος φύσει πολιτικὸν ζῷον
人間は本来、社会的（政治的）動物である。

――アリストテレス（紀元前三五〇）

哺乳類はすべて――もちろん霊長類も含めて――注意システムを持っている。しかし人間の注意は学習をさらに加速するユニークな特徴を示す。社会的な注意の共有だ。ホモ・サピエンスは、他のどの霊長類と比べても、注意と学習が社会的な合図に依存している。私はあなたがどこに注意しているかに注意し、私はあなたが教えてくれることから学習する。

乳幼児はごく早い時期から顔を見つめ、とくに人の目に注意を向ける。話しかけられたときに乳幼児が最初にとる反射的行動は、状況を探ることではなく、自分とやりとりする人物の視線を捉えることだ。赤ちゃんはアイコンタクトができて初めて、その大人が見ている対象の方を向く。この社会的な注意を共有する顕著な能力は、「共同注意」とも呼ばれ、子どもが何を学習するかを決める。

赤ちゃんが「wog」のような新語の意味を教えられる実験についてはすでに述べた。乳幼児が、話し手がwogと言うときに向かう視線をたどることができれば、ほんの何回かの試行でこの単語の意味を難なく学習する――一方wogが同じ物体と連動していても、スピーカーから何度も再生されるだけでは学習は生じない。同じことが音のカテゴリー学習にも言える。生後九か月のアメリカ人の子が中国人保育士とほんの数週間交流すると、その子は中国語の音素を身につける――しかし高画質の動画から言語的刺激を受け取った場合には、同じ量を受け取っても学習は生じない。[42]

ハンガリーの心理学者ゲルゲイ・チブラとジェルジ・ゲルゲイは、他の人に教え、他の人から学習するのはヒトという種に根本的な進化による適応だとみなす。[43] ホモ・サピエンスは、脳に「天然の教育法」のための回路を備えている社会的動物で、他の人が教えてくれようとしていることに注意するようになると、その回路が起動するのだと言う。私たちの地球全体での成功は、少なくともその一部は、注意を他者と共有できる能力という、進化を経た特徴のおかげだ。私たちが学習する情報のほとんどは、自分の個人的経験よりも他者に教わったことだ。こうして人類の集合的な文化は、個人が一人で発見できることをはるかに超えて上昇できる。心理学者のマイケル・トマセロはこれを「文化ラチェット」効果と呼ぶ。ラチェット〔一方向にしか回転しない歯車〕はエレベータが落下しないようにするもので、社会的共有は文化が退行するのを防ぐ。一人が役に立つ発見をすれば必ず、それが集団全体に広がる。社会的学習のおかげで、大発明が忘れられるなど、文化のエレベータが落下するようなことはほとんどなくなる。

私たちの注意システムはこの文化的状況に適応している。ゲルゲイとチブラの研究が示すのは、子どもの注意は早い時期から大人の発する信号にチャンネルを合わされているということだ。子どもに対して具体的な動作を見せるチューターが、その実演の前にその子を見ることが、学習の速さを大いに変える。アイコンタクトは子どもの注意を引きつけるだけでなく、その子に大事なことを教えるという教える側の意図の合図にもなる。赤ちゃんさえアイコンタクトに感度がある。それによって赤ちゃんは「教わる態勢」になって、その情報が重要で一般化できるものと解釈するよう促される。

一例を挙げよう（図7・6）。若い女性が笑みを浮かべて物体Aの方を見て、それから顔をしかめて物体Bの方を見る。一歳六か月の子がその場面を見ている。その子はどういう結論を引き出すだろう。それは子どもと大人がやりとりする合図によって決まる。アイコンタクトが確立していなければ、子どもはただ特定の一つの情報だけをおぼえている。つまりこの人は物体Aが好きで物体Bは嫌いということだ。しかしアイコンタクトが確立していると、子どもはもっと多くのことを引き出して、その大人は大事なことを教えようとしているのだと思い、そのため、物体Aは好ましく、物体Bは悪く、それはこの人だけの好みではなく、誰でもそうだという結論を出す。子どもは自発的コミュニケーションが行われるどんな兆候にも極度に注意を向けている。子どもは、人が自分に何かを伝えようとしていることの明らかなしるしを送ると、この人はその人に固有の好みだけでなく、抽象化できる情報を教えたがっているのだと推論する。

大事なのはアイコンタクトだけではない。子どもは指で差す行為の裏にある意図をすぐに理解する（チンパンジーはこの動作を本当には理解しない）。赤ちゃんでさえ、誰かが自分の注意を引いて、重要な情報を伝えようとしているのを認識する。たとえば、生後九か月の赤ちゃんが、人が何かの物体を指差して自分の注意を引こうとしていているのを見ると、後になってもその物体がどういうものかをおぼえている。これは相手にとって重要だという情報を理解しているからだ――しかし同じ人が手を伸ばしてもその物体を見ていないときには、物体の位置だけをおぼえていて、それが何であるかはおぼえていない。[44]

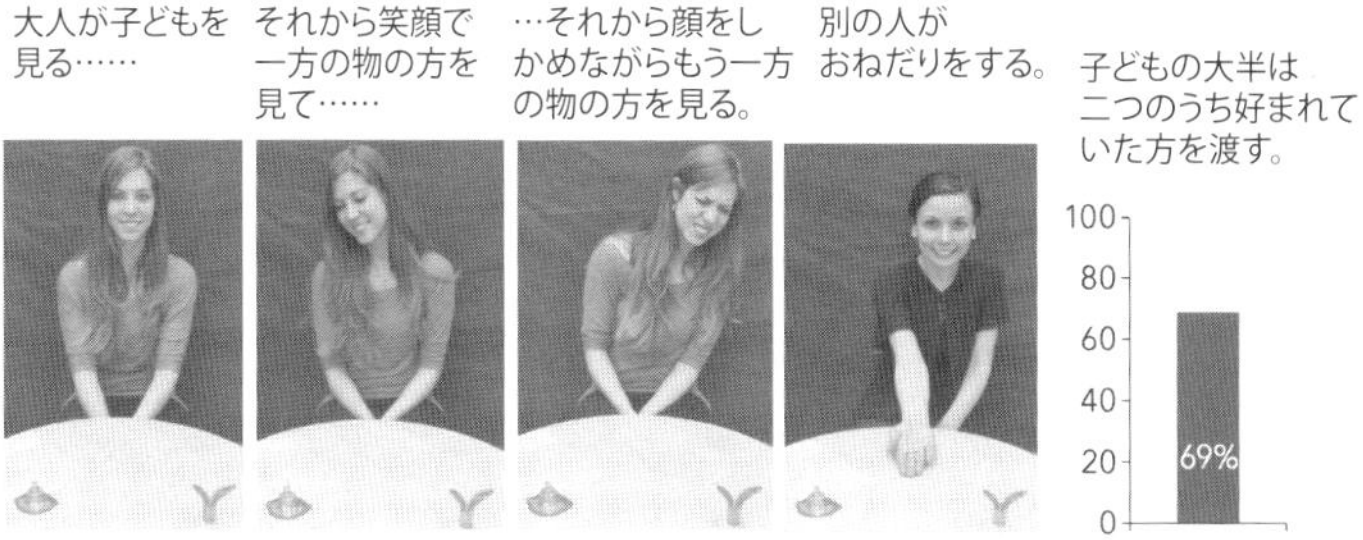
大人が子どもを見る……
それから笑顔で一方の物の方を見て……
…それから顔をしかめながらもう一方の物の方を見る。
別の人がおねだりをする。
子どもの大半は二つのうち好まれていた方を渡す。
100
80
60
40
20
0
69%

（a） 共同注意

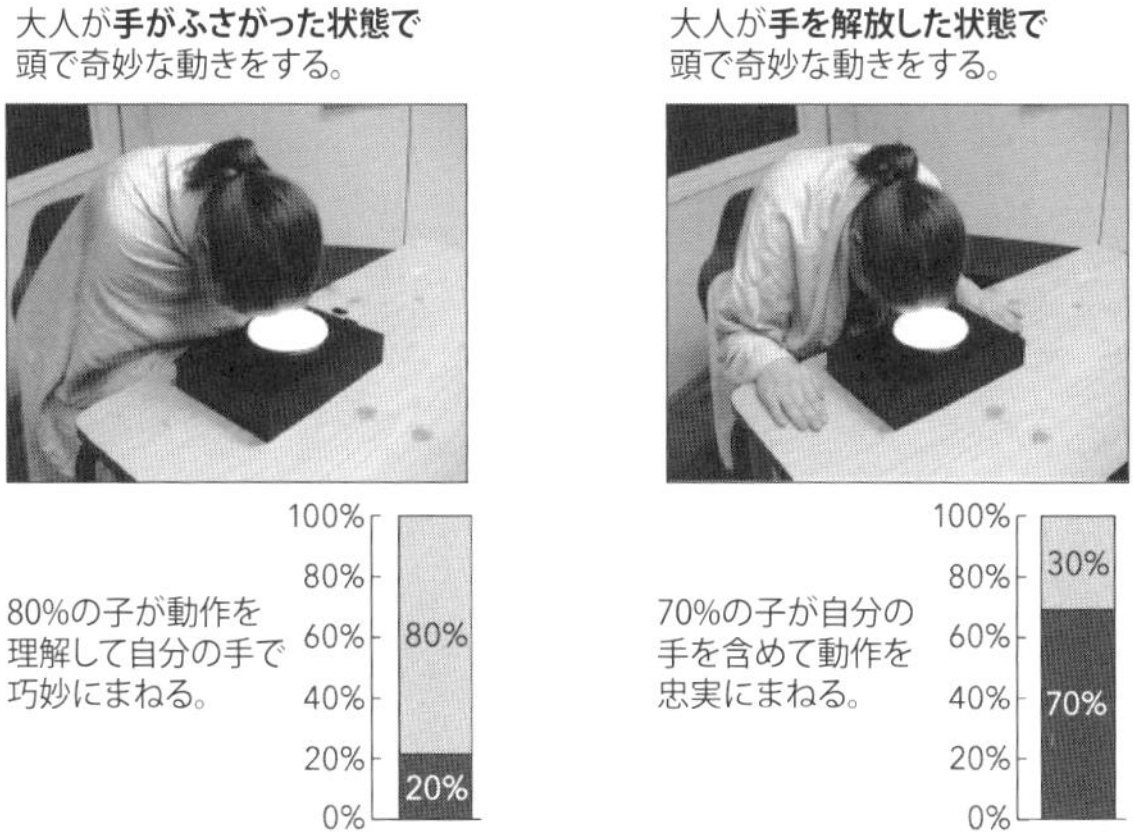
大人が**手がふさがった状態で**頭で奇妙な動きをする。
100%
80%
60%
40%
20%
0%
80%の子が動作を理解して自分の手で巧妙にまねる。
80%
20%
大人が**手を解放した状態で**頭で奇妙な動きをする。
100%
80%
60%
40%
20%
0%
70%の子が自分の手を含めて動作を忠実にまねる。
30%
70%

（b） 意図の了解

図 7.6　社会的やりとりは人間の学習アルゴリズムに必須の成分だ。何を学習するかは他者の意図を理解することに依存している。1歳半の赤ちゃんでさえ、その子の目を見れば、こちらが重要な情報を伝えようとしていることを理解する。アイコンタクトに従って、他の人々よりももっと効果的に学習し、一般化をうまく行う（a）。1歳2か月ともなると、赤ちゃんはすでに人の意図を解釈できる。人が頭でライトをつけるのを見ると、赤ちゃんはその人の手がふさがっていなければ、その動作をあらゆる点でまねるが、ふさがっていたら、赤ちゃんは、自分の手でボタンを押すだけでよいことを理解する（b）。

親と教師は、この重大な事実をつねに頭に入れておこう。子どもにとっては大人の姿勢と視線がすべてなのだ。子どもの注意を視覚と言葉による接触で引き寄せることが、子どもが大人の注意を共有して、大人が伝えようとする情報を保持する可能性を高める。

教えるとは他の誰かの知識に気を配ること

他の生物種はヒトがするように教えることはできない。理由は単純で、私たちはおそらく、他の人の心についての理論、つまり他者の心に注意を向け、その人が考えていること――その人が考えていると考えていること……という無限の循環も含め――を想像する能力を持つ唯一の動物だからだ。このタイプの再帰的表象は、人間の脳に典型的で、教育的関係では必須の役割を演じる。教育する側は、絶えず生徒が何を知らないかについて考えなければならない。教師は自分の言葉を相手に合わせ、生徒の知識ができるだけ早く増すように例を選ばなければならない。そして生徒は自分が知らないということを教師が知っていることを知っている。子どもがこの教わる態勢を採用してしまえば、教師の一つ一つの行為を、自分に知識を伝えようとする試みと解釈する。そのループは永遠に続く。大人は、子どもが大人が子どもの知らないことを知っていることを知っている……そのことによって、大人はこれなら子どもが一般化しようとするだろうと思った上で例を選ぶことができる。

この教え教わる関係は、ホモ・サピエンスに特有である可能性が高く、他の生物種には存在しないらしい。二〇〇六年、『サイエンス』誌で画期的な論文が発表された。[45] ミーアキャットという南アフリカにいるマングース科の哺乳類に見られるある形の教育について述べた報告だ——しかし私見では、この研究は教育の定義そのものを誤用している。その「教育」とは、家族の最大の仕事、つまり食料の集め方を学習させることだった。ミーアキャットの食事はなかなかハードルが高い。きわめて危険な獲物、サソリを食べて生きているからだ。毒針があって、食べる前にそれを取り除かなければならない。その状況はフグを料理する日本の料理人に似ている。フグの肝臓や卵巣や眼や皮膚には、麻痺させる毒物、テトロドキシンが致死量含まれていて、手順を一つ誤れば食べた人は死んでしまう。日本の料理人は、フグを客に出せる許可をもらうまでに三年にわたり訓練を受ける——一方のミーアキャットは、どうやってその知識を得るのだろう。『サイエンス』の論文によれば、成体のミーアキャットが子どもを手伝うとき、まず「調理済み」の餌を子どもに提供する。毒針を抜いたサソリを与えるのだ。子どものミーアキャットが成長すると、大人のミーアキャットは生きたサソリの比率を増やして与える。子どもが自立したハンターになるうえで、そのことが役立つのは明らかだ。論文の著者によれば、これで教育の三基準が満たされる。大人は子どもの前で具体的な行動を実演する。この行動は大人の側にコストがかかる。子どもは大人が介入しなかった場合よりも早く知識を得られることで利益を得る。

ミーアキャットの例は、確かに注目すべきだろう。マングース類が進化する中で、明らかに生存に有利になる特異な仕組みが生じたのだ。しかしこれは本当の教育だろうか。私見では、ミーアキャットが本当に子どもを教えているという結論を出せるデータにはなっておらず、そこにはある決定的な成分が欠けている。それは他者の知識に対する共同注意だ。大人のミーアキャットが子どもの知っていることに何らかの注意を向けている、あるいは逆に、子どもが大人の教育的姿勢を考慮に入れていることを示す証拠は何もない。大人のミーアキャットは子どもが大きくなるにつれて、与える危険な餌をただ増やすだけだ。私たちが知るかぎり、この仕組みはすべて配線済みで、サソリ摂食に固有の仕組みと考えられる――複雑だが、対象が限られた定型的な行動であり、有名なミツバチのダンスやフラミンゴの求愛パレードの類かもしれない。

要するに、私たちはミーアキャットとサソリに私たち自身の先入観を投影しようとするが、よくよく調べてみると、その行動が私たちの行動とはかけ離れていることが明らかになる。教育するミーアキャットという話には明らかに限界があるが、その限界の裏返しとして、人類の教育に真に特有で貴重なところがどこかを教えてくれる。人間の学校で生じる本当に教育的な関係には、教師と学生の間の強い精神的なつながりが含まれる。優れた教師は生徒や生徒の技能と間違いについてのメンタルモデルを立て、生徒の心を豊かにするためのあらゆる行動をとる。したがって、この理想的な定義からすると、受け手の事前の知識や期待に合わせることなく機械的に紋切り型の教科内容を伝えるだけの教師（人間でもコンピュータでも）を教師とは言えない――そのような心のない、一方的な教育は効果がないのだ。その裏返しで、教育は生徒の側が、教師がその知識を伝えるために最善を尽くしていると納得できればこそ効果がある。健全な教育的関係は、双方向の注意、傾聴、敬意、相互信頼の流れに基づいていなければならない。そのような「心の理論」――生徒と教師が相手の心の状態に注意を向ける能力――が人間以外の動物に存在するという証拠は今のところない。

ミーアキャットのささやかな「教育」では、人間社会で教育が演じる役割も演じられていない。ジュール・ミシュレ（一七九八～一八七四）は、「各人が人類であり、普遍史である」と言った。教育を通じて、私たちは他者に、これまでの何万代もの人類の最善の考えを伝える。私たちが学習するすべての言葉、すべての概念の一つ一つは、私たちの祖先が私たちに伝えるささやかな成果だ。言語がなければ、文化の伝達がなければ、共同体の教育がなければ、私たちは誰も、独力では、現に今私たちの物理的精神的能力を拡張しているあらゆる道具を発見できなかっただろう。教育と文化は私たち一人一人を、人類の叡智の広大な連鎖を引き継ぐ者にする。

しかし、ホモ・サピエンスの社会的コミュニケーションと教育への依存は、恵みである反面、呪いでもある。裏を返せば、宗教的神話やフェイクニュースが人間社会にあっさり広まるのも、教育のせいなのだ。太古の時代から、私たちの脳は、語られる話を、それが嘘でも本当でも、忠実に吸収する。社会的な状況では、私たちの脳はガードを緩める。新進の科学者のようにふるまうのをやめ、何も考えずに仲間についていくと伝えられるレミング〔タビネズミ〕のようになる。これは良いことでもありうる——理科の先生の知識を信じれば、ガリレオの当時以来のすべての実験を反復したりしなくてすむ。しかしそれは不利益にもなりうる。先祖から受け継いだあてにならない「知恵」でも、集団として広めてしまうからだ。医者がかつて何世紀もの間、愚かにも瀉血法や吸角法という治療法を、本当の作用を確かめることなく実践してきたのもそういうことだ（念のために言っておくと、どちらも実は、ほとんどの病気について有害）。

有名な実験が、どれほど社会的学習が聡明な子どもを何も考えない丸写し《コピー・キャット》人間に変えてしまいかねないかを明らかにする。赤ちゃんは生後一歳二か月にはすでに、人の動作をまねする。その動作を理解していなくても——あるいはもしかすると、理解していないからこそ。[46] この実験（図7・6）では、手をショールで縛られた女性が頭でボタンを押すのを乳児が見る。乳児は、大人は空いた手でボタンを押すこともできるだろうと推論し、結局、動作をいちいちコピーするのではなく、手でボタンを押すことになる。しかし同じ人物が、手が完全に自由で見えるところにあるのに、一見とくに理由もなくボタンを頭で押すのを見ると、赤ちゃんはすべての推理を放棄して、盲目的に大人を信用するらしい――その動作に意味があるわけではないのに、赤ちゃんはそれを忠実にまねて頭を下げる。赤ちゃんのこのお辞儀は、人間社会や宗教がずっとやっている何万という恣意的な身振りや慣習の元に見える。大人になっても、この社会的同調は続き、また強くなる。線の長さを判断するなど、どんなにささいな知覚的判定でも、社会的な状況に影響される。周囲の人々が自分とは異なる結論に至るとき、私たちは、その答えがありえないように見えたとしても、自分の判断を見直して周囲の人々に合わせる。[47] そのような場合には、私たちの中にある社会的動物が合理的動物を凌駕してしまう。

要するに、私たちホモ・サピエンスの脳は、二つの学習モードを備えている。一人前の科学者のように仮説を外の世界と照合する能動モードと、他者が伝えることを自分で確かめることなく吸収する受容モードだ。受容モードの方は、文化ラチェット作用を通じて、人間社会にこの五万年にわたる類を見ない発展をもたらした。しかし能動モードの特徴である批判的思考がなければ、受容モードはフェイクニュースの拡散に弱くなる。知識の能動的確認、単純な噂話の否定、意味の個人的構築は、誤りに満ちた伝説や教祖から私たちを守るために必須のフィルターとなる。したがって私たちは二つの学習モードの折り合いをつけなければならない。生徒の方は、自分を教える教師の知識に注意し、信用しなければならないが、それだけでなく、自律的、批判的に考えなければならないし、学習は自ら能動的に行わなければならない。

そこで学習の第二の柱、つまり能動的関与の話になる。

第8章　能動的関与

子猫を二匹使って、一方の子猫には首輪とリードをつける。もう一匹にはハーネスをつける。最後に二匹をメリーゴーラウンドのような装置につなぐ。装置は二匹の子猫の動きが厳格に連動するようになっている。ただし、二匹は同一の視覚的入力を受け取るが、一方は能動的で、他方は受動的にする。能動的な方は自力で環境を探るが、受動的な方はまったく同じ動きをするものの、自分で動きをコントロールできない。

　これはリチャード・ヘルド（一九二二〜二〇一六）とアラン・ハインが一九六三年に行った古典的な実験で、回転木馬《カルーセル》実験という——明らかに動物実験の倫理が今日ほどの水準に達していない時代の話だ。このごく単純な実験が、ある重要な発見をもたらした。その二匹の子猫が数週間、一日三時間を、棒を立てて並べて囲んだ大きな円筒形のケージの中で過ごした。両者の視覚的入力はよく似ていたが、それぞれに発達した視覚系は、まったく異なっていた。[1] 立てた棒しかない貧弱な環境でも、能動的な方の猫では通常の視覚が発達した。受動的な猫の方は、いろいろな面で視覚能力を失い、実験が終わったときには、基本的な視覚による探査の課題がこなせなかった。たとえば段差実験《クリフ・テスト》〔段差の上にガラス板を渡し、高い段差の下の段が見えるが実際には段差はないようにして、行動を確かめるテスト。はいはいする赤ちゃんの場合、一般に、ガラス板があっても、そこへ進むことはしたがらず、段差の上段とガラス板の境目で止まる〕。猫を段差の上下の境に架けた橋の上に置き、そこから段差の上側にも下に見える側にもジャンプできるようにする。通常の猫は、一瞬もためらわず、楽な方〔段差の上側〕へジャンプする。ところが受動猫は選択がランダムだった。別の形で調べると、受動側の猫が適切な視覚空間モデルを築けず、通常の猫と違い、足によって環境を触知しないことも示された。

受動的生物は学習しない

ヘルドとハインのカルーセル実験は、本書で言う学習の第二の柱、能動的関与《エンゲージメント》を表すメタファーだ。多様な分野での結果は一致していて、受動的生物はほとんどあるいはまったく学習しないらしい。効率的な学習とは、受動性を拒み、関与し、探り、能動的に仮説を生み出してそれを外の世界で検証するということだ。

学習するには、私たちの脳はまず、外の世界について仮説としてメンタルモデルを形成しなければならない。それからそのモデルを環境に投影して、モデルから予測されることと、実際に感覚から受け取ることとを照合して仮説をテストする。このアルゴリズムは要するに、能動的で関与的で注意深い姿勢のことだ。やる気が肝要で、私たちは、明瞭な目標があり、そこに達しようという気が十分にある場合にのみ、うまく学習できる。

誤解しないでいただきたい。能動的関与《アクティブ》は、子どもが一日中クラスでせわしなく動く〔「活動的」という意味でのアクティブ〕のを奨励すべきだということではない。私がある学校を訪れたとき、校長先生がいくぶんの自慢とともに、自分がいかに私の考えを応用しているかを話してくれた。生徒が数学の授業の際にもアクティブでいられるよう、机にペダルをつけたのだという。校長先生は私の言いたいことを完全に取り違えている（あわせて、カルーセル実験のメタファーに伴う限界〔自由に動き回れればいいということではない〕も明らかにしてくれた）。アクティブで関与しているとは、体を動かさなければならないということではない。能動的関与は脳の中で起きることであって、足ではないのだ。脳が効果的に学習するのは、それが注意して、集中し、能動的にメンタルモデルを生成していればこそのことだ。能動的な生徒は、新しい概念の消化をよくするために、絶えずそれを自身の言葉や思考に置き換える。受動的な生徒、あるいは注意散漫な生徒ではなおのこと、どんな授業内容からも恩恵を受けられない。その脳は世界についてのメンタルモデルを更新していないからだ。それは実際の動きとは関係ない。二人の生徒がちゃんとじっとしていても、思考の内面での動きはまったく違うということもありうる。一方は能動的に授業を追い、他方は自ら関与せず、受動的になったり、散漫になったりというように。

実験からは、ただ感覚的統計情報を受動的に蓄積するだけでは、学習することはめったにないことが明らかになっている。学習が生じたとしても、それは主として感覚や運動の低い方のレベルでのことだ。子どもが何百もの音節を耳にして、音節間の遷移確率（たとえば/bo/と/tl/の）を計算し、そこに単語があることを察知する（bottleだ）に至る実験のことを思い出そう。この種の暗黙の学習は、乳児が眠っているときにさえ続いているらしい[2]。とはいえ、例外があるのも原則があればこそのことだ。たいてい、とくに単語の形よりも明示的な意味の記憶のような、高度な認知特性にかかわる学習になると、学習者が注意を向け、考え、予測し、間違う危険を冒して仮説を試す場合にのみ、学習ができるように見える。注意や努力や深い省察がなければ、授業内容は、脳にあまり痕跡を残さず、消えてしまう。

処理が深いほど良い学習

単語処理の深さの効果という、認知心理学の古典的な例を挙げよう。生徒を三つのグループに分け、それぞれに六〇語の単語リストを提示するとしてみよう。第一群には、単語の文字が大文字か小文字かを判定するよう求める。第二群には、単語が「chair」と同韻かどうかを判定させる。第三群には、それが動物の名かどうかを判定してもらう。生徒が判定を終えてから、記憶をテストをする。その結果、単語を深く、意味のレベルで処理した第三群の記憶がはるかに良く（正答率七五パーセント）、単語の処理がそれよりも表層的な感覚にかかわる文字のレベル（正答率三三パーセント）、あるいは音韻のレベル（正答率五二パーセント）に向けられた他の二つのグループを上回った。[3] 確かに、すべての集団で、かすかな、潜在的で無意識の単語痕跡は見られた。学習は、つづりや音韻処理システムの内部に、下意識の刻印を残す。しかし意味にかかわる深い処理だけが明示的で詳細な単語の記憶を確保する。同じ現象は文のレベルでも生じる。文を教師の案内なしに自分で理解する努力をする学生の方が、情報保持の度合いがはるかに高いことがわかる。[4] これが一般原則で、アメリカの心理学者ヘンリー・レーディガーは、次のように述べる。「学習条件の難度を上げて、生徒がさらに多くの認知的努力を投入しなければならなくすると、保持力を高めることになるものだ」。[5]

この処理の深さの効果の出どころが脳画像化で解明されつつある。[6] 処理が深くなると、記憶に残る刻印も鮮やかになるのは、それが意識的な単語処理に対応する前頭前野のいくつかの領域を活性化し、そうした領域が、情報を明示的なエピソード記憶の形で蓄える海馬とつながって、強力な回路を確立するからだ。

フランスのクリス・マルケル監督(一九二一～二〇一二)による、熱心なファンがいる映画、『ラ・ジュテ』(一九六二)では、深遠な真理のように聞こえるこんな警句がナレーションで語られる。「記憶に残る時と普通の時とを区別するものはない。後になってから、その時が自らの存在を知らせるだけだ。残した傷によって」。美しい格言だ……が、間違っている。脳画像化を見ると、記憶コード化の最初からすでに、自分の生活上の記憶に刻まれて残る出来事は、痕跡を残さない出来事とは違っているらしい。残る出来事の方が処理される水準が深いのだ。[7] ただ単語や画像のリストを見せられているだけの人の脳をスキャンすることによって、その個々の刺激のうち、どれが後で忘れられ、どれが保持されるかを予測することができる。鍵を握る指標は、それが前頭葉、海馬、海馬傍皮質に活動を引き起こすかどうかだ。こうした領域の能動的関与は、そうした単語や画像が脳で伝わる深さを直接に反映し、それが記憶に残す痕跡の強さを予測する。無意識の画像は感覚野に入るが、前頭前野にはごくささやかな活動しか引き起こさない。注意、集中、処理の深さ、意識的感知がこの小さな波をニューロンの大波に変形し、それが前頭皮質に侵入して、それに続く記憶形成を最大にする。[8]

能動的関与と処理深度の役割については、学校での学習――たとえば大学学部レベルの物理学の学習――についての研究で得られる証拠が一致して裏づけている。学生は角運動量やトルクといった抽象的概念を学習しなければならない。学生を二つの集団に分け、それぞれに一〇分の時間を与え、一方の集団には自転車の車輪で実験させ、もう一方の集団には、言葉による説明を与え他の学生を観察させる。明瞭な結果が出た。学習成績は物理的対象との能動的なやりとりの恩恵を受けた集団の方がはるかに良かった。[9] 授業の深度や関与度を上げると、その後の情報保持がしやすいのだ。

この結論は、学部のSTEM〔科学・技術・工学・数学〕課程の教育学研究に関する最近の二〇〇件以上の総説論文からも支持されている。教師が五〇分話すのを、学生は受動的に聞くだけという従来型の講義は非効率的なのだ。[10] 能動的関与を促す教育方法と比べると、講義から生まれる成果の方が一貫して低い。数学、心理学、生物学、計算機科学などあらゆる科目で能動的な学生の方が成果は上がる。能動的関与があれば、試験のスコアも標準偏差〇・五相当分とかなり上がるし、誤答率も一〇パーセント以上減る。しかし学生を最も関与させる戦略とは何だろう。これさえすればという奇跡的な方法はないが、学生が自分で考えざるをえなくする方式はひととおりそろっている。実践的な活動、誰もが参加する討論、小グループ作業、授業を中断して難しい問いを出し、学生にしばらく考えさせるといったことだ。学生が楽な受動性をあきらめざるをえなくなるような策なら、すべて効果がある。

発見型教育の失敗

そんなことは別に新しいことではないと思われるかもしれないし、多くの教師がこうした考え方をすでに応用している。しかし、教育の分野では、伝統も直観も信用できない。どの教育が実際に生徒の理解や保持を向上させるか、どれがそうではないかを科学的に確かめる必要がある。そこである重要な区別を明らかにしておきたい。子どもは注意深くまた能動的に自分の学習に関与していなければならないという、基本的に正しい見方と、古典的な構成主義、あるいは発見的学習法とを混同しないことだ——発見的学習法というのはそそられる考え方だが、残念ながら効果がないことは何度も明らかにされている。[11]これは要となる区別だが、ほとんど理解されていない。そうした教育論が能動的教育法とも呼ばれており、そのことが大きな混乱の一因になっているからだ。

「発見学習」とは、いったいどういうことなのだろう。この教育観の混沌は、ジャン＝ジャック・ルソーにまでたどることができ、有名なジョン・デューイ（一八五九～一九五二）、オヴィッド・ドクロリ（一八七一～一九三二）、セレスタン・フレネ（一八九六～一九六六）、マリア・モンテッソーリ、さらに近いところではジャン・ピアジェやシーモア・パパート（一九二八～二〇一六）を経て今に至っている。ルソーは『エミール、あるいは教育について』にこう書いている。「ここであえてあらゆる教育で最も重要で最も役に立つ規則を提示させてもらってよいだろうか。それは時間を節約することではなく、無駄にするということである」。ルソーとその後継者からすると、子どもに自ら発見させ、独自の知識を築く方がつねに良い。そのためには手直ししたり調べたりする時間を浪費するとしても……この時間は決して失われるのではないとルソーは信じた。それによって結局は自律的な精神、つまり、受動的に知識を受け取って丸暗記したお仕着せの答えを吐き出すのではなく、自力で考えられるだけでなく、実際の問題を解決できるような精神を育てるからだという。「生徒に自然の現象を観察するよう教えれば、生徒の好奇心をすぐに掻き立てることになるが、その好奇心を育てたいと思えば、それを満たそうとあまり急ぎすぎないように。問題を生徒の前に置き、自分で解かせよう」とルソーは言う。

この理論は魅力的だ……が、残念ながら、何十年にもわたる数々の研究が、その教育的価値はほとんどゼロだということを明らかにしている――この発見は何度も繰り返されるので、ある研究者は執筆した総説論文に「純粋な発見学習に対しては、三振アウトのルールがあっていいのでは？」という題をつけた。子どもに任せてしまうと、ある領域を支配する抽象的な規則を発見するのに大いに苦労し、学習できるとしてもその量はずっと少なくなる。それは意外なことだろうか。子どもが外部からの導きがなくても、人類が気づくのに何世紀もかかったことを、たかだか何時間で再発見するなどと、どうすれば信じられるだろう。いずれにせよ、あらゆる方面で失敗は明々白々だ。

・読み方――子どもが文字の存在やそれと言語音との対応について明示的に教わらないで、書かれた言葉に触れるだけでは、たいてい何にもならない。文字の言葉と話される言葉とを独力で対応させられる子どもはほとんどいない。子どもがシャンポリオン（ロゼッタストーンの古代エジプト語を解読した人物）のように学習すべき言語を前にして、たとえば/R/の音で始まる単語はすべて、左端が「R」または「r」というしるしがついていることを自分で発見するために必要となる知的能力を想像しよう。この課題は、教師が適切な例文、単純な単語、分離された文字を選び、整理して、それによって子どもを注意深く導かなければ、実現できないだろう。

・数学――優秀な数学者カール・ガウス（一七七七～一八五五）は、七歳にして、まったくの独力で、一から一〇〇までの整数を素早く足す方法を発見した（自分で考えること――答えは註12に記す）[12]。しかしガウスにできたことが他の子にできるとはかぎらない。研究はこの点については明瞭で、学習がいちばんうまくいくのは、算数の教師がまず例題を少々細かくやってみせてから、生徒に類似の問題に独力で取り組ませた場合だ。子どもが独力で答えを発見できるほど聡明だとしても、後々には、最初に問題の解き方を習ってから自分の力に委ねられた他の子よりも成績は落ちる。

・計算機科学――計算機科学者のシーモア・パパートは、著書の『マインドストーム』(一九八〇)で、コンピュータ言語のLogo(コンピュータの画面上で亀《タートル》が図形をひっぱることで有名)を考案した理由を説明している。パパートが考えたのは、子どもに教えることなく、実地体験を得させて、自力でコンピュータの勉強をさせるということだった。しかしこの実験は失敗した。数か月経っても、子どもに書けるのは小さく単純なプログラムだけだった。子どもには計算機科学の抽象的な概念を獲得することはできず、問題を解くテストでも、訓練を受けてない子よりも成績が良いわけではなかった。学習したささやかなコンピュータリテラシーは、他の領域には広がっていなかった。研究結果は、説明と実技を交互に行う明示的な教え方によって、子どもはLogo言語や計算機科学の理解を大いに深めることができることを示している。

私は家庭用パソコンの誕生を直接に経験した――一五歳のとき、父が一六キロバイトのメモリと48×128画素のグラフィックス付きのタンディ社製TRS-80を買ってきたのだ。私の世代の他の人々と同様、教師も授業もなしにプログラミング言語BASICでプログラムを書くことを学習した――私だけではなかった。兄もそうで、二人は雑誌、本など、自分で手に入れられる実例をむさぼり読んだ。私はその後、そこそこ有能なプログラマになった……が、計算機科学の修士課程に入ったとき、私がある大きな欠陥を抱えていることを意識するようになった。私はずっと、プログラムの深い論理的構造を理解することなく、またプログラムを明瞭で読みやすくする適切な訓練も受けておらず、いじり回すだけだったのだ。そして発見学習のもたらす最悪の結果はたぶんそういうことだろう。生徒にこの科目の奥深い概念に迫る手段を与えないまま、生徒本人にはこの特定のテーマを習得したと錯覚させてしまう。

要するに、生徒がやる気をもって能動的に関与するのは大事だが、だからといって、本人の独力に委ねればよいということではない。構成主義の失敗は、明示的な教育的指導が必須であることを明らかにする。教師は生徒に、順序よく、できるだけ早く頂上に導けるように意図された、明瞭な構造を持つ学習環境を提供しなければならない。教えるための最も効率的な方針は、生徒に能動的に関与する気を起こさせつつ、よく考えられた教育的進行を提供し、それに教師が細かく流れを与えることだ。この分野の総説を書いた心理学者のリチャード・メイヤーの言い方では、最大の成功は、「行動という意味での活動ではなく、認知の面での活動にかかわる指示を含み、ただの発見ではなく教育的指導を含み、構造化されていない探索ではなく焦点を絞った教科内容を含む方法によって達成される」[13]。上手な教師は、基礎から始まる明瞭で厳密な手順を提供し、つねに生徒の習熟度を評価し、生徒に意味のピラミッドを築かせる。

そして実は、今日のモンテッソーリに触発されたほとんどの学派がしているのはそういうことだ。そこではただ子どもを「漬け込む」だけではなく、一連の合理的で階層構造のある活動が与えられる。その目的は教師によって最初に注意深く明示され、そのうえで子どもが自分で実行する。明示的な教育方法の導きの下での、刺激的な教材を伴う能動的関与、喜び、自律。それこそが必勝のレシピで、その効果は繰り返し明らかにされている。

純粋な発見学習、つまり子どもは自分で学べるという理念は、すでに否定されていながら、奇妙にもまだ人気があり、多くの教育上の神話の一つとなっている。それは教育の分野を損なう都市伝説の類に属しており、そこには少なくとも他に二つの大きな誤解が結びついている。[14]

・「デジタルネイティブ」神話。新世代の子どもは、親の世代とは違い、生まれて間もない頃からコンピュータや電子機器に浸っている。この神話によれば、その結果、生まれながらのホモ・ザピエンス（リモコンでチャンネルを次々と切り替えるザッピングに基づく言い回し）はデジタル世界の勝者であり、そうした子はビットもバイトも難なく理解でき、デジタルメディアを易々と操り、切り替えるのだという。そんなことはまったくない。研究からは、そうした子のテクノロジーの習熟は、往々にして表面的であり、旧世代同様、マルチタスクはうまくない（すでに見たように、中枢のボトルネックによって、人は二つのことを同時に行えない。これは脳の構造の根本的な特性で、誰にもある）。

・「学習スタイル」神話。この考え方によれば、それぞれの生徒は自分の好みの学習スタイルがある――主として視覚で学習する者もいれば、聴覚による者もあり、さらには実地の経験で学習する方がよい者もいる、等々。したがって教育は、それぞれの生徒の好みの知識獲得スタイルに合わせるべきだという。これも明らかに間違っている。[15] 驚かれるかもしれないが、子どもの好みの学習スタイルに根本的な差があるという説を支持する研究はない。言えるのは、他よりも実効性のある教育方針があるということだけだ――しかもそれが優越するというのは、一部の集団だけでなく、すべての人々にあてはまる。たとえば、実験からは、私たちはみな、話された言葉よりも画像の方がおぼえやすいこと、また情報が両方——視覚と聴覚による経験——の様式で伝えられるとさらにおぼえやすくなることが明らかになっている。これもすべての子どもに言えることだ。A類の子はA方式で学習し、B類の子はB方式で学習する方が学習は進むというような、子どもに根本から異なる学習スタイルの分類が存在する説に有利な証拠はまったくない。今わかっているところでは、すべての人が同じ学習アルゴリズムを共有している。

教育を子ども一人一人のニーズに合わせると主張する専門の教育書や教育ソフトウェアはどうだろう。それは無価値なのだろうか。必ずしもそうではない。子どもの個人差は、学習スタイルの点ではなく、主として学習の速さ、容易さ、意欲にある。たとえば小学校一年生では、子どもの上位一〇パーセントはすでに一年に四百万語以上を読むが、下位一〇パーセントは六万語にも及ばない[16]——失読症の子ならまったく読まないかもしれない。失読や失算のような発達上の弱点の現れ方はいくつかあり、授業に適応するためには障害の正確な性質を注意深く見きわめることが有効である場合が多い。子どもは内容をそれぞれの弱点に合わせた教育的介入から恩恵を受ける。たとえば多くの子が、中学や高校の数学に進んでも、分数の仕組みを理解していない——この場合、教師は今のカリキュラムを捨てて、数と算数の基礎に戻るべきだろう。しかし、すべての教師は、子どもは全員が同じ基本的な仕組み——マルチタスクではなく的を絞った注意、受動的講義よりも能動的関与、まやかしの褒め言葉より詳細な誤り訂正、構成主義や発見学習よりも明示的な教示——を用いて学習することを頭に入れておくべきだろう。

好奇心とその刺激のしかた

人はみな、本来、知りたがっている。

――アリストテレス『形而上学』（紀元前三三五頃）

私に特別な才能はない。ただ熱心に知りたがるだけだ。

――アルバート・アインシュタイン（一九五二）

能動的関与の土台の一つが好奇心――学習したいという欲求、あるいは知識の渇望――だ。子どもの好奇心を刺激できれば半分勝ったようなもので、子どもの注意が動員され、その心が説明を求めれば、後は子どもを導くだけでよい。幼稚園の頃からすでに、好奇心の強い児童ほど、読み方や算数についても成績が良い[17]。したがって、子どもの好奇心を維持することが、教育の成果を上げる鍵となる因子の一つだ。しかしそもそも好奇心とは何だろう。それはダーウィン的な進化から見てどんな必然性があるのだろう。また、どんなアルゴリズムに対応しているのだろう。

ルソーは『エミール、あるいは教育について』で、「人が好奇心を抱くのは、教育される程度に応じてのことでしかない」と書いた。ここでもルソーは間違っていた。好奇心は教示の結果ではなく、人が獲得せざるをえない機能だ。それはごく早い年齢ですでに存在し、人の脳回路の一部として組み込まれており、学習アルゴリズムの要の一つでもある。私たちは新しい情報が届くのを受動的に待つだけではない――現行のたいていの人工ニューラルネットワークのように、環境に委ねられた受動的で単純な入出力機能となって、ただぼうっと待っているのとは違う。アリストテレスが記したように、人間は知りたいという熱意を持って生まれるのだし、私たちはつねに新奇なことを求め、学習できることを発見しようと環境を能動的に探っている。

好奇心は生物の根本的な衝動であり、飢えや渇きや安全確保や生殖の欲求と同じように、私たちを行動に向かわせる推進力だ。それは生存にとってどんな役割を演じているだろう。環境の状況をもっとよく知るために探り回るのは、ほとんどの動物種（哺乳類だけでなく、鳥類や魚類の多くも）の関心事だ。巣、隠れ処、地下道、巣穴、穴ぐら、住処、いずれにしても周囲を確かめずに設けるのは危ない。捕食者が住む不安定な世界では、好奇心は生と死を分けることもある——だからたいていの動物は恒常的に縄張りを見回り、変わったことがないか確かめ、新奇な音や光景等々を調べるのだ。好奇心があればこそ、動物は知識を得るために安全地帯から出ようとする。不確実な世界では情報の価値は高く、結局はあのダーウィン的進化の通貨、すなわち生存を対価としなければならない。

したがって好奇心は私たちに探索を促す力だと言える。この見方からすると、好奇心は餌や配偶者を求める衝動に似ているが、情報の獲得という触知できない価値を動機にしているところが違う。実際、神経生物学的研究によれば、私たちの脳では、それまで知られていなかった情報を発見することがドーパミン回路を起動し、当の発見自体が報酬となっている。この回路は餌や薬物やセックスに応じて発火する回路であることを思い出そう。霊長類では、またおそらくすべての動物で、この回路はただ物質的な報酬だけでなく、新しい情報に反応する。ドーパミン作動性ニューロンは、将来の情報獲得を知らせる。[18] まるで新奇な情報を得られると予想するだけで喜びが得られるかのように。この仕組みのおかげで、ラットを餌や薬物だけでなく、目新しさによって条件づけることができる。何も変わったことが起きない退屈な場所よりも、新しい物がある場所の方をすぐに好むようになり、それによって好奇心を満たす[19]。私たちが目に映る景色を変えるために都会へ移るときも、最新のゴシップを求めてフェイスブックやツイッターをせっせと見て回るときも、まったく同じことをしている。

人間の知識欲は、純粋に知的な好奇心による場合に至るまで、ドーパミン回路を経由する。MRI装置の中で「アンクル・サム〔アメリカのシンボルとして描かれる（架空の）人物〕が初めて髭を生やしたときの合衆国大統領は誰?」のような雑学豆知識を問われるところを想像してみよう[20]。それぞれの質問について、実験する側は、される側の好奇心を満足させる前に、その答えをどれほど知りたいか尋ねる。この知りたいという主観的感情にニューロンの側で対応するものは何か。被験者が伝える好奇心の程度は、側坐核と腹側被蓋野という、ドーパミン回路の根幹をなす二領域の活動と密接に相関する。人の好奇心が増すほど、この領域が広く点灯する。答えを期待すると、この領域の信号が生じる。好奇心が満たされる前から、もうすぐ答えがわかることを知るという事実だけで、ドーパミン作動性回路が興奮するのだ。プラスの出来事が期待されることは、それ自体で報酬となる。

こうした好奇心の信号は、どれだけのことを学習するかを予測するので、明らかに役に立つ。記憶と好奇心はリンクしている——何かについての好奇心が増すほど、そのことを記憶しやすい。好奇心は周辺の出来事に転移することさえある。好奇心が高まると、通行人や、自分がとても知りたがっていた情報を教えてくれた人物の顔など、付随する詳細も記憶する。知識に対する渇望の度合いが記憶の強さも左右する。

学習欲を満たすことには、ドーパミン回路を通じて——あるいは満たされるという予感だけでさえ——深い報酬がある。学習には神経系にとって内在的な価値がある。私たちが好奇心と呼んでいるのは、この価値をあて込むことに他ならない。ヒトという種はおそらく、この好奇心の点で特殊なのだろう。何せヒトの学習能力は並ぶものがない。ヒトがヒトになるにつれて、世界を表象する能力も発達した。私たちは、世界について形式の整った理論を思考の言語で表す唯一の動物だ。科学は私たちの生態学的ニッチとなった。ホモ・サピエンスは固有の棲息地がない唯一の種だが、それは学習してどんな環境にも適応するからだ。

　私たちの学習能力が異例の拡張を果たしたことを映し出すように、人の好奇心は十倍にも増えたように見える。進化の途上で、私たちは「知的好奇心」と呼ばれる拡張された形の好奇心を獲得した。どんなに抽象的なことであっても、あらゆる分野の知識を求める純粋な欲求のことだ。他の哺乳類と同様、人類も遊んだり探索したりする——現実にある動きによるだけでなく、思考実験を通しても探索する。他の動物が身のまわりの空間を探り回るのに対し、人間は概念世界を探る。ヒトは自分の知識欲を導くような特異な知的感情も経験する。私たちは、たとえば数学的パターンの対称性や純粋な美しさを愛でる。巧妙な定理がひとかけのチョコレートよりもずっと心を動かすこともある。

　うきうきとする気持ちは人間に特有の、学習を導く感情の一つらしい。私たちの脳は、自分の暗黙の前提の一つが間違っていることを突然発見して、自分のメンタルモデルをがらりと改定せざるをえなくなったとき、うきうき反応を引き起こす。哲学者のダニエル・デネットによれば、大笑いとは、互いの注意を意外な情報に引き寄せるときに広がる感染性の社会的反応だという。[21] そして実際、他の事情が同じなら、学習するときに笑うと好奇心が増し、その後の記憶を強化するらしい。[22]

知りたい――やる気の源

何人かの心理学者が、人間の好奇心を支えるアルゴリズムを特定しようとしてきた。実際、この学習には欠かせない成分がもっとよく理解できれば、それを操ることができたり、さらにはいずれ人類のすることを模倣するようなマシン、つまり好奇心を持ったロボットに再現できたりするかもしれない。

このアルゴリズム方式は実を結び始めている。ウィリアム・ジェームズやジャン・ピアジェやドナルド・ヘッブといった大心理学者が、好奇心を支える心の動き方がどういうものかについて推測してきた。こうした心理学者によると、好奇心は、子どもが世界を理解してそのモデルを構築しようという意欲が直接に表れたものだ。[23]好奇心は、私たちの脳がすでに知っていることと、これから知りたくなること――潜在的な学習領域――とのギャップを検出したときに必ず生じる。私たちはいつ何どきでも、自分がとりうる様々な動作から、この知識のギャップを埋めて有益な情報が得られそうなものを選ぶ。この説によれば、好奇心は、サイバネティクス装置のように学習を制御する。蒸気機関で蒸気圧を調節して一定の速さを保つために弁を開閉する、有名なワットの調速器のようなものだ。好奇心は脳の調速器、つまり一定の学習圧力を維持しようとする調節装置なのだ。好奇心は私たちを、自分に学習できると思うことへと導く。逆の退屈状態になると、人はすでに知っていること、あるいは過去の経験からしてもう教えられることが残っていそうにない領域を放棄する。

この理論は、好奇心が驚きの度合いや新しさとは正比例せず、正規曲線のようになる理由を説明する。[24]意外でない事物に対しては好奇心は抱かない。何回も見たことがある事物は退屈だ。しかし新しすぎたりびっくりしすぎたりする事物、つまりまごつくばかりで構造を見逃してしまうような事物にも惹かれない――複雑すぎて引いてしまうのだ。単純すぎることによる退屈と複雑すぎることによる拒否の中間で、私たちの好奇心が自然に新しくて入りやすい領域へ導く。しかしこの魅力は変化し続ける。習熟すると、かつては魅力的に見えた対象もその訴求力を失い、好奇心は新しい課題に向け直される。そういうわけで、赤ちゃんは、つまさきを掴んだり、目をぱちぱちしたり、いないいないばあをしてもらったり……といったどうでもいいようなことに最初は熱心になる。赤ちゃんにとってはすべてが新しく、学習の源になるかもしれないのだ。そうした実験から得られる知識がすべて絞り出されてしまうと、関心を失う――科学者がガリレオの実験をもう再試しようとはしないのと理由は同じで、わかっていることは退屈なのだ。

私たちは、それまで魅力的に見えていた領域でも、難しすぎることがわかるとそこはあきらめることがあるが、その理由も、このアルゴリズムで説明できる。私たちの脳は学習の速さを評価し、十分な速さで進展しないことが検出されると、好奇心のスイッチが切られる。そのためコンサートを聴いて帰ってバイオリンをやりたいと言う子も……そうして何週間かすると、この楽器の習得は容易ではないぞということに気づき、あきらめてしまう場合も多い。弾き続ける子は、ささやかな目標(たとえば毎日少しずつうまくなるとか)をいくつか設定している。あるいは本気でプロの音楽家を目指す子なら、親や社会からの支援と長期的な目標を絶えず意識することを通じて、やる気を維持している。

二人のフランス人の工学者、フレデリック・カプランとピーエル＝イヴ・ウデイエは、ロボットに好奇心を実装した（図8・1）[25]。二人のアルゴリズムにはいくつかのモジュールが含まれている。一つは古典的な人工学習システムで、外の世界の状態を絶えず予想しようとする。第二はこれより斬新なモジュールで、第一のモジュールの成績を評価する。直近の学習速度を測定し、それを用いてロボットが学習する量が最も多くなる領域を予想する。第三のモジュールは報酬回路であり、学習の効率を高めると予測される動作の方に高い価値を与える。結果として、システムは自然に、学習できる量が最も多いとシステムが信じる領域に焦点を絞る。カプランとウデイエによれば、それは好奇心の定義そのものだ。

二人による好奇心を持つロボットはこのアルゴリズムを搭載しており、マットの上に置かれると、赤ちゃんと同じようにふるまう。何分かは特定の物体に熱心になり、ずっと、たとえばぬいぐるみの象の耳を何度も持ち上げたりする。だんだんその物について知りうることを学習していくにつれて、その好奇心は衰える。ある時点で、目先を変え、熱心に別の刺激の元を探す。一時間後、ロボットはマットを探索するのをやめる。学習できることはすべてわかったとロボットが思うようになると、デジタル版の退屈の出番となる。

幼児との類似は著しい。生後数か月の赤ちゃんさえ、単純すぎもせず、複雑すぎもしない中程度の複雑さの、すぐに学習するのにちょうどいい構造の刺激の方を向く（この乳幼児の好奇心の特徴は、「ゴルディロックス効果」と呼ばれたこともある[26]［ゴルディロックスは民話に出てくる少女で、熱すぎもせず、冷めすぎてもいない、「ちょうどいい」おかゆを選んだ］）。幼児が学習することを最大にするためには、絶えず環境を豊かにして、新しく、やる気をなくさない程度に刺激的にしてやらなければならない。頂上まで段階的に進めるよう

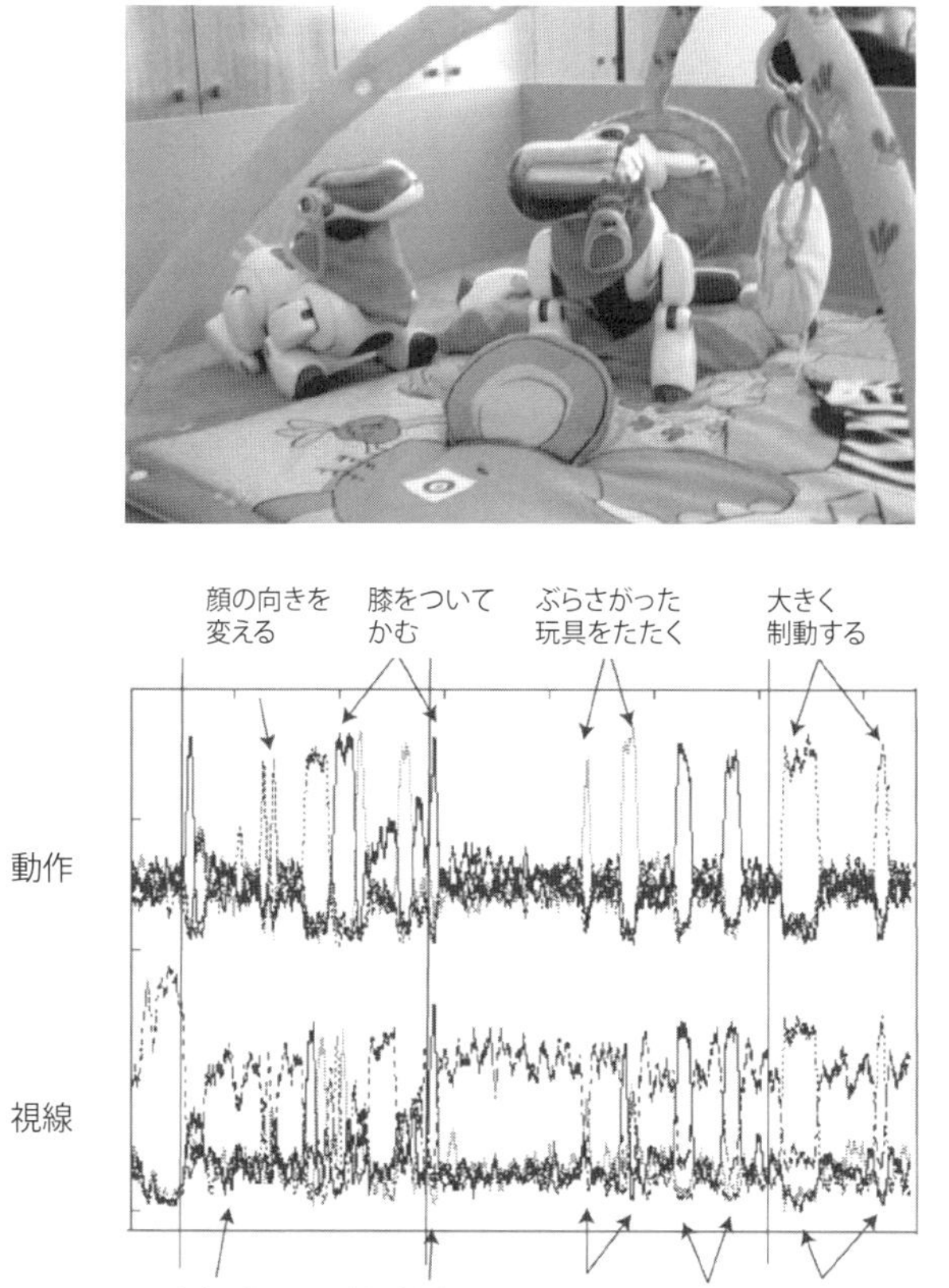

図 8.1　好奇心は私たちの学習アルゴリズムの必須成分で、マシンに再現する試みは始まったばかりだ。ここでは小型のロボットがマットを探索する。好奇心は、学習の可能性を最大にする動作なら何でもその選択を有利にする報酬機能という形で実装されている。その結果、ロボットはマット上にあるそれぞれの玩具を取り上げ、その玩具にとれる動作を次々と試す。ロボットは、世界のある一面に習熟するとそれに対する関心を失い、別のところに注意を向ける。

によく考えられた教育的階梯を用意して、知識や目新しさに対する欲を絶えず刺激してやるのは大人の責任だ。

そのように好奇心を見ることで、子どもが好奇心旺盛であるためには、自分にはまだ知らないことがあるのを知っていなければならないという、興味深い予想ができる。言い換えると、子どもには早い段階でメタ認知能力がなければならないのだ。「メタ認知」とは、認知についての認知、つまり私たちの心的過程を監視する、レベルがさらに上の認知装置の集合のことを言う。好奇心のギャップ理論によれば、メタ認知装置は絶えず自分の学習を監督し、自分が知っていること、知らないこと、自分が間違っているかどうか、速いか遅いか、等々を評価しなければならない――メタ認知は私たちが自分の心について知っていることすべてに及ぶ。

メタ認知は好奇心の中心的な役割を果たす。実際、好奇心を持つとは、知りたいということであり、それはつまり、自分が何をまだ知らないかを知るということだ。そしてあらためて言えば、最近の実験では、一歳あるいはたぶんそれよりも前から、子どもは自分の知らない事物があるのを理解していることが確かめられている。[27] 確かにその年齢の赤ちゃんは、一人で問題を解決できないときには必ずすぐに保育者の方を向く。自分が知らないということを知っていればこそ、子どもはもっと情報を求める。これが知的好奇心、つまり、知りたいという抵抗しがたい欲の早期の表れだ。

学校が好奇心を殺す三つの方法

親は自分の子が好奇心に満ちている時期を懐かしむ。二歳から五歳にかけての子どもはあらゆることに好奇心を抱く。子どもはよく〝どうして？〟と言いたがる。自分の知識欲を満たすために、世界について実験をしたり、大人に質問したりするのをやめない。ところが驚くことに、飽和することなどありえないように見えるこの欲求が、そのうち衰えてしまう。それは学校に入って数年後のことが多い。中にはすべてに対する好奇心を維持する子もいるが、多くの子は好奇心による関心を閉じてしまう。子どもの能動的関与は鈍い受動性に変わる。好奇心の科学はその理由を説明できるだろうか。私たちはまだ答えをすべて得ているわけではないが、いくつかの仮説は唱えてみたい。

まず、子どもは自分の必要に沿った認知的刺激が足りないせいで、好奇心を失うのかもしれない。先に述べたアルゴリズムによれば、好奇心が時間とともに衰えるのはごくあたりまえのことだ。学習が進むにつれて、学習から予想される利得は小さくなる。ある分野に習熟すればするほど、その分野で得られることの限界に達するし、その分野についての関心も衰える。したがって、好奇心を維持するには、学校は子どものスーパーコンピュータのような脳に、絶えずその知能に適う刺激を与えなければならないが、必ずしもそうはなっていない。標準的な教室では、進んだ生徒ほど、刺激が足りなくなることが多い。数か月後には、その好奇心は衰え、学校にあまり期待しなくなる。その生徒のメタ認知系が、残念ながらさらに学習することはあまりないということを学習してしまうのだ。

その反対側の、学校で苦労する子どもは、逆の理由でやる気をなくすのかもしれない。やはりメタ認知が主犯で、しばらくすると、その子はもう好奇心を抱く理由がなくなる。なぜかというと、自分には学習できないということを学習してしまうからだ。過去の経験が、その子のメタ認知回路の奥深くに単純な（しかし間違った）法則を刻み込んでしまう。自分にはこれこれの科目（算数、読み方、歴史等々）を学習することはできないという法則だ。そのような失望は珍しくはない。女子の多くが数学は自分向きではないと確信するし、[28] 貧困地域出身の子は、学校は自分たちの敵で、教師は自分の未来に何の役にも立たないと信じるようになる。そのようなメタ認知的判断が不幸なのは、その判断が学生の意欲を奪い、好奇心のつぼみを摘み取るからだ。

それを解決する方法は、こうした子に対し、自信の裏打ちを一段一段高めてやることだ。与えられる問題がその子のレベルに合ってさえいれば、ちゃんと学習する力があることも、学習そのものに報酬があることも示してやろう。好奇心の理論からすると、子どもは学校で進みすぎても遅れすぎてもやる気をなくすのだから、その子の今のレベルに注意深く合わせた刺激的な問題を提供し、学習欲を回復することが欠かせない。まず、子どもが新しいことを学習する喜びを再発見し、それから徐々に、メタ認知系が自分には学習できることを学習し、それによって好奇心が戻ってくる。

好奇心が罰せられると、子どもが関心を失ってしまうということもありうる。子どもの発見欲は、過度に厳格な教育方針でだめになることもあるのだ。従来のように講義で教えていると、子どもに関与する気をなくし、さらには考える気をなくさせる傾向がある。子どもがただ座って静かにしていれば授業が終わると思い込ませることになるかもしれない。この状況は神経生理学的には単純に解釈できる。ドーパミン回路の中で、好奇心によって発せられる報酬信号とその満足は、外部の報酬と罰と競合している。したがって、探索の試みを一つ一つ罰することによって、好奇心をくじくことがありうるのだ。何度も参加しようとしても、そのたびに叱られ、からかわれ、罰せられる子を想像してみよう。「くだらない質問だ、黙っていないと放課後三〇分居残り勉強ね」とか。この子はすぐに、自分の好奇心の欲を抑止して、授業に参加するのをやめることを学習する。ドーパミン系が期待する好奇心に基づく報酬――新しいことを学習する喜び――は、同じ回路が受け取る直接の負の信号によって大きく打ち消される。罰が繰り返されると、無力さを学習することになる。これはストレスと不安に応じた一種の肉体的精神的麻痺であり、動物の学習を抑制したときにこれが現れることがわかっている[29]。

どうすればよいか。といっても、ほとんどの教師はすでに答えを知っている。好奇心を罰するのではなく、好奇心に報酬を与えることだ。質問を（どんなに欠陥があっても）奨励し、子どもに好きなテーマで発表させ、発表する積極性に報酬を与える……やる気の神経科学はきわめて明瞭で、行動Xを行いたいという欲求は、物質的報酬（食べ物、快適さ、社会的支援）であれ、認知的報酬（情報獲得）であれ、期待される報酬に連動している。わざわざ学校へ行って、そこではまったく報酬が望めないことを学習したために、あらゆる好奇心を失う子があまりに多い（すぐ後で見るが、この悲しい事態に成績評価が寄与している場合も多い）。

好奇心をくじきかねない第三の因子は、知識の社会的伝達だ。人類にあっては、学習には二つのモードが共在していることを思い出そう。子どもが駆け出しの科学者のように絶えず実験し自ら問う能動的モードと、他の人が教えてくれることをただ記録するだけの受容モードだ。学校はこの受容モードだけを促すことが多い――そして、子どもが教師はいつもすべてのことを生徒よりもよく知っていると思い込めば、能動モードを失わせることさえある。

教師の姿勢は本当に子どもの自然な好奇心を殺すことがありうるのだろうか[30]。残念ながら、最近の実験からすると、そのとおりであるらしい。アメリカの発達心理学者ローラ・シュルツは、ＭＩＴにある児童認知関連の研究室で、幼稚園児に奇妙な仕掛けを見せた。そこにはいろいろな場所に一群のプラスチックのチューブが隠してあり、チューブには鏡、笛、光が出るゲーム、音の出る箱など、ありとあらゆる予想外のおもちゃが入れてあった。そのような目新しいものを、何も言わずに子どもに与えれば、すぐに好奇心を掻き立てることができる。子どもは探り、手に取り、集め、つつき回して、いずれ隠された報酬の大半を見つける。今度は、新たな幼稚園児の集団を、受動的で受容的な教育モードに入れてみよう。「ほら、私のおもちゃを見て。こうするのよ……」と言いながら現物を与え、そうしてたとえば音の出る箱を演奏する。これだって子どもの好奇心を刺激するだろうと思われるかもしれない……が、逆効果になる。この種の紹介をすると、探索は大いに減少する。子どもは教師ができるだけ自分を助けようとしていて、したがって装置のおもしろいところをすべて紹介してくれるものだと思い込むらしい（それが正しいことも多い）。この状況では、探索の必要はない。好奇心は抑制されている。

子どもは教師の過去の行動を計算に入れていることを示す実験もある。教師がつねに網羅的な実演をすると、生徒は好奇心を失う。教師が新しいおもちゃの一つの機能を実演すると、子どもはそのすべての面を探ることをしない。教師がすでに知るべきことをすべて説明したものと考えるからだ。逆に、教師が自分はすべてのことを知っているわけではないという証拠を示すと、子どもは探し続ける。

では、どうすればよいのか。つねに能動的関与の概念を頭に置いておこう。子どもの知能を最大限関与させるとは、子どもに絶えずその想像力を刺激し、もっと先へ行きたいと思わせるような問いや助言を与えるということだ。すべて生徒が発見するに任せてはいけない――そんなことをしたら、発見型学習の罠に逆戻りになるだろう。理想の筋書きは、構造化された教育的指導を提供しつつ、まだまだ発見すべきことがいくらもあることを知らせることによって、子どもの創造性を促すことだ。ある教師のことを思い出す。夏休みの直前、私に向かって「あのさあ、さっき数学の問題を見たんだけど、解けなかったんだ」と私に言ったのだ。おかげで私は夏休み中この問題を繰り返し考えることになった。この先生に勝ってやろうとして……。

子どもの能動的関与を喚起するには、さらに別のことが必要になる。誤りを許容しつつ、それをすぐに正すことだ。これが学習の第三の柱となる。

第9章 誤りフィードバック

みな、楽しく間違うことを学習すべきだろう……考えるとは誤りから誤りへと進むことである。

――アラン『教育論』（一九三二）

決して間違わない人とは何もしない人のことである。

――伝セオドア・ルーズベルト（一九〇〇）

一九四〇年、少年アレクサンドル・グロタンディーク（一九二八～二〇一四）は、まだ一一歳か一二歳で、自分が二〇世紀最大級の影響力のある数学者になって、一つの世代全体を刺激することになるとは思いもよらなかった（グロタンディークの革命的なアイデアは、一九五八年、フランスに有名な高等学術研究所を設立するうえで大きな役割を演じ、同研究所は十人以上のフィールズ賞受賞者を生んだ）。それでもアレクサンドル少年はすでに数学をしていた……成績はそこそこだった。本人の回想録にはこうある。

私は一一歳か一二歳のとき、リュクロ（マンド〔フランス南部の町〕の近く）の強制収容所に閉じ込められていた。私はとくに六弁の花形に魅入られていた。コンパスを円周上で回す。次々と六回繰り返すと出発点にぴたりと戻ってくる。そうして円周を六等分したときに得られる図形だ。この実験的観察から、私は円周の長さは半径のちょうど六倍だと確信した。後から〈中略〉教科書で、この関係はもっとずっと複雑で、$L = 2\pi R$ で、$\pi = 3.14...$とされているのを見たときも、教科書の方が間違いで〈中略〉書いた人は、あの明らかに$\pi = 3$であることを示すごく単純な作図例のことを知らなかったにちがいないと確信していた。

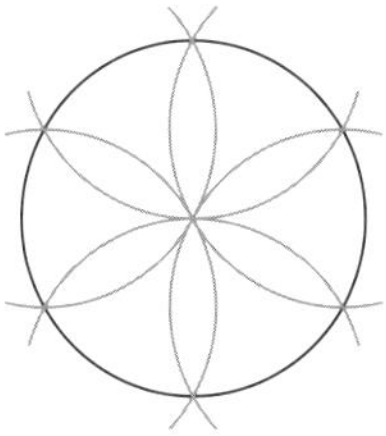

子どもが学校で習うことや教科書に書かれていることを当然と思うのではなく、自分の能力の方を信頼し、自分の洞察に自信を抱けるというのは貴重なことだ。ところが、この自信はつねにくじかれる。

そんな経験を話すと、多くの人が、すでに確立している知識なのだから後になれば認めるしかなくなるのに、なまいきなことをと思う――まあばかげた話だなと。しかし身をもって得たこの体験からすると、がっかりとか無駄といった感覚はなく、ただただ本物の発見をしたと感じていた……間違ったことの発見だったのだが。

何と並外れた告白だろう。また、世界でも超一流の数学者が円周率は3だと信じたという、とてつもないどじを踏んだことを認めているとは、謙虚さのお手本ではないか……それでもグロタンディークはある一つの点ではまったく正しかった。学習では間違いこそが鍵を握っているということだ。間違うことが最も自然な学習への道となる。すべての間違《エラー》いが学習する機会をもたらす。間違いと学習という二つの言葉は事実上同義語だ。

フランスのアニメで、私が子どもの頃人気だった『シャドック』は、この概念を一般則にまで高めた。「絶えずやってみ続けることによってのみ、成功に至る……言い換えると、失敗するほど成功する可能性が高まるということ！」その論理は完璧だ。『シャドック』に登場する面々が打ち上げようとしているロケットは、一〇〇万回に一度しか成功する可能性がないのだから、まず九九万九九九九回を急いで打ち上げようとする。その次の一回で成功するために……。

冗談はさておき、まずは失敗しないと進歩はほとんどありえない。間違いは、その改善方法を教えてくれるフィードバックを受け取るのであれば、必ず減少する。だから、誤りフィードバックは学習の第三の柱であり、教育上、影響の大きい因子の一つなのだ。そして、受け取るフィードバックの質と正確さが、学習の速さを決める。[2]

意外性——学習の原動力

第1章で取り上げた学習アルゴリズムを思い出そう。これによってハンターは照準を調節し、人工ニューラルネットワークは隠れ層〔入力と出力の間にある層〕の重み〔「ニューロン」どうしのつながりの強さ〕を調節する。考え方は単純で、最初は失敗するとしても、試してみれば、誤差《エラー》の大きさや方向が、次の試行での改善のしかたを教えてくれるということだ。こうしてハンターは狙い、撃ち、標的からどれだけ外れたかを見積もり、その誤りフィードバックを使って次の射撃を調節する。射撃選手はそうやって銃の微調整をする――人工ニューラルネットワークはもっと大きな規模に、外部世界を表す内部モデルの何億というパラメータについて、似たような調節を行う。

脳も同じように動いているのだろうか。一九七〇年代の段階で、この仮説に有利なデータが積み上がり始めた。ロバート・レスコーラとアラン・ワグナーというアメリカ人研究者が、次のような仮説を立てた。脳が学習するのは、それが予測することと受け取ることのずれを知覚した場合に限られる。いかなる学習も誤差信号がなければできない。「生物は事象が予測に反しているときにのみ学習する」[3]。言い換えれば、意外性が学習の根本的原動力の一つなのだ。

レスコーラ＝ワグナー説は、「古典的条件づけ」と呼ばれる学習パラダイムの詳細を見事に説明する。誰もが知っているパブロフの犬の話だ。パブロフの条件づけ実験では、犬がベルの音を聞くが、その音は最初は中立的で効果のない信号となる。ところがそれを何度も餌と結びつけると、ベルの音は同じでも、いずれ条件反射を引き起こすようになる。犬はベルの音を聞くたびによだれを出す。この音が必ず餌がくる前に聞こえることを学習したからだ。先の説はこのことをどう説明するだろう。レスコーラ＝ワグナーの法則は、脳が感覚による入力（ベルによって生まれる感覚作用）を用いて、その後の刺激（餌）の蓋然性を予測すると想定する。その働きは次のようになる。

- 脳は感覚入力の重みつき総和を計算して予測を出す。
- それから脳は、この予測と受け取る実際の刺激との差を計算する。これがこの理論の基本となる「予測誤差」という概念であり、それぞれの刺激に伴う意外性の度合いを表している。

・脳はさらにこの意外性の信号を使って、内部表現を修正する。内部モデルは刺激の強さと予測誤差の両方の値に比例して変化する。この修正規則は、次の予測が現実に近くなることを保証するようになっている。

この理論はすでに本書で言う学習の三本柱をすべて含んでいる。学習ができるのは、適切な感覚入力を脳が選び（注意）、それを使って予測し（能動的関与）、予測の正確さを見積もる（誤りフィードバック）ときだけだ。

レスコーラとワグナーが一九七二年に発表した式は、著しい先見の明によっていて、この式は後に人工ニューラルネットワークで使われた「デルタ則」と事実上同じ内容だった——そしてどちらも、今やほとんどの教師あり（ネットワークが生み出すべきだった応答について明示的なフィードバックが与えられる）学習システムで用いられている誤差逆伝播則の簡略版だった。さらに、報酬型（ネットワークがどの程度間違ったかだけを教えられる）機械学習では、同様の式が今でも使える。ネットワークは報酬を予想し、予測と実際の報酬との差が、内部表現の更新に用いられる。

そういうわけで、現代の半導体で動作する学習マシンは、神経科学に直接触発された方程式に依拠していると言ってよい。先に見たように、人間の脳はさらに先にまで進む。学習する機会ごとにできるだけ多くの情報を引き出すために、脳は思考の言語と、今のニューラルネットワークが用いるのよりはるかに精密な統計モデルを用いる。しかし、レスコーラとワグナーの基本的な考え方は今なお正しい。脳は受け取る入力を予測し、その予測を意外性やありえなさや誤差の度合いに従って調節するのだ。学習するとは予測できないところを減らすということだ。

レスコーラ＝ワグナー説に相当の影響力があったのは、それが連合学習の概念に基づく先行理論を大きく改良することになったからだ。かつては一般に、脳はただベルの音と餌を連合させることを学習するのであって、ベルの音から餌を予測したりするわけではないと信じられていた。この連合論の見方によれば、脳は刺激と応答の間に時間的な合致が見られると、それをすべて、ただただ受動的に記録しているだけだ。しかしパブロフ的条件づけにとってさえ、この見方は明らかに間違っている。[4] 犬の脳でさえ、ただあれこれの連合を身につけるだけの受動的器官ではない。学習は能動的に予測して、予測に反したことによる意外性が強いほど効果が上がる。

順方向阻止《フォワード・ブロッキング》は連合論的な見方を否定する見事な事例の一つだ。[5] 阻止実験では、動物がたとえばベルとライトといった二つの感覚による手がかりを与えられ、どちらもまもなく餌が出てくる前触れとなる。みそは両者を順次提示するところにある。まずライトから始める。動物はライトが点くときには必ず餌が出てくることを学習する。その後で、ライトとベルという二重の餌の前触れが提示される。最後にベルだけの効果を調べる。驚くことに、ベルにはまったく効果がない。ベルを聞いても、動物はよだれを垂らさずベルと餌の連合が繰り返されたのをすべて忘れているように見える。どういうことだろう。この発見は連合論とは相容れず、レスコーラ＝ワグナー説とは完璧に合致する。肝心なところは、最初の連合（ライトと餌）の獲得が、第二の連合（ベルと餌）の獲得を阻止した点にある。なぜかというと、ライトによる予測だけで、その後のことは十分説明できるからだ。この動物はすでにライトが餌の前触れだということを知っているので、その脳には、ライトとベルが合わさって餌の前触れとなっている第二の実験の間、予測誤差はまったく生じていない。誤りがなければ学習もない——そうして犬は音と餌の連合については何の知識も獲得しないのだ。どちらが先に学習されようと、先に学習される方が後の学習を阻止する。

この順方向阻止実験は、明らかに学習が連合によるのではないことを実証している。その後、ベルと餌の対は何百回と繰り返されたが、それでも何ら学習を引き起こさなかった。この実験は、意外性がないと学習は生じないことも示している。学習には予測誤差が必須となる——少なくとも犬においては。そして、予測誤差方式はあらゆる生物種の脳にあることを示す証拠が積み重ねられている。

注目すべきは、この誤差信号が脳内を伝わる内部信号であるところだ。学習するためには現実に誤りを犯す必要はない——予想したことと得たことのずれがあればよい。単純な二者択一問題を考えよう——たとえばパブロ・ピカソのフルネームの二番目にくるのはディエゴかロドリゴか。運良く最初に当てずっぽうで試した答えが合っているとしよう（つまりディエゴの方——パブロ・ディエゴ・ホセ・フランシスコ・デ・パウラ・フアン・ネポムセノ・マリア・デ・ロス・レメディオス・シプリアノ・デ・ラ・サンティシマ・トリニダッド・ルイス・イ・ピカソのディエゴ）。当たったことで何かを学習するだろうか。もちろんする。最初に正解を当てたとはいえ、私の自信は低かった。運だけでは五分五分でしか当たらない。自分では確信がなかったので、受け取ったフィードバックは新たな情報をもたらす。それはでたらめに選んだ答えが実は一〇〇パーセント正しいことを保証してくれたのだ。レスコーラ＝ワグナー則によれば、この新情報は、自分が予測したこと（当たる可能性は五〇パーセント）と今知っていること（一〇〇パーセント確実に正解を知っていること）との誤差信号を生み出す。脳の中では、この誤差信号が広がり、そうして次に聞かれたら「ディエゴ」と答える可能性を高める。したがって、急いでまず九九万九九九九回打ち上げに失敗した『シャドック』に登場する面々のように、学習にとってはたくさん間違うことが大事なのだと思ってはいけない。大事なのは学習者の不確実さを下げるような明示的フィードバックを受け取ることなのだ。

意外性がないと学習もない。この基本則は今やあらゆる種類の生物で確認されているように見える――その中には幼児も入る。赤ちゃんが早くから示す技能の基本的指標の一つが驚きだったことを思い出そう。赤ちゃんは、物理、算数、確率、心理の各法則に反する意外な出来事を魔法のように見せる画面の方を、長い間見つめる（図3・1、およびカラー口絵図5）。しかし子どもは驚くたびに、ただ見つめているだけなのではない。明らかにそこで学習している。

アメリカの心理学者リサ・ファイゲンソンは、この結論に達するために、一連の実験で、子どもが出来事をありえない、あるいはありそうもないと認識すると、学習が引き起こされることを示した。[6] たとえば、赤ちゃんは壁を通り抜ける不思議な物体を見ると、そのありえない場面を見つめる……そしてその後の方が、その物体が出した音のことや、さらには大人がその動作を表すために用いた動詞まで（「ほら、おもちゃがbleekしたよ」とか）、よくおぼえている。赤ちゃんは、そういう物体を渡されたときの方が、それと似ていても物理法則に違反しなかったおもちゃで遊ぶよりも、ずっと長く遊んでいる。赤ちゃんの楽しそうな行動は、確かに赤ちゃんが、起きたことを能動的に理解しようとしていることを示している。赤ちゃんはベビーベッドでも科学者のように、見たことを再現しようと実験しているのだ。たとえば、物体が壁を通り抜けてしまったら、その固さを確かめるように物体を叩く。重力の法則に反して不思議にも空中に浮いたままなのを見ると、浮遊力を調べるかのように、その物体をテーブルから落とす。要するに、自分が観察した予想外の光景がどう予想外だったかによって、後で自分が仮説を調節するためにどう行動するかが決まる。これはまさに、予期せぬ出来事があると、必ずその出来事に応じて、世界の内部モデルが調節されるとする誤差逆伝播の理論の予想どおりだ。

こうした現象はすべて、生後一か月の子どもについて記録されているが、おそらくもっと早い時期からあるのだろう。誤り訂正による学習は動物界には普遍的に広がっているし、生まれて間もない時期から、学習が誤差信号によって調節されていると信じるだけの理由はそろっている。

脳はエラーメッセージにあふれている

誤差信号は学習で根本的な役割を演じているので、脳領野のほとんどすべてがエラーメッセージを送ることを示すことができる(カラー口絵図17)。[7] 初歩的な例から始めよう。一連の同じ音程の音、「ラ、ラ、ラ、ラ、ラ」が聞こえるとしよう。どの音も脳の聴覚野にある反応を引き起こす――しかし音が繰り返されると、その反応はだんだん低下する。これは「順応」と呼ばれる、あっけないほど単純な現象で、人の脳が学習して、次に起きることを予測している。ところが突然、音が変化して、「ラ、ラ、ラ、ラ、ラ♯」になる。すると一次聴覚野はただちに強い驚きの反応を見せる。順応が消えるだけでなく、予想外の音に対して、追加のニューロンが活発に発火し始める。それに、ただ反復されれば順応が生じるわけではない。大事なのは、その音が予測できるかどうかだ。たとえば、「ラ、シ、ラ、シ、ラ」のような音が入れ替わる組合せを聞くと、脳はこの交代に馴れ、聴覚野の活動は再び低下する。しかしそのとき、「ラ、シ、ラ、シ、シ」のような予想外の反復があると、驚き反応が生じる。[8]

聴覚野は、直近の過去を用いて未来を予測するという単純な計算を行っているらしい。一つの音でもいくつかの音の集まりでも、繰り返されると、聴覚野は、将来もそうであり続けるだろうと判断する。それによって、退屈で予測がつく信号にあまり多くの注意を向けすぎないでいられるので、これは役に立つ。繰り返される音は、入ってくる活動電位が、正確な予測によって相殺されるため、すべて入力側で抑えられる。入力感覚信号が脳の生成する予測に合致しているかぎり、差はゼロであり、誤差信号が高次の脳領域に伝播することはない。予測を差し引きして、入ってくる信号が遮断される――が、それは予測どおりだった場合のことで、脳の予想に反する音は、逆に増幅される。そうして、聴覚野の単純な回路がフィルターの役目をする。それによって、その先の各段階の皮質には、聴覚野だけでは説明できないような、意外で予測されない情報だけが伝わる。

こうして、脳のある領野で説明できない入力は何でも次のレベルへと伝えられ、そちらでその入力の意味を解することが試みられる。大脳皮質のことを予測システムの巨大な階層と考えてもよい。その一つ一つが入力に説明をつけようとし、残ったエラーメッセージを、他のシステムがもっとうまく処理することを期待して、そちらに送る。

たとえば、「ド、ド、ソ」という音の並びを聞くと、最後の「ソ」はそれまでの音とは違うので、聴覚野には低レベルの誤差信号が生成される。しかしもっと高次の領域は、並び全体を既知のメロディ（「きらきら星」の冒頭）と認識するかもしれない。つまり最後の「ソ」によって生じる驚きは、一過性のものにすぎない。その驚きは、旋律全体のもっと高次のレベルの表象によってすぐに説明がつき、驚き信号はそこで止まる――「ソ」で音が変わっても、曲のフレーズ全体をコード化できる下前頭前野では、驚きは生じない。他方、「ド、ド、ド」の反復が逆の作用をすることもある。単調なので、早期の聴覚野には誤差信号を生まないが、メロディを捉えるもっと高次のレベルの領域は、ドがもう一つ続くより、ソに上がることを予測していて、そこに驚きが生じる。意外な展開がなかったことが意外なのだ。マカクザルの類でさえ、人間同様、個々の音の聴覚野での局所的処理と、前頭前皮質での旋律全体の表象との二段階で聴覚を処理している。[9]

そのような誤差信号は脳のどの領域にもあるらしい。皮質全体にわたり、ニューロンは反復される予測がつく出来事に順応し、意外な出来事に対しては必ず発火を増やして反応する。脳の領域どうしで違うのは、検出できる違反の種類だけだ。視覚野では、予想外の画像を提示されると活動が高まる。[10]言語野の方は、文中の異常な単語に反応する。たとえばこんな文を考えてみよう。

I prefer to eat with a fork and a camel.〔私はフォークとラクダで食べる方が好きだ〕

これを読んだ人の脳は、N400の波、つまりそれまでの文脈とは相容れない単語や像によって引き起こされる誤差信号を発生させる。[11]N400というのは、この波が異常から約四〇〇ミリ秒後に発生する負電位《ネガティブ》の反応ということで、これは左半球側頭葉にある単語の意味に感度を持つニューロン集団から生じる。他方、下前頭前野にあるブローカ野は文法の間違い、つまり脳が一定のカテゴリーの単語を予想しているのに別のカテゴリーの単語を受け取った場合に反応する。[12]例を挙げると、

Don't hesitate to take your whenever medication you feel sick.〔「気分が悪くなったら必ず躊躇なくその薬を服用しなさい」を意味する"Don't hesitate to take your medication **whenever** you feel sick"と whenever の位置が違う〕

今度は「whenever」という予想外の単語が出た後で、文法が専門の脳領域が負の波を発し、その直後にP600波――約六〇〇ミリ秒後に正電位《ポジティブ》のピークとなる――が生じる。この反応は、脳が文法エラーを検出し〔N400〕、それを修復しようとしている〔P600〕ことを示す。

予測信号や誤差信号が最もよく実証された脳回路は報酬回路だ。[13] ドーパミン・ネットワークは実際の報酬に反応するだけではなく、報酬があることをつねに予想もしている。ドーパミン作動性ニューロンは、「腹側被蓋野」と呼ばれる、細胞が集まった小さな核にある。これは単純にセックスや飲食の快感に反応する部位ではなく、実際には、予想される報酬と、実際に獲得された報酬との差、つまり予測誤差を信号にして送っている。つまり、動物が、たとえば予想外に砂糖水の雫にありついたなど、前触れなく報酬を受け取ると、この喜ばしい驚きがニューロンの発火をもたらす。しかし、この報酬の前に、それを予測する信号を受け取ると、同じ甘い蜜も、もはや反応を引き起こさない。この場合、現実ではなく信号がドーパミン・ニューロンの活動を高めている。学習は、報酬が予想される信号の方に反応するようなシフトをもたらす。

この予測による学習機構のおかげで、勝手に作られた信号でも報酬を知らせるものとなって、ドーパミン反応を引き起こすことができる。この副次的な報酬は、人間の場合には金銭で、また薬物中毒者に注射器を見せるだけでも効果があることが実証されている。いずれの場合も、脳が将来の報酬を予感しているのだ。第1章で見たように、そのような予測的信号は学習には大いに役立つ。それによってシステムは自己批評して、ある動作の成功／失敗を、外部との照合を待たなくても予見することができるからだ。そういうわけで、一方の神経ネットワークが別のネットワークの行動を批評することを学習する役者《アクター》＝批評家《クリティック》構造が、今や人工知能の世界で、碁を学習するなどのきわめて複雑な問題を解くために普遍的に用いられている。予測を生成し、誤差を検出し、自己修正することが、効果的な学習の基礎に他ならない。

誤りフィードバックは罰と同義ではない

これまでしばしば、理科の教師が、他の科目の教師以上に、生徒が理解できないことがあるのを理解できていないという事実に目を引かれた。間違い、無知、無思慮といったテーマを深くつきつめている人はほとんどいない。

——ガストン・バシュラール『科学的精神の形成』（一九三八）

私たちのニューロンが絶えず交換している誤差信号を、どうすれば最大限に利用できるだろう。子どもでも大人でも、効果的に学習するには、その環境（親であれ学校であれ大学であれ……ビデオゲームでさえ）が素早く正確なフィードバックを与えなければならない。生徒が自分がどこでつまずいているか、どうすればよかったのかを正確に教えてくれる詳細な誤りフィードバックを受け取った方が、学習は速く、楽になる。教師は、誤りに関する早急で正確なフィードバックを提供することによって、生徒が自分で修正するのに使える情報を相当に豊かにすることができる。人工知能では、この種の「教師あり」学習と呼ばれる学習が最も効果的となる。それによって機械は素早く失敗の元を特定し、自己修正できるからだ。

しかし、そのような誤りフィードバックは罰とは関係ないことを理解しておかなければならない。私たちは人工ニューラルネットワークを罰したりしない。マシンが間違えた反応をどうするか教えるだけだ。誤りの性質と兆候について少しずつ教える、できるだけ多くの情報が得られるような信号をマシンに与える。

この点で、計算機科学と教育学はまったく同じだ。実際、オーストラリアの教育専門家ジョン・ハッティによるメタ分析は、生徒が受け取るフィードバックの質が学業の成功を決定する要因の一つであることを示している[14]。学習の明確な目標を定めること、生徒がそこに徐々に近づけるようにすること、避けられない間違いを大仰に取り上げないことが成功への鍵となる。

優れた教師はこうしたことをすでによく知っている。毎日、ローマ時代のことわざ、*errare humanum est*、つまり人間は間違うものであることを目の当たりにしているのだ。優れた教師は思いやりのある目で、生徒の間違いを優しく見守る。間違わないと学習できないことを認識しているからだ。できるだけ冷静に、生徒がどこで手を焼いているかを正確に診断し、生徒が最善の解決策を見つけるのを助けるべきだということを知っている。そうした教師は、すべての生徒が何度も同じ罠に陥るので、経験によって生徒がどこで間違うかを把握していて、生徒を慰め、安心させ、自信を回復させる適切な言葉を探す。そうして、生徒が頭の中の間違った表象を修正できるようにする。教師は真実を伝えるためにいるのであって、とがめるためではない。

もちろん、理性ある方々は言われるかもしれない。「それはまったく同じことではないか。生徒にどうすればよかったかを教えるというのは、それは間違いだったと伝えることと同じではないのか」と。実は全然違う。純粋に論理的に見れば確かにそうだ。質問にありうる答えがAかBかの二つしかなく、生徒が間違ってAを選んだら、その生徒に正解はBだよと教えるのは、「間違ってるよ」というのとまったく同じことだ。同じ理屈で、五分五分の二者択一では、「正しい」と言われても「間違い」と言われても学習の量は厳密に同じになるはずだ。ただ、子どもは完璧な論理学者ではないことを忘れないようにしよう。子どもにとって、言われたことから「Aを選んで間違っていたら、正解はBしかない」と推論するのは容易ではないが、「自分は間違った」と言われたのだということだけは難なくつかむ。実際、この実験が行われると、成人は報酬と罰からぴったり同じ量の情報を引き出せるが、思春期ではそうはならない。失敗よりも成功の方から学習することがずっと多い[15]。だから、この辛い部分はなくしてやり、できるだけ中立的で情報に富むフィードバックを与えてやろう。誤りフィードバックは罰と混同すべきではない。

成績評価——誤りフィードバックの貧弱な代替

ここで成績評価について簡単に述べておかなければならない。欠点だらけの、とはいえ伝統に深く根ざした教育制度の一つで、それのない学校もなかなか想像できない。学習理論からすれば、成績はまさしく報酬（あるいは罰）信号に相当する。しかし、まったく精度に欠けているという明白な欠点がある。試験の成績はたいていただの合計点で、したがって、諸々の誤りの元を、区別することなくひとまとめにしてしまう。したがって与えてくれる情報が不十分で、それだけでは、なぜ間違ったか、どう修正すればよいのか、何も教えてくれない。極端な場合、F〔不可、不合格〕がついたら、それはFでしかなく、他に何の情報も提供しない。ただ劣っているという明瞭な烙印にしかならない。

成績だけでは、つまり詳細で建設的な評価が伴っていなければ、誤りフィードバックの元としてはまったく足りない。不正確なだけでなく、しばしば何週間も後になってから伝えられ、その頃には、たいていの生徒は自分の内面の推論のどの面で誤ったのかを忘れてしまっている。

試験のレベルはたいてい、コースが進むにつれて上がっていくので、成績評価は、とくについて行けない生徒には、根本的に不公平でもある。ビデオゲームのたとえを使ってみよう。新しいゲームを見つけても、最初はどうすれば効果的に上手になれるかわからない。何より、人は自分がいかに下手かを絶えず思い知らされたいとは思わない。そこで、ビデオゲームのデザイナーは、ほぼ確実に勝てるきわめて易しいレベルから始めさせる。徐々に難易度が上がり、それとともに負けてがっかりする可能性も高くなる――が、プログラマは、易しいところと難しいところを混ぜたり、同じレベルを何度でもやり直せるようにして、がっかりを緩和するすべを知っている。プレーヤーは自分のスコアが着実に高くなるのがわかる……そして、最後には、長いこと追い求めていた最終レベルを突破する喜びの日がやってくる。今度はこれを「できの悪い」生徒の成績表と比べてみよう。学年の始まりから成績は悪く、同じテストを合格するまで何度も受けるということもなく、毎週新しい課題を与えられ、そのほとんどは、自分の能力を超えている。毎週毎週、「スコア」はゼロのあたりをうろうろしている。ビデオゲーム市場なら、そんなゲームはまったく売れないだろう。

学校はたいてい、成績を罰として使っているのだ。成績が悪いことが脳の情動系に対して持つ多大な負の影響、落胆、烙印、無力感……は無視できない。ある筋金入りの劣等生の、見識ある声に耳を傾けよう。ダニエル・ペナックは、著書『学校の悲しみ』で二〇〇七年に有名なルノード賞を受賞するなどして、今日ではフランスの一流作家だが、毎年、クラスではいちばん下の成績だった。

私の成績表は、毎月私に、おまえの頭の悪さは自己責任だと念押ししてくれた。そこから得られるのは、自己嫌悪、劣等感、何よりも後ろめたさしかない……自分はゼロ以下だと思った。先生が何度も言うように、何もできない生徒はゼロ……自分には何の未来も見えず、大人になったときの自分がどうなっているのか、思い浮かぶイメージが全然なかった。自分が何も望まないからではなく、自分は何にも向いていないと思ったからだ。[16]

その後ペナックはこの有害な精神状態を(自殺にも手を出した後)克服したが、そのような回復力を示す子どもは少ない。学校が引き起こすストレスの影響は、数学の分野でとくに調べられている。多くの生徒におなじみの不安を引き起こすことで有名な教科だ。数学の授業では、本物の数学鬱になる子もいる。自分が何をしても、失敗して罰されることを知っているからだ。数学不安はよく認知され、検討され、尺度のはっきりした症状だ。それにかかった子は、扁桃体などの苦痛や恐怖の回路が活発になっているところを示す。そこは脳の奥深くに位置し、負の感情にかかわっている。[17] こうした生徒は必ずしも他の子と比べて知能が低いわけではなく、自身に生じる情勢の津波が計算や短期記憶や、とりわけ学習の能力を破壊する。

人間でも動物でも、多くの研究結果から、ストレスと不安は学習能力を劇的に妨げうることが確かめられている。[18] たとえばマウスの海馬では、恐怖による条件づけで、ニューロン可塑性は文字どおり固まる。マウスがランダムな予測できない電気ショックでトラウマを与えられると、その神経回路では、シナプスの動きが鈍くなり固まってしまい、感受期の終わり頃のようにニューロンを包む細胞外マトリックスが硬直し、それにからめとられてしまう。逆に、恐怖のない、刺激に富む環境に浸ると、シナプス可塑性が再開し、ニューロンの拘束が解かれ、シナプスの連絡は子どもの頃のように活発になる――若返るのだ。

したがって、低い成績をつけてその成績を罰のように提示すると、ストレスや失望が学習を妨げるので、子どもの進歩を抑制する重大なおそれがある。長期的に見れば、その生徒の人格や自己イメージを変えることもありうる。アメリカの心理学者、キャロル・ドゥエックは、この自分の失敗（あるいは成功）を、固定された変えられない面のせいにするという精神的性向――ドゥエック自身の言う「固着した頭《フィクスト・マインドセット》」の負の影響を広く調べた。自分は「数学が苦手」、「外国語には強くない」等々のことだ。ドゥエックはこの見方を、すべての子は向上することができるという基本的に正しい考え方――は

「伸びる頭《グロース・マインドセット》」と名づけられる——と対比する（それぞれ訳書では「硬直したマインドセット」、「しなやかなマインドセット」とされている）。

その研究からすると、他の因子がすべて等しければ、どちらの頭かは学習で重要な役割を演じるらしい。[19]誰でも伸びしろがあるという見方を心底から抱くことは、それ自体が伸びる元なのだ。逆に、技能は不変で、人はできるかできないかいずれかだという思想に固着する子どもの成績は悪くなる。実は、そのような硬直した頭がやる気を奪う。それでは注意も能動的関与も促されないし、間違いを本来的に劣っていることの印と解釈してしまう。しかしすでに見たように、間違うのはごく当然のことだ——それは単に自分が何かをしようとしたことの証に他ならない。セオドア・ルーズベルトの「決して間違わない人とは何もしない人のことである」という言葉を思い出そう。一一歳のグロタンディークが、自分は円周率が3だと思ったから自分は数学ができないと思っていたらどうなっただろう。

研究からは、成績の良い生徒も硬直した頭の姿勢に陥ることがありうることが示されている。成績が良くても、やる気を維持するために努力する必要はある。「できる」のだから頑張らなくてもいいと思わせたのでは、その子のためにはならない。

ただ自尊心を養うという単純な口実で、すべての子に君はベストなのだと言って聞かせても、伸びる頭になるわけではない。それよりも、日々の進歩に注意を向けさせ、参加を促し、努力に報い……もちろん、学習の基本そのもの、つまりみんなが努力しなければならないし、答えを出して試さなければならないし、間違うこと（そしてその間違いを正すこと）が唯一の学習の道であることを説明してやるということなのだ。

ダニエル・ペナックの一言に委ねよう。「教師は生徒を怖がらせるためにいるのではなく、生徒が学習の恐怖を克服するのを助けるためにいるのだ。この恐怖が乗り越えられれば、生徒はどこまでも知りたいと思う」。

自らをテストせよ

成績評価にほとんど効果がないのであれば、本章で見てきた誤り処理にかかわる科学的知識は、どう教室に組み込むのがいちばん良いのだろう。原則は単純だ。まず、生徒は参加し、答えを示し、どんなに暫定的なものでも積極的に仮説を考えることを奨励されなければならない。次に、客観的で罰にならないようなフィードバックをすぐに受け取って、自ら訂正できるようにしなければならない。

こうした基準に適い、教師なら誰でも知っている戦略がある。それは……「テスト」と呼ばれている。知られていないのは、何十という科学的成果がその効果を明らかにしているということだ。生徒の知識を定期的にテストすることは、「取り戻し練習《リトリーバル・プラクティス》」〔「検索練習」や「想起練習」と言われることが多い〕と呼ばれ、教育戦略の中でも最大級の効果がある。[20] 定期的にテストすることが長期記憶を最大化する。自分の記憶をテストにかけるという行為だけで、その記憶は強化される。それは能動的関与と誤りフィードバックの原理を直接に反映している。テストを受けることで、現実と正面から向き合い、自分の知っていることは強化し、知らないことが何かを認識せざるをえなくなる。

テストすることが学習過程に必須であるという考え方は自明ではない。教師や生徒のほとんどは、テストをただの成績評価の手段としか見ていない——その役割は、すでにどこかで得ている知識の評価にすぎない。授業でおぼえたのか、自分で勉強しておぼえたのかもわからない。しかしそのような序列化や成績評価は、結局、テストの役目としてはどうでもいい。肝心なのは最後に得られる成績ではなく、忘れかけている情報を取り戻そうとする手間であり、すぐに受け取れるフィードバックだ。この点で、テストがしばしば、少なくとも授業そのものと同じくらいに活躍することを研究は示している。

この結論は、アメリカの心理学者ヘンリー・レーディガーらの有名な一連の実験で得られた。ある研究で、このチームは学生に一定時間で単語をおぼえることを求めたが、何通りかの方式があった。あるグループは、おぼえるための短い時間を八回与えられ、それぞれの時間はずっとおぼえることに充てるよう言われ、それを繰り返した。第二のグループはおぼえる時間を六回与えられ、途中で二回のテストをした。第三のグループは、おぼえるための短時間四回とテスト四回を交互に与えられた。三つのグループとも、かける時間の合計は同じなので、おぼえるのに充てられる時間は実際には順に少なくなる。それでも結果は明瞭だった。おぼえた単語の四八時間後の記憶は、テストを受ける機会が多い学生ほど良かった。おぼえる時間とテストする時間を規則的に交代させると、そこに関与して明示的なフィードバックを受け取らざるをえなくなる（「この単語は今は知っているけれど、こちらの方は全然思い出せない……」のような）。そのような自覚、つまり「メタ記憶」が有益なのは、それによって、後でおぼえる際に難しい項目の方に手間をかけられるようになるからだ[21]。その効果は明瞭で、テストをするほど、おぼえたことをよく記憶している。

こんな例もある。たとえば「橇《そり》（sled）」を表すイヌイットの単語、「カムティーク（qamutiik）」のような、外国語の単語をいくつか学習しなければならないとしよう(図9・1)。「橇」と「カムティーク」を頭の中で結びつけるために、二つの語をカードに並べて書くことが考えられる。あるいは、まずイヌイット語の単語を読んで、五秒後に訳語を読むというのもあるだろう。第二の方式では使える情報量が少ないことに注目しよう。最初の五秒間の間に見えるのは「カムティーク」という単語だけで、それがどういう意味かを確認させられるわけではない。しかしこちらの方が成果は上がる。[22]なぜかというと、それによってまず考え、フィードバックを得る前にその意味をおぼえようとせざるをえないからだ。ここでも、能動的に関与し、それから誤りフィードバックを受けることが学習を最大化する。

おかしなことに、生徒も教師もその効果を知らない。意見を聞いてみれば、テストを受けるのは集中力をそらすし、大事なのはおぼえることだと誰もが考えているだろう。そのため生徒も教師も同じように、おぼえることに時間をかけるほど結果は良くなるという、実験で見られることとは正反対のことを予想する。そしてこの間違った考えに沿って、たいていの生徒が自発的に、ノートや教科書を何度も読み、何色ものマーカーであちこちに線を引き……というふうにして与えられた時間を過ごす。この方式は、短いテストを受けるよりもはるかに効果が少ない。

私たちはなぜ、試験に備えて詰め込むことが最善の学習戦略だという幻想を抱くのだろう。それは記憶の様々な区画を区別できないからだ。教科書や授業のノートを読んだ直後には、情報は頭にしっかり残っている。意識を伴う作業記憶に、活発な形で止まっていて、自分でもそれを知っているように感じる。このときはまだ短期記憶の貯蔵領域に残っているからだ……しかしこの短期的な区画は、同じ情報を数日後に取り出すために必要となる長期記憶の区画ではない。数秒あるいは数分後にはもう、作業記

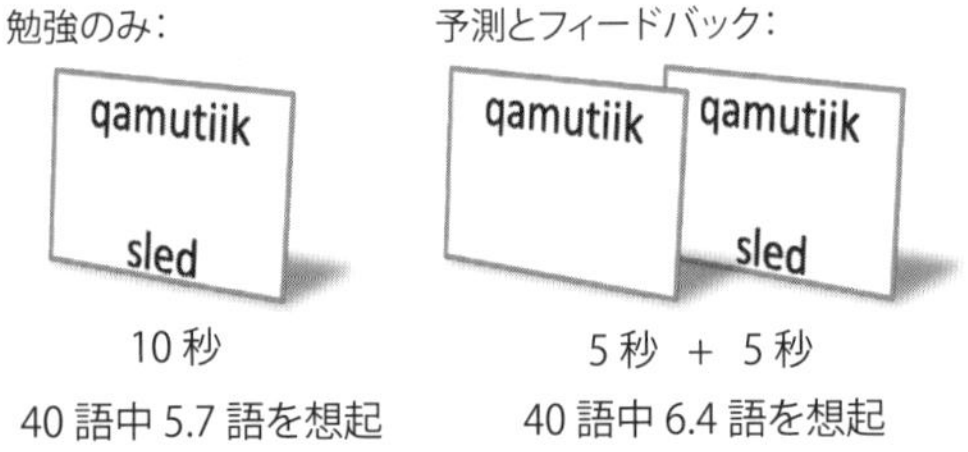

（a）

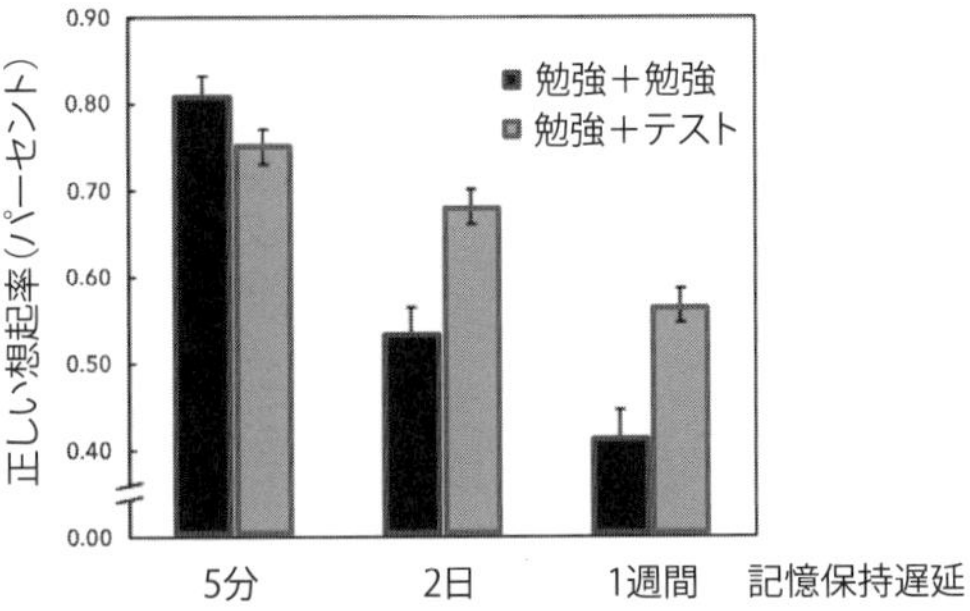

（b）自己テスト

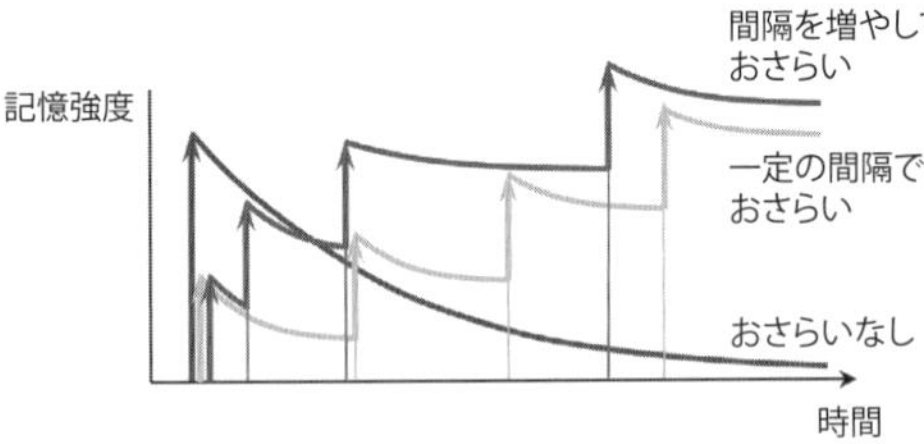

（c）学習間隔を空ける

図 9.1　結果を確かめるテストは、それによって自分の間違いに気づけるので、きわめて良い学習方式の一つだ。外国語の単語を学習するときは、まず単語をおぼえようとして、それから誤りフィードバックを受ける方が、ただただ単語と訳語をおぼえるよりも良い（a）。実験からは、おぼえるのとテストとを交互に行う方が、すべての時間をおぼえることにかけるよりも良いことが示されている（b）。長期的には、おさらい時期の間隔は長い方が、とくに間隔が徐々に増える場合の方が、記憶はずっと良くなる（c）。

憶は散逸し始め、数日経つと、ひどいことになる。知識を繰り返しテストしなければ、記憶は消える。情報を長期記憶に入れるには、すべての時間を勉強に充てるのではなく、内容をおぼえ、結果をテストして確かめることが欠かせない。

こうした考え方を自分の習慣にするのはたやすい。カードを用意して、一方に問題、反対側に答えを書けばよい。自分でテストするには、カードを次々に引いて、それぞれのカードについて、答えを思い出し（予測）、それから裏を見ることで確かめる（誤りフィードバック）。答えが違っていたら、カードを山の上の方に戻す――そうすれば、すぐに同じ情報を見直さざるをえなくなる。正解であれば、カードは山の下の方へ入れる。それをすぐに調べる必要はないが、いずれまた、忘却効果が現れる頃に、その問題を見ることになる。そのようなカード集を構築できるようにするスマホやタブレットのアプリがたくさんあるし、外国語学習アプリとして有名なデュオリンゴなどの学習ソフトも、似たようなアルゴリズムによっている。

鉄則――学習の間隔を空ける

おぼえるのとテストとを交互に行うことがこれほどプラスの効果を持つのはなぜかというと、それが「訓練時間に間隔を空ける」という、教育学が発見した中でも効果的な戦略の一つを利用しているからだ。これは鉄則で、一回の試行に詰め込むより、いくつかの訓練期間に分散した方が必ず結果は良い。確実に長期的に保持したいなら、おぼえる時間を何回かに分け、テストをはさみ、テストの間隔をだんだんだん長くするのがいちばんだ。

何十年もの心理学研究から、何かを学習するための時間が一定なら、戦略としては、授業を何回かに分けた方が、ひとまとめにするよりもずっと効果的であることが明らかになっている。[23] 何日かにわたって学習を分散することには、とてつもない効果がある。実験すれば、規則正しい間隔でおさらいをした方が、一度にぜんぶ学習しようとするよりも、三倍ほどに記憶を増幅できることがわかる。原理は単純で、ミュージシャンならみんな知っている。毎週毎日一五分ずつ練習する方が、週に一度二時間練習するよりもいいのだ。

間隔を空ける方式だとそれほど効率が上がるのはなぜか。脳画像[24]を見ると、課題を一回の試行に詰め込んだ場合、その課題が引き起こす脳活動が減退している。反復される情報が徐々に目新しさを失うからだろう。何度も繰り返していると、知っているという錯覚も生むらしい。作業記憶に情報があることによる過剰な自信だ。自分はそれが使えるように見えるし頭に入っているので、それ以上努力することに意味があるようには思えなくなる。他方、学習の間隔を空けると、脳活動は増大する。ひたすら作業記憶に蓄積するのを抑止し、関連する回路の活動を増やさざるをえなくして、「ちょうどよい難しさ」の効果を生むらしい。

習ったことを次に繰り返すまでの最も効果的な間隔はどれほどだろう。間隔が二四時間に達すると、大きな改善が見られる――おそらく、少し後で見るように、学習していることの定着には、睡眠が中心的な役割を演じるからだろう。しかし、アメリカの心理学者、ハル・パシュラーらのチームは、最適な間隔は、記憶を保持したい期間に依存することを明らかにした。情報を数日あるいは数週間だけおぼえておく必要があるなら、一週間ほど毎日おさらいするのが理想的となる。逆に、知識を数か月あるいは何年か保持していなければならないなら、見直す間隔もそれに比例して長くなる。おおよそで言えば、情報の記憶を保持したい時間のおよそ二〇パーセントの間隔でおさらいすること――たとえば、記憶を一〇か月もたせたいなら、二か月後におさらいするとよい。効果は相当なもので、習ったことを数週間後に一度繰り返すと、数か月後に思い出せる項目数は三倍になる。記憶に情報をできるだけ長くとどめるには、当の間隔を徐々に増すのが良い。最初は毎日おさらいし、それから一週間、一か月、一年経って情報を見直す。この方式は、あらゆる時点で最適な記憶を保証する。[25]

図9・1がその理由を教えてくれる。おさらいするごとに学習が強化されるからだ。それが頭の中の表象の強度を更新し、私たちの記憶の特徴である指数関数的な忘れやすさに対抗する助けとなる。何より、学習する試行の間隔を空けることによって、脳で使える記憶回路すべてから、忘却曲線が最も緩やかなもの、つまり、情報を最も遠い未来まで送り込む回路が選ばれるようになるらしい。

実は、記憶について私たちは間違った理解をしていた。それは過去に向かうシステムではなく、データを後で利用できるように、未来に送る役目のシステムなのだ。同じ情報を、長い間隔を空けて何度も反復することによって、脳はこの情報が未来の自分に届けるに値すると納得しやすくなる。

ハル・パシュラーは、この研究からいくつかの実践的教訓を引き出す。まず、学習は何回かに分散すると必ず利益が得られること。次に、学校の教科内容については、数日後、あるいは数週間後におさらいするのでは足りないということ。何かを長期的に記憶したければ、少なくとも数か月の間隔の後に見直すのがよい。この視点からすると、教科書の編成全体を考え直さなければならない。そのほとんどは特定の教科内容に集中するいくつかの章に分けて編成されていて（これは良い）、その単元にのみ集中する問いや練習問題がついている（こちらはそれほど良くない）。この編成からは二つのマイナスの結果が出てくる。単元が規則的に、つまり十分な間隔を空けて見直されないことが一つ。もう一つは、与えられた問題にどんな知識あるいは戦略を用いて取り組むかを生徒が自分で判断しなくてもよいように、練習問題が意図的に易しくされていること。実験からは、知っているはずのことすべてを規則的な間隔でテストにかけるために、最新の単元に限定せず、いろいろな問題を各種とり混ぜる方が良いことがわかっている。[26]

最終試験や期末試験についてはどうだろう。学習の科学からすると、そういう試験は、定期的な練習よりもぎりぎりになっての勉強を促してしまい、理想的ではない。それでも、そうした試験は、獲得された知識の有益なテストではある。ぎりぎりになっての勉強は必ずしも無効ではない。生徒がすでに学習する努力を続けているなら、試験の直前に集中して勉強することは、記憶にある知識を新たにし、持続するのを助ける。しかし知識を毎年毎年、定期的に見直せば、さらに大きな利益を生む可能性が高い。直近に学習したことだけに集中する短期的な試験は、長期的な記憶を保証しない。一年度分の内容を、始めから全体にわたって蓄積するような見直しの方がずっと効果がある。

生徒が学年の途中で同じことを勉強することにどんな意味があるのか――と問われるかもしれない。すでに何度も終えた練習を繰り返させるのはなぜか。満点を取っているのに、それ以上に何か学習することがあるのだろうか。もちろんある。これは誤りの利点を取り上げた本章にあっては逆説的に見えるかもしれないが、フィードバックの利点は、生徒が間違ったことには限られない。むしろフィードバックを受けることは、正解が選ばれたときでさえ、記憶を向上させる。[27] なぜかというと、知識が完全に定着していないかぎり、脳はいくらかでも学習を続ける。不確実なところがあるかぎり、誤差信号は脳に広がり続ける。当初の信頼度の低い答えとその後の一〇〇パーセント確実な情報の間の差が、有益なフィードバック信号の役目をする。それは自分が犯しかねない、したがって学習の元になりうる、潜在的な誤りにフラグを立てる。

そういうわけで、学習を重ねることには必ず利益がある。知識が絶対確実になるまでは、見直してテストすると、とくに長期的に見た場合、成績を向上させ続ける。さらに反復には、それによって頭の働きが、無意識になるほどに自動化するという別の利益もある。これが学習の最後の柱、定着であり、それについてこれから取り上げる。

第10章　定着

小学一年生の子が学習の三本柱を身につけて、急速に読み方を学習したとしよう。読むことに能動的に関与し、好奇心も熱意もある。すべての単語のすべての文字に、左から右へと進む注意を向けることを学習した。そして何か月かの間に、間違いも少なくなり、文字と音の対応を正確に解読して、不規則な単語の綴りも頭に入ってきた。それでもまだすらすら読めるというわけではなく、ゆっくりと、つっかえながら読んでいる。何が欠けているのだろう。残った学習の第四の柱、つまり定着（consolidation〔心理学用語としては「固定」とされる〕）がまだ整っていない。現段階では、この子はすべての注意を動員して読んでいるが、それを自動的で無意識の読み方にしなければならない。

この子の読み取り時間を分析するとよくわかる。単語が長くなるほど、その解読に時間がかかる（カラー口絵図18）。反応時間は、一字加わるごとに約五分の一秒という一定値で、直線的に増える。これは一段階ずつ順を追って進む動作の特徴だ――そしてどこから見ても普通だ。この年齢では、読み取りは文字あるいは文字群を一つずつ解読することによっており、遅いし、意識的注意を要する[1]。しかしこのぎこちない《ディスフルーエント》時期が永遠に続くはずもない。練習すれば、その後の二年で、その子の読み方は加速し、もっと流暢になる。二、三年の徹底した練習を経て、単語の長さの影響は平坦になって消える。本書を読んでいるような人の熟練した脳なら、今この瞬間にも私の書いた単語を解読しており、欧文で三字から八字程度の単語なら、読むのにかかる時間はまったく変わらない。視覚による単語認識が、逐次処理から並列処理に移るには、平均して約三年の訓練を必要とする。最終的に、私たちの視覚性単語形状野が、単語のすべての文字を、逐次的にではなく、同時的に処理するようになる。

　これはあらゆる領域に生じる定着の優れた例だ。ゆっくりとした、意識的でつっかえながらの処理から、高速で、無意識の、自動的な熟練へと移行する。私たちの脳は学習をやめない。技能が習得されても、私たちはそれの学習を重ねる。自動化の機構は、恒常的に用いられる動作を「集約《コンパイル》」して、もっと効率的な定型《ルーチン》にする。その機構は、当該の動作を、進行中の他の動作を妨げることなく、互いに独立して処理を進めることができる、意識にはのぼらない、別の脳回路に転送するのだ。

脳資源を解放する

字を読むようになって間もない時期の脳をスキャンすると何が見えるだろう。通常の読み取りのための回路——文字認識のための視覚野や、音素・音節・単語処理ための側頭葉など——が活性化するのに加えて、頭頂野や前頭前野も大規模に活性化する。[2] 努力や注意や意識的実行制御を反映し、強烈でエネルギーを必要とするこの活動は、学習が定着するにつれて徐々に消えていく（カラー口絵図18）。読み取りに習熟すると、こうした領域はもはや読み取りには寄与しない——たとえば 文 字 の 間 隔 を空けたり、文字をさかさまにしたりして読み取りを乱し、熟練した脳が、遅い初心者モードに戻らざるをえなくしなければ起動されない。[3]

読み方を自動化するとは、ふだん目にする文字列の効率的処理専用の回路を仕立てるということだ。私たちは学習するにつれて、ごくありふれた文字とその組合せを認識するための、並外れて効果的な回路を発達させる。[4]私たちの脳は統計データをまとめ、どの文字の頻度が高いか、どこに現れる場合が多いか、どんな関連のしかたで生じるかといったことを判定する。一次視覚野さえ、頻度が高い文字の形や姿勢に適応する。[5]何年も学習を重ねると、この回路はルーチンモードになり、意識の介入が少しもなくても機能するようになる。[6]この段階で、頭頂葉と前頭前野は活性化しなくなり、私たちはすらすらと読めるようになっている。

読み方について言えることは、他のどの学習分野についてもあてはまる。タイピングだろうと、楽器の演奏だろうと、車の運転だろうと、私たちの動作は最初は前頭皮質の支配下にあり、動きをゆっくりと、意識して、一つ一つ生み出す。しかし習うと慣れる。時間を経つにつれてひっかかりは消え、そうした技能を他のことを考えたり話したりしながらでも実行できるようになる。反復練習により、運動野、とくに基底核、つまり皮質の下にある、自動的で定型的な行動（お祈りや誓いもこれだ）を記録する回路群に制御が移る。同じ移行は算数の場合にも生じる。初心者の子どもにとっては一つ一つの計算問題も、登るのに大いに手間を必要とするエベレストのようなもので、前頭前皮質の回路を動員する。この段階では、計算は逐次的に行われる。6＋3を解くときに、子供はたいてい、段階を一つずつ追って数える。「ろく……なな、はち……きゅう！」というふうに。定着が進むと、子どもは結果を記憶から直接取ってくるようになり、前頭前野の活動が減衰し、頭頂葉や腹側側頭葉の専用回路の方が優勢になる。[7]

自動化はなぜそれほど重要なのだろう。それは皮質の資源を解放するからだ。頭頂葉と前頭前野の実行系皮質は汎用実行制御ネットワークとして動作し、そのために認知のボトルネックとなることを思い出そう。つまりそれはマルチタスクができない。脳の中央実行系が一つの課題に集中している間、他の意識的判断は遅れるか中止される。つまり、頭の動作がまだ反復学習で自動化されていないために苦労しているときには、それが貴重な実行注意資源を食い、他のことには集中できなくなる。定着が必須なのは、それによって私たちの貴重な脳資源が他の目的のために使えるようになるからだ。

具体的な例を取り上げよう。算数の問題を解かなければならないが、読み方についてはまだ初心者レベルだったとしよう。「た・ろ・う・く・ん・わ・く・る・ま・で・ボ・ス・ト・ン・を・に・じ・に・し・ゆ・つ・ぱ・つ・し・て、さ・ん・ひ・や・く・き・ろ・さ・き・の・ニ・ユ・ウ・ヨ・ク・え・む・か・い・ま・し・た。つ・い・た・の・は・は・ち・じ・で・し・た。へ・い・き・ん・じ・そ・く・は・い・く・ら・で・す・か」。言いたいことはわかってもらえるだろう。二つのことを同時に行うのは、実際上、無理だ。読み方に難があることで、算数をじっくり考える余力がなくなってしまう。向上するには、算数とか読み方とか、私たちにとって最も役に立つ頭の中の道具が、習うことで慣れた——無意識に、よどみなく動作する——技能になることが不可欠だ。教育的ピラミッドの最上層に達するには、まずその土台を定着させなければならない。

睡眠の枢要な役割

学習は、規則正しい間隔を空けた方がずっと効率的だということはすでに見た。学習内容を一日に詰め込むよりも、学習に間隔をおいた方が成果は上がる。理由は単純で、日中に学習したことを、毎晩、脳が定着させているからだ。このことは、この三〇年の神経科学の中でも重要な発見の一つだ。睡眠はただ不活発な時期でも、起きている間に脳にたまった廃棄物の収集する時間でもない。まったく逆で、私たちが眠っている間、脳は活動を続ける。前日に記録した重要な出来事を再生《リプレイ》し、それを記憶のもっと効率的な区画へと徐々に転送する、特定のアルゴリズムを実行している。

この発見は一九二四年にさかのぼる。その年、二人のアメリカ人心理学者、ジョン・ジェンキンス（一九〇一〜四八）とカール・ダレンバック（一八八七〜一九七一）が、古典的な記憶研究を再検討した。[8] 二人は、ドイツの記憶研究の先駆者で、一九世紀末にすでに、学習したことは時間が経つほど忘れられるという心理学の基本的法則を発見していたヘルマン・エビングハウス（一八五〇〜一九〇九）の研究を調べ直した。エビングハウスの忘却曲線は美しい、単調減少する指数関数だった。ところが、ジェンキンスとダレンバックは、この曲線に一か所、異常なところがあることに目をとどめた。新しいことを学習してから八時間後と一四時間後の間には、記憶の損失が現れていなかったのだ。ジェンキンスとダレンバックはやったと思った。エビングハウスの実験では、八時間という時間差はテストが同じ日に行われたことに対応しており、一四時間の方は、テストとテストの間に一晩間があったことに対応していた。真相に迫るために、二人は新たにこの二つの変数、つまり記憶がテストされるまでに経過する時間と、参加者に眠る機会があったかどうかが分離できる実験を考えた。そのために、二人は学生にランダムな音節を教えたが、真夜中の寝る直前か、朝かに分けた。結果は明瞭で、朝に学習したことはエビングハウスの指数関数的法則に沿って時間とともに薄れたが、夜に学習したことは、時間を経ても安定していた（学生が少なくとも二時間眠った場合）。つまり、睡眠が忘却を妨げたのだ。

　こうした結果については、いくつか別の解釈も考えつく。もしかすると、記憶が日中に衰えるのは、起きているときに脳に有害な物質がたまり、眠っているときにはそれが消えるからではないかとか、記憶は学習とテストの間に生じる他の出来事に干渉され、睡眠中にはそういうことが生じないからではないかとか。しかしこうした別の解釈は一九九四年、明白に否定された。イスラエルの研究チームが、睡眠が追加の学習を引き起こすことを明らかにした。追加の訓練がなくても、認知や運動の成績は、睡眠時間の後に向上したのだ。[9] 実験は単純で、応募した被験者に、日中、網膜の特定の点で棒を検知することを学習させる。被験者の成績向上は遅く、数時間のトレーニングでプラトー（上昇が停滞する時期）となり、限界に達したように見えた。ところが被験者を眠らせると、驚くことに、翌朝目覚めたときの成績は大いに向上し、その後も何日かは効果が残ることがわかった。睡眠は明らかに追加の学習をもたらしている。夜中に被験者がレム睡眠に入るたびに起こすと、翌朝の向上が見られなくなるからだ。

　数々の研究で、こうした初期の発見が確かめられ、その範囲も広がっている。[10] 夜間の睡眠の質によってどれだけ得をするかは、頭皮に電極を置いて、深い睡眠の特徴である波長の長い波を調べることによって評価される。睡眠の時間や深さから、その人が目覚めてからの成績向上の予測がつく。この関係は逆方向にも作用して、睡眠の必要度は、前日に起きた刺激や学習の量によって決まるらしい。動物では、レム睡眠の間に、とりわけ眠る前に豊かな環境にいると、脳可塑性に関与する遺伝子zif-268が、海馬や皮質での発現を増す。刺激が増えると、夜間の脳可塑性が高まるということだ。[11]

睡眠のいろいろな段階のそれぞれの役割はまだ完全に確立しているわけではないが、どうやら深い睡眠によって、知識の定着と一般化（心理学者が意味記憶とか陳述記憶とか呼ぶこと）ができる一方、脳の活動が覚醒状態に近くなるレム睡眠は、知覚や運動の学習（手続き記憶）を強化するらしい。

眠っている脳が前日をたどり直す

睡眠の効果の心理学的実証には説得力があるが、脳に起きているときよりも眠っているときの方が学習できるようにする神経機構は、まだつきとめられていない。一九九四年、神経生理学者のマシュー・ウィルソンとブルース・マクノートンは、特筆すべき発見をした。海馬のニューロンは、外部の刺激がなくても、睡眠時に自発的に活動を高めるという。[12]この活動はランダムではなく、その動物が前日に行ったことの足跡をたどり直している。

第4章では、海馬にある場所細胞、つまり動物が空間のある地点にいる（あるいはいると信じる）ときに発火するニューロンのことを見た。海馬には様々な場所をコード化するニューロンが詰め込まれていて、それぞれに他よりも好む場所がある。そのニューロンを十分に記録すると、動物が歩き回る空間全体にわたっていることがわかる。ラットが通路を通り抜けるとき、入口で発火するニューロンもあれば、中ほどで発火するものもあり、出口に近づくと発火するものもある。つまり、ラットがたどる道筋は、場所細胞の系列全体が次々と発火する様子に反映されている。実際の空間での動きが神経空間での時間的継起になる。

ウィルソンとマクノートンの実験もそこに収まる。二人が発見したのは、ラットが眠りに落ちるときに、海馬の場所細胞が再び、同じ順序で発火することだった。ニューロンは文字どおりに前日の覚醒時の軌跡を再生しているということだ。違いは速さだけで、睡眠中は、ニューロンの発火の進行を二〇倍速にすることができる。ラットは睡眠中、環境を高速で走り回る夢を見ているのだ。

海馬のニューロン発火とラットの位置との関係は正確で、その過程を逆転させ、動物の神経発火パターンから夢の中身を解読できた神経科学者もいる[13]。ラットが覚醒時に現実世界を歩き回るときの、その位置と脳活動との間の規則正しい対応関係が記録される。このデータによって、デコーダー、つまり関係を逆転させてラットの位置を神経発火パターンから推測するコンピュータのプログラムを組むこともできる。このデコーダーが睡眠時のデータに適用されると、ラットが眠っているときに脳が空間中の仮想の軌道をたどるのが見える。

ラットの脳はこのようにして前日に経験した活動パターンを高速で再生している。毎晩、その日の昼の記憶が復活する。そのような再生は海馬だけではなく、皮質全体に広がっていて、そこでシナプス可塑性と学習の定着が決定的な役割を演じている。このように夜間に再び活性化させることによって、エピソード記憶に一度記録されただけの一生に一度の出来事さえ、夜の間に何百回と再生を繰り返すこともある（カラー口絵図19）。そのような記憶の転送こそが、睡眠の主要な役割でさえあるかもしれない[14]。海馬は高速に実行できる単一試行学習方式を用いて前日の出来事を蓄えることに特化しているという可能性もある。夜間には、この神経信号がまた活発になり、その信号を、主に皮質にある、各エピソードからできるだけ多くの情報を引き出せそうな他の神経ネットワークに広げる。実際、新しい課題を学習するラットの皮質では、夜間に再び活発になるニューロンが多いほど、翌日にその課題に参加する量が増える。[15] 海馬での再活性化が皮質での自動化をもたらす。

同じ現象はヒトにもあるのだろうか。確かにある。脳画像化によると、日中に用いた神経回路が睡眠中に再び活性化しているのがわかる。[16] テトリスを何時間もプレーした人のその夜の脳をスキャンすると、その人は夢で幾何学図形が滝のように落ちるまさしく幻覚を見て、眼はそれに応じて上から下へと動く。さらに最近では、被験者をMRI装置で眠らせ、夢を見ていることを示す脳波が現れたとたん、突然起こすという研究もある。MRIは、被験者の脳では、起こされる直前まで、多くの領域が自発的に活発になり、記録された活動によって夢の内容が予想できることを明らかにした。たとえば、参加者が夢に出てきた人々を報告する場合には、顔認識に関する皮質領野に睡眠が誘発する活動が引き起こされていることが検出されるといった具合だ。この再活性化の度合いから、夢の内容だけでなく、目覚めた後の記憶の定着量も予想できることを示した実験もある。人間の脳にある単一のニューロンの記録をとり始めている神経科学者さえいて、人間の発火パターンが、ラットの場合のように、前日に経験したできごとの継起をたどるのを記録している。

睡眠と学習は強く結びついている。数々の実験が、睡眠の深さの自発的変動が、翌日の成績の変動と相関していることを示す。たとえば、ゲームのコントローラーの使い方を学習すると、夜には、このような感覚運動学習に関与する脳の頭頂部で、波長の長い睡眠波の頻度と強度が増す――そして増加が大きいほど、その人のゲームの腕は上がる。[17] 同様に、運動学習後には、運動野、海馬、小脳の活動が高まり、一方、前頭葉、頭頂葉、側頭葉では減退することが、脳画像化で示されている。[18] 実験につぐ実験が出す結果は一致している。睡眠後の脳活動はあちこちに移り、日中に獲得した知識の一部が強化され、もっと自動化され、専用の回路に移される。

自動化と睡眠は緊密につながっているが、科学者なら誰でも、相関関係は因果関係ではないことを知っている。この結びつきは因果関係なのだろうか。脳に共鳴効果を生み出すことによって人為的に睡眠の深さを増すという手を使って、それを確かめることができる。睡眠の間、脳の活動は自ずと定周波数で振動する。一分あたり四〇〜五〇回ほどだ。それに合わせた頻度で脳に小さな刺激を加えてやると、元のリズムがそれに共鳴し、強度が増す——ぶらんこをちょうどのときにちょっと押してやれば、往復の振幅が大きくなるのと同じ現象だ。ドイツの睡眠科学者ヤン・ボルンは、まさにこのことを、頭蓋に微弱な電流を流すか、眠っている人の脳と同期して音を鳴らすだけか、という二通りで行った。電気で刺激されても、波の音で鎮められても、眠っている人の脳は、この抵抗し難いリズムに引きずり込まれ、深い眠りの特徴である、遅い波の量が有意に多くなった。いずれの場合にも、翌日にはこの共鳴が学習の定着の強化をもたらした。[19]

フランスのあるスタートアップ企業がこの効果を利用して、夜間の脳のゆっくりとしたリズムを刺激する静かな音を再生することによって眠りやすくし、睡眠の深さを増すとされるヘッドバンドを売り出している。夜間、脳で一定の記憶を再起動させることによって学習を増進しようとする研究者もいる。バラの香りが充満する教室で何かの事実をいくつか学習することを考えてみよう。学習した人が深い眠りに入ったら、寝室に同じ香りを噴霧する。実験では、学習した情報は、翌朝、別の匂いにさらされて眠っていたときよりもはるかによく定着することが示された。[20] バラの香りが無意識の手がかりとなり、脳が日中の特定のエピソードを蘇らせやすくして、記憶での定着度を高めるのだ。

同じ効果は聴覚的な手がかりでも得られる。五〇枚の画像の位置をおぼえるよう言われたとしよう。それぞれが何かの音に結びついている（たとえば猫の鳴き声とか牛の鳴き声とか）。五〇項目というのはなかなかおぼえられない……が、夜が助けてくれる。ある実験では、夜間、研究者が被験者の脳を、聞かせた音のうち半分を使って刺激した。深い眠りの間にそれを無意識に聞くことは、夜間のニューロンの再生のしかたを偏らせる——そして翌朝には、被験者は聞かされた音に対応する画像の場所の方をよくおぼえていた。[21]

そのうち私たちはみな、学習を増進するために、自分の睡眠をあれこれいじることになるだろう。意識しなくてもそれを行っている生徒も多い。眠る直前に重要な学習内容のおさらいをして、知らず知らず、夜間にそれが再生されやすくしているのだ。しかし、そのような戦略は有益だが、それを混同して、眠っているときにまったく新しい技能を獲得できると誤解しないようにしよう。眠っている間に外国語を無意識のうちに教えてくれるとされる録音教材に騙されないように。研究結果は明らかで、そのような録音物に何の効果もない。[22] いくつかの例外はあるかもしれないが、証拠の大部分は、眠っている脳は新たな情報を吸収したりはしないことを示す。すでに経験したことを再生するだけだ。新しい言語のような複雑な技能を学習したければ、効果があるのは日中に練習して、夜は眠っておぼえたことを蘇らせて定着させることだけだ。

睡眠中の発見

睡眠は記憶を強化するだけなのだろうか。多くの科学者はそうではないと考えていて、眠っている間に発見されることもあると語っている。最も有名な例は、ドイツの化学者アウグスト・ケクレ・フォン・シュトラドニッツ（一八二九〜九六）で、ベンゼンという化学物質の構造を夢で初めて思いついた。ベンゼンは変わった分子で、六つの炭素原子が閉じた環……あるいは蛇が自らの尻尾にかみついているような形をなしている。ケクレはその運命の夜の夢のことをこんなふうに述べた。

再び原子が眼の前でじゃれあい始めた……私の心の眼は、この種の幻想を繰り返し見ているうちにさらに鋭くなって、今度は原子が並ぶもっと大きな構造が識別できるようになった。ときどき長い列が緊密にまとまることがあり、すべてが蛇のような動きで、撚り合わされ、くねる。しかしそのとき！　私に見えたのは、蛇の中の一匹が自らの尻尾をくわえ、その形で私の眼の前でからかうように回転するところだった。

そうしてケクレはこうしめくくった。「みなさん、夢見ることを学習しましょう。そうすればたぶん、真実を学ぶことになるでしょう」。

睡眠は本当に私たちの創造性を高め、真実に導くことができるのだろうか。ケクレのこのウロボロス譚が本当のことかどうかについては、科学史家の見解は分かれているが、夜間醸成という考えは、科学者や芸術家の間では広まっている。デザイナーのフィリップ・ストラックは、最近のインタビューで、「毎晩、本を置いた後……妻に言います。「これから仕事に出かけるよ」」[23]とユーモアを交えて語った。私自身は目が覚めたとたん、難しい問題の答えを発見した経験がある。しかし、こうした片々たる話を集めても、証拠にはならない。実験が必要だ――ヤン・ボルンらのチームはまさしくその実験をした。[24]この実験では被験者に、日中、与えられた数を次々と計算していく必要がある複雑なアルゴリズムが教えられた。ところが、問題には被験者に知らせていない隠れた近道、つまり計算量を大幅に減らす仕掛けがあった。眠る前は、このことに気づいた被験者はごく少数しかいなかったのに、夜にぐっすり眠ると近道を発見した被験者の数は増えた。その一方で、眠りを邪魔された被験者はそのようなひらめきの瞬間をまったく体験しなかった。さらに、結果は被験者がテストされる時刻に関係なく同じだった。つまり、経過時間は決定的な因子ではない。睡眠だけが本当の洞察を生み出したのだ。

したがって、夜間の定着は既存の知識を強化するだけではない。日中に発見したことが蓄えられるだけではなく、もっと抽象的で一般的な形に書き換えられることもわかった。夜間のニューロンによる再生には、疑いもなく、この過程で重大な出番がある。毎晩、人が日中に得た定まらない観念が、何倍速という早送りで何百回となく活性化され、皮質が意味のある規則を発見する可能性を何倍にも高める。加えて、二十倍速の神経放電が情報を圧縮する。早送りは、起きている間に長い間隔をおいて起動されたニューロンが、夜の手順では次々と接して並んでいることを意味する。この仕組みは、「なまの情報を」集めたり、合成したり圧縮したり、「有益で利用可能な知識に変換する」こと――人工知能界の大物、デミス・ハサビスによる知能の定義そのもの――には理想的に見える。

将来、知能を持ったマシンも、私たちと同様に眠らなければならなくなるのだろうか。ばかげた質問に見えるが、それでも私は、ある意味でそうなると思っている。マシンの学習アルゴリズムはおそらく、人間が睡眠と呼ぶものと似た定着の仕掛けを組み込むことになるだろう。実際、計算機科学者はすでに睡眠／覚醒の循環をまねる学習アルゴリズムをいくつか設計している。[25] このアルゴリズムは、私が本書で唱えている、学習とは外の世界を表す内部生成モデルの構築にあるとする、新しい学習観を体現する刺激的なモデルとなる。私たちの脳には大量の内部モデルがあり、頭の中の実物以上に本物らしいイメージや、いかにもありそうな会話や、意味のある推理を、いろいろと繰り返し合成してみることができる。覚醒状態では、こうしたモデルを私たちの環境用に合わせる。外の世界から得る感覚データを使って、身のまわりの世界とよく合うモデルの方を選ぶ。この段階では、学習はまずもってボトムアップでの作業となる。予想外の感覚信号が入り、それが内部モデルの予想とは相反するとき、その信号は予測誤差信号を発生させ、それが皮質の階層を上り、各段階で統計的な重みを調節する。それによって、トップダウンのモデルはだんだん正確さを増すようになる。

新しい考え方では、脳は睡眠中に逆の、トップダウンからボトムアップへと移るように動作する。夜間には、私たちは生成モデルを使って、もともと予想されてなかった新たな像を合成し、脳の一部はこの実体のないところから生み出された一連の像に基づいて自らトレーニングする。この強化されたトレーニング用のイメージ集合によって、私たちはボトムアップの結合を改良できるようになる。生成モデルのパラメータと、それが感覚にどう影響するかは知られているので、今では両者間のつながりはずいぶん発見しやすくなっている。こうして私たちは、ますます、特定の感覚入力の背後にある抽象的な情報を引き出すのがうまくなる。夜間ぐっすり眠った後なら、ごくわずかな手がかりからでも、現実について、どれほど抽象的であっても最善のメンタルモデルを特定できる。

この考え方によれば、夢は強化されたトレーニング用イメージの集合に他ならない。私たちの脳は、内部で現実を再構築することによって、日中の、必然的に限られた経験を増やす。睡眠は、訓練用に使えるデータが乏しいという、あらゆる学習アルゴリズムが直面する問題を解決するらしい。今の人工ニューラルネットワークが学習するために必要とするデータセットは膨大だ――が、人生はあまりに短く、私たちの脳は日中に集められる限られた量の情報でやりくりしなければならない。睡眠は、脳が一生かかっても実際に経験するには足りそうにない無数の出来事を、高速化した形でシミュレーションするために見出した解決策なのかもしれない。

こうした思考実験の間に、私たちは時として何かを発見する。そこに魔法はない。私たちの頭のシミュレーションエンジンが動いている間、ときどき予想外の結果に行き当たる――チェスを指す人が、ルールをおぼえてしまえば、そのルールから得られる結果を何年かにわたって研究できるというのにちょっと似ている。実際、人類は、頭の中のイメージのおかげで科学上の大発見のいくつかを得た――たとえば光に乗ることを夢想したアインシュタインや、リンゴのように地球に落ちる月を想像したニュートンのように。ガリレオがピサの斜塔から物を落として自由落下する速さは質量に依存しないことを証明したという有名な実験さえ、おそらく実際には行われてはいない。思考実験で十分だった。ガリレオは軽い球体と重い球体を塔の上から落とすことを想像し、重い方が速く落ちると想定し、メンタルモデルを使ってこれが矛盾に至ることを示した。この二つの球体を、質量のごくわずかな針金でつなぐとしよう。得られる二つの球体が一体になった物体は、前より重くなっていて、さらに速く落ちるはずだ。ところがこれは理屈に合わない。軽い方の球体の落下する速さは遅いので、重い方の落下の足をひっぱって、遅くするはずではないか。この決着のつかない矛盾から導かれる可能性は一つしかない。すべての物体は質量とは無関係に同じ速さで落下するということだ。

私たちは日夜、頭の中でこの種のシミュレーションを行っている。そんな複雑な頭の中の場面を想像できるという事実そのものが、私たちの脳には並外れたアルゴリズム群が配備されていることを浮かび上がらせる。もちろん、私たちは日中に学習する。しかし夜間のニューロンによる再生が、私たちの潜在的な可能性を増幅しているのだ。このことは確かにヒトという種の秘密の一つかもしれない。私たちの睡眠が全霊長類の中で最も深く最も効果的であることを示すデータがあるからだ[26]。

睡眠、子ども、学校

子どもについてはどうか。乳児はほとんどの時間を眠って過ごし、その睡眠時間は年齢とともに短くなることは誰でも知っている。これは筋が通っている。幼児期は特権的な時期で、その間は学習アルゴリズムの負荷が大きい。実は、実験データからは、睡眠時間が同じなら、子どもの睡眠は大人と比べると二倍から三倍効果的だということが示されている。十歳の子は、集中的な学習の後、大人よりずっと早く深い眠りに落ちる。ゆったりした波は大人より強く、その結果は明瞭だ。一連のことを勉強して眠りに落ち、翌朝すっきりと休息がとれた状態で目覚めたとき、発見している規則性の量は大人よりも多い。[27]

夜間の定着は生後数か月の間にもすでに働いている。一歳未満の乳児は、たとえば新しい単語をおぼえるときに夜間の定着に頼っている。短い、一時間半程度の昼寝をする赤ちゃんは、眠る前の数時間以内に学習した単語をずっとよく保持している。[28]何より、そうした赤ちゃんの方が、単語を一般化するのもうまい。赤ちゃんが初めて「horse」〔馬〕という単語を聞くと、それを一頭か二頭の特定の馬の実物と結びつけるだけだが、眠った後には、その脳はその単語を見たこともない新たな事例と対応させることができる。ケクレがゆりかごにいるようなもので、この生まれたばかりの科学者は、眠っている間に発見をし、horseという単語についての理論を大いに改善して目を覚ます。

学齢に達するあたりの子どもはどうだろう。研究結果はやはり明瞭で、幼稚園では、短い昼寝さえ、子どもが午前中に学習したことの記憶を強化する。[29]利益を最大にするためには、学習後数時間以内に眠るのがよい。しかしこの恩恵が受けられるのは、毎日昼寝をする子どもだけだ。脳は日中の刺激に従って睡眠の必要を自然に調節するので、子どもを無理に昼寝させるのは有益ではないようで、必要を感じている子に昼寝を促すのがよい。

残念ながら、テレビやスマホやインターネット世界によって、子どもの睡眠は大人の睡眠と同様、今やあらゆる方面で脅かされている。そこからどんな結果がもたらされるだろう。慢性的な睡眠不足が、今増えつつあるように見える特定の学習障害を引き起こすことはありうるのだろうか。これはまだ仮説でしかないが、それを示唆するヒントはいくつかある。[30]たとえば、注意障害のある多動性障害の子の中には、慢性的な睡眠不足になっているだけの場合もある。深い睡眠に入るのを妨げる睡眠時無呼吸に陥る人もいる――ただ気道の通りを良くするだけで、慢性的睡眠不足をなくすだけでなく、注意障害をなくすことができる。最近の実験によれば、脳に電気刺激を与えると、ゆったりとした睡眠波の深さを増して、多動性障害の子の学習障害を緩和することさえあるらしい。

念のために言っておくと、こうした近年のデータはまだ再現が必要だし、私は決して本当の（睡眠障害とは別の）注意障害（注意訓練、あるいは場合によってはリタリンという薬剤が、非常に明瞭な効果がある子の場合など）が存在することを否定しているのではない。しかし教育的観点からすれば、睡眠の長さと質を改善することは、すべての子にとって、とくに学習が困難な子にとって、効果的な処置になりうる。

このアイデアは、ティーンエイジャーでテストされている。時間生物学は、思春期の頃に睡眠周期が変動することを示している。この年代は早く就寝する必要を感じないが、誰もが経験したことがあるかもしれないように、朝起きるのに最も苦労するのもこの年頃だ。それは起きる気がないというよりも、単に睡眠／覚醒の周期を制御する神経やホルモンのネットワークに激動が起きている結果にすぎない。残念ながら、生徒が朝早くから出席することを求め続ける学校の先生に、そのことを教えた人はいないらしい。この恣意的な習慣を変えることにどれほど不利益があるだろう。実験が行われ、有望な結果が出た。学校の始業時間を三〇分から一時間遅らせると、ティーンエイジャーの睡眠が増え、出席率が向上し、授業中の注意も改善され、成績もぐんと上がる。[31] プラスの効果はさらにある。アメリカ小児科学会は、学校の始業時刻を遅らせることを、十代の肥満、鬱、事故（居眠り運転など）に対する効果的な対策として強く推奨している。子どもの一般的な身体的・精神的な健康は、容易に、費用をかけなくても改善できる。このことは、脳生物学が課す制約に教育制度を適合させることの見事な一例と言えよう。

結論

教育と神経科学の協調

人間科学で最大かつ最も重要な難所は、子どもの養育と教育である。

——モンテーニュ『エセー』（一五八〇）

教育学は医学に似ている。術《アート》ではあるが、正確な科学的知識に基づいた——あるいは基づくべき——術である。

——ジャン・ピアジェ「現代教育学」（一九四九）

本書もここまで進んでくれれば、近年、認知心理学や神経科学や人工知能や教育学が進んだおかげで、私たちは今や脳がどのように学習しているかについて、詳細な知識を有していることはわかっていただけたのではないかと思う。この知識は自明ではないし、私たちがもともと学習について抱いていた考え方の大半は破棄する必要もある。

・赤ちゃんは白紙状態ではない。生後一年めから、物や数や確率や空間や人について、すでに膨大な知識を持っている。

・子どもの脳は、環境の構造を従順に吸収するスポンジではない。盲目で四肢麻痺の話し好きなブラジル人少年、フェリペ、あるいはニュートン講座教授職にある盲目の数学者、ニコラス・ソーンダーソンのことを思い出そう。そのような事例は、感覚による入力が途絶えても、あるいはなくても、子どもの抽象的概念の把握がだめになるとはかぎらないことを示している。

・脳は、ただ入力によって形成されるのを待つ、何にでもなれるニューロンのネットワークなのではない。大きな神経繊維束は生まれたときからあり、脳可塑性は、必須とはいえ、もともと備わっている結合の最後の何ミリかを整えるにすぎないのが普通だ。

・学習はただデータや講義に触れるだけで受動的に生じるのではない。認知心理学や脳画像からは、逆に、子どもは新米の科学者で、絶えず新しい仮説を生み出していることがわかる。脳はいつも外からの入力を待ち受け、外の世界にモデルを投影し、テストすることによって学習する器官だ。

・間違いは生徒のできの悪さのしるしではない。間違うことは学習には欠かせない。脳は手持ちのモデルを、それが予想することと現実とのずれを見出したときにのみ調節できるからだ。

・睡眠はただの休息期間ではない。学習アルゴリズムの必須の一環であり、脳がモデルを繰り返し実行し、日中の経験を十倍から百倍にも強化する特典つきの期間である。

・今日の学習機械が人間の脳を追い越しそうだなどということはまったくない。私たちの脳はやはり、少なくともこの先しばらくは、あらゆる情報処理装置の中で、最も高速で、効果的で、エネルギー効率の良い装置であり続ける。真に確率論的なマシンであり、日中の一つ一つの瞬間の経験から最大限の情報を引き出し、それを夜間に抽象的で一般的な知識に変換する。それをコンピュータでどう再現すればいいかはまだわかっていない。

コンピュータのチップとニューロンとの、つまりマシンと脳による技術対自然の戦いでは、まだ脳の方が優勢だ。もちろん、原理的には、脳の仕組みにはマシンがまねできないようなものは何もない。実際、計算機科学者は明らかに神経科学に想を得ており、ここで紹介した考え方もすでに手中にしている。[1] しかし実践的には、マシンの進むべき道のりはまだ遠い。それを改善するためには、ここで取り上げてきた構成要素の多くが必要となる。概念の柔軟な組換えを可能にする内的な思考の言語もそうだし、確率分布で推論するアルゴリズム、好奇心の機能、注意や記憶を管理する効果的なシステムといったものもある。たぶん、トレーニング用のイメージ集合を拡張して発見の可能性を高める睡眠／覚醒のアルゴリズムもそうだ。この種のアルゴリズムは登場しつつあるが、それはまだ、新生児の能力と比べると雲泥の差がある。人の脳はマシンのはるか上を行っていて、私はその状態はまだ長く続くと予想している。

子どもの潜在能力を最大限に発揮させるための一三か条

人間の脳を調べれば調べるほど、私は感心させられる。しかし発達する環境に強く依存しているため、その能力に脆弱なところがあるのもわかっている。家族や学校で、理想的な学習条件が与えられていないために潜在能力をめいっぱい引き出せていない子はあまりに多い。

気がかりな国際的比較がある。それによると、過去一五年ないし二〇年で、私の故国フランスを含む西洋諸国の多くで、学校の成果は急降下しているが、多くのアジア諸国や諸都市――シンガポール、上海、香港――は急上昇している。[2] かつてはフランス最大の強みだった数学で言えば、二〇〇三年から二〇一五年にかけて、スコアは急激に下がり、一五歳の数学と理科の達成度を評価する国際数学・理科教育動向調査（TIMSS）では、私の国は今やヨーロッパで最下位になっている。

そのようなひどい結果をつきつけられると、私たちはつい、教師を指弾してしまう。実際には、この近年の急降下の理由は誰も知らない。悪いのは親なのか、学校なのか、社会全体なのか。睡眠不足、注意力低下、ビデオゲームを責めればよいのか。理由が何であれ、私は近年の学習科学の前進が、この暗い傾向を逆転する助けになるものと確信している。今では学習や記憶を最大化する条件についてはずっと多くのことがわかっている。私たちはみな、親も教師も、こうした条件を、家庭でも教室でも日常生活の中に実装する方法を学習しなければならない。

私が本書で紹介した科学の成果は、単純で、容易に応用できるアイデアに収斂している。それをまとめておさらいしよう。

・**子どもを過小評価しない。** 生まれたときの乳児はコアとなる技能や知識を豊かに持っている。物体の概念、数の感覚、言語の要領、人やその意思についての知識……脳のモジュールの多くがすでに幼い子どもにはあって、その基礎的な技能が後に、物理や数学や言語や哲学の授業でリサイクルされることになる。子どもの早期の直観力を利用しよう。子どもが学習するそれぞれの単語や記号は、それがどんなに抽象的であっても、すでに得られている知識とつながっていなければならない。この結合こそが、その言葉や記号に意味を与えるのだ。

・**脳の感受期を利用すること。**生まれて一年めは、毎日何億というシナプスが生み出され、また破壊される。この活発な活動が、子どもの脳の受け入れ態勢を特異的に良くする。とりわけ言語学習がそうだ。子どもをできるだけ早く第二言語にさらすのがよい。ただ、可塑性は少なくとも思春期まで残ることも頭に入れておこう。この期間全体のどこかで外国語漬けになれば、脳が変容しうる。

・**環境を豊かにすること。**賢く学ぶ子どもの脳は、超高性能のスーパーコンピュータだ。早い時期に適切なデータを提供して、その能力を大事にしよう。言葉、ブロック玩具、お話、パズル……何でもいい。子どもだからといって、本格的な話をするのをためらわないこと。どんなに難しくても質問には答える。細かい語彙を用い、大人が世界について理解していることを説明してやろう。子どもに豊かな環境、とりわけ言語環境を与えることによって、子どもの脳を最大限に成長させ、幼いときの可塑性を長持ちさせることになる。

・**子どもはみな違うという考えは捨てること。**私たちの学習様式はそれぞれに違うという考え方は神話だ。脳画像が示すのは、私たちはみなほとんど同じような脳回路と学習規則に依拠しているということだ。読み方と算数のための脳回路は、プラスマイナス数ミリの前後はあっても誰でも同じ造りになっている――目が見えない子でもそうなのだ。私たちはみな、学習では似たような障害に出会い、同じ教育方法でそれを乗り越えることができる。個人差が存在するとすれば、それはすでに得ている知識、やる気、学習する速さの方にある。最も適切な問題を選ぶためにそれぞれの子の今の水準を注意深く見定めよう――しかし何よりも、誰もが必要とする言語、読み書き能力、算数の基本事項をすべての子が確実に身につけるようにしよう。

・**注意に注意を払うこと。**注意は学習への玄関口だ。情報に注意したり気づいたりしてあらかじめ増幅されていなければ、それが記憶されることはほとんどない。教師は生徒の注意を捉えて大事なことに向けさせる名人になるべきだろう。これは気が散る原因を注意深く取り除くということだ。過度にイラストのついた教科書や、過度に装飾された教室は、本来の課題から子どもの気を散らせ、集中するのを妨げることにしかならない。

・**子どもを能動的で好奇心旺盛で熱心で自律的であるようにしておくこと。**受動的な学習では生徒はあまり学習しない。子どもをもっと能動的にすること。知的能力を引きつけて、子どもの頭が好奇心で輝き、つねに新たな仮説を生み出すようにする。しかし自分ですべてを発見するとは期待しないように。構造化された課程を通じて導かなければならない。

・**すべての登校日を楽しくすること。**報酬回路は脳可塑性には必須の調節装置だ。すべての努力に報い、すべての授業時間を楽しくして子どもを能動的にしよう。物質的報酬に反応しない子はいない——が、社会的脳は笑顔や励ましにも反応する。評価されていると感じ、自分の進歩を自覚すること、それ自体が報酬となる。逆に、学習を妨げる不安やストレスはなくそう——とくに数学では。

・**努力を促すこと。**楽しい学校体験とは、「楽な」体験という意味ではない。それどころか、最も興味深い学習の対象——読み方、算数、楽器の演奏——は、何年もの練習を必要とする。楽にできると信じさせると、うまくいかないときに自分はバカなんだと思わせかねない。すべての生徒は懸命にやらなければならないこと、懸命にやると誰でも進歩することを説明しなければならない。「固着した頭」ではなく、「伸びる頭」を採用しよう。

・**子どもが自分の思考を深めるのを助けること。**脳の情報処理が深いところで行われるほど、記憶をよくすることができる。表面的な学習で満足せず、つねにもっと深く理解することを目指そう。そしてヘンリー・レーディガーの言葉をおぼえておこう。「学習条件の難度を上げて、生徒がさらに認知的努力をしなければならなくすると、保持力を高めることになるものだ」。

・**明瞭な学習目標を定めること。**学習目標が明確に述べられ、手元にある課題がすべてその目標に向かって収斂していることがわかったとき、生徒は最もよく学習する。求められていることを明瞭に説明し、その目標に集中させておこう。

・**間違いを受け入れ、正すこと。**頭の中のモデルを更新するためには、脳の領域どうしでエラーメッセージを交換しなければならない。したがって間違いこそが学習の条件そのものとなる。間違いを罰するのではなく、詳細でストレスのかからないフィードバックを与えることによって、すぐに正すこと。教育基金財団（ＥＥＦ）がまとめたところによれば、教師が生徒に質の高いフィードバックを提供するほど、効果的に学業の成果は向上する。

・**何度も練習させること。**単発式の学習は十分ではない――子どもは学習したことを、自動的で無意識の反射的なものにするために、定着させる必要がある。そのような定型作業になると、前頭前野と頭頂部の回路が解放され、他の活動に注意を向けられるようになる。最も効果的な戦略は、学習の間隔を空けて、毎日少しずつにすることだ。練習や学習時間の間隔を空けると、情報が恒久的に記憶に刻めるようになる。

・**生徒に睡眠をとらせること。**睡眠は私たちの学習アルゴリズムに必須の構成要素だ。うとうとと昼寝するだけでも、眠るたびに脳は恩恵を受ける。だから、子どもが確実に長く深く眠れるようにしよう。脳による無意識の夜間作業をできるだけ有効に使うためには、眠る直前に学習内容をおぼえたり問題を読み直したりするのが名案になりうる。そして思春期の睡眠周期は大人とは違うので、あまり早く起こさないようにしよう。

自分自身のことをもっとよく知ることによってのみ、私たちの脳が備えている強力なアルゴリズムを最大限に活用できる。すべての子どもはおそらく学習の四本柱、つまり注意、能動的関与、誤り訂正、定着を知ることから恩恵を受ける。次の四つのスローガンが四本柱を効果的にまとめている。「十分に集中すること」、「授業に関与せよ」、「間違いから学べ」、「毎日練習、夜も活用」。従うべきメッセージはごく単純に言えばそれだけだ。

未来の学校のための連帯

認知科学や脳科学の発見と学校制度をどう調和させられるだろう。新しい連帯が必要だ。医薬品が生物学や薬剤設計研究に基づいているのと同じで、将来は教育がますますエビデンスに基づく、実験も含めた基礎研究と、教室規模の試行や実地研究に依拠するようになると思う。すべての子どもが認知の潜在能力を最大限に発揮しやすくする、好奇心と学習の喜びを蘇らせるという価値のある目標に達するには、教師、親、科学者という別々の勢力を結集するしかない。

教室の専門家である教師は、これからこの世界の未来を生きる子どもを教育するという、貴重な仕事を信託されている。しかし私たちは、その目標を達成するための資源を最小限しか教師に与えていないことが多い。教師にはもっと敬意を払い、投資していい。今日の教師はますます厳しいハードルに直面している。減らされる資源、クラスサイズの増大、増える暴力、容赦なく席捲するカリキュラムなど。驚くことに、教師のほとんどは、学習の科学についての専門的訓練を、ほぼ、あるいはまったく受けていない。早急にこの事態を変えるべきだと私は感じている。今や私たちは、脳の学習アルゴリズムや最も効率的な教授法について相当の科学的知識を手にしているからだ。認知科学から得られる、子どもとのかかわり方に沿った最高のツールを教師に提供するために、教師の訓練課程の世界的改訂へ向かう一歩を、本書がささやかでも進められればと願う。

学習する脳について増す知見によって、教師の教育の自由は決して制限されないはずだということにも同意してもらいたい。本書の目標の一つは、もっとこの自由を行使できるようにすることだ。ボブ・ディランは「ヒーローとは自分の自由に伴う責任の程度を理解している人のことだと思う」と言った。真の教育的創造性は、使える戦略の範囲をよく知って、生徒にもたらす影響を承知したうえで、その範囲の中から注意深く選択する能力からのみ得られる。私が本書全体を通じて明らかにしたいくつかの行動指針は、多様な教育方法と両立するし、教室での実践に移すためにできることはいくらもある。私は教師の創意工夫に大いに期待している。それが子どもが熱意を抱くには必須だと思うからだ。

私見では、将来の学校は親にとっても今より重要な場になるはずだ。親は学校以前から、また学校以後にも影響を及ぼし、子どもの発達に関与する第一の存在だ。家庭は子どもが勉強やゲームを通じて、授業で得た知識を広げる機会を得る場だ。家庭は年中無休で、睡眠と覚醒の交代、学習と定着の交代を、学校以上に利用できる。学校は親の訓練にもっと時間を充てるべきだろう。それも効果的な手の一つだからだ。訓練の行き届いた親は教師にとっては貴重なチームメイトとなるし、子どもが抱えている困難に鋭く目配りもしている。

もう一つ。教育の科学という成長中の分野を定着させるために、科学者は教師や学校とかかわらなければならない。認知科学や脳科学におけるこの三〇年の巨大な進歩と比べると、教育研究はまだ比較的省みられていない。各研究組織は所属の科学者に、神経科学や脳画像化から、発達障害の神経心理学、認知心理学、教育社会学に至る、学習科学のあらゆる分野で大がかりな研究を進めるよう促すべきだろう。実験室でわかったことを教室に当てはめるのは言うほど易しくはないし、学校で実地に実験する必要は大いにある。認知科学者は斬新な教育用ツールの設計や評価を手伝うことができる。

医学が生物学に基づいているのと同じように、教育の分野も、もっと効果的でエビデンスに基づいた学習戦略を探し続けるために、教師、親、研究者が一体となった、体系的で厳密な研究の生態系に根ざしていなければならないのだ。

謝辞

多くの出会いが本書の成長の元となった。二五年前、当時オレゴン大学にいたマイケル・ポズナーとブルース・マカンドリスは、初めて私に、認知科学が教育と密接に関連しうると確信させてくれた。人がブルーノ・デラ・チーザや経済協力開発機構（OECD）とともに組織した多くの学会から私は多大なおかげをこうむっている。その後の十年で、南米の友人たち——マルセラ・ペーニャ、シダルタ・リベイロ、マリアーノ・シグマン、アレハンドロ・マイチェ、ファン・バレ・リスボア——からなるすばらしいグループが先頭に立って、ラテンアメリカ教育・認知・神経科学スクールという忘れがたい年次の会合で、丸ごと一世代の若い科学者を育ててきた。私はこのグループにいつまでも感謝したい。またジェームズ・S・マクダネル財団とそれを率いるジョン・ブルーアとスーザン・フィッツパトリックにも、その会合すべてに参加する機会を与えてくれたことに感謝する。

妻で同業のギスレーヌ・ドゥアンヌ＝ランベルツも、その刺激的な研究会に参加した。私たちは脳の発達について議論してきたし、ついでながら自分たちの子どもの教育については三二年間議論してきた。言うまでもなく、私は本書のこれまでの部分を念入りに読んでもらうことを含め、あらゆることで妻に助けてもらっている。

ジャック・メーレルとジャン＝ピエール・シャンジューの研究室に入ってから三四年も経った。私の思考に対する二人の影響は膨大で、この本にも二人のお気に入りの主題がいくつもあることを、二人は見てくれるだろう——他にもルシア・ブラガ、ローラン・コーアン、ナアマ・フリードマン、ヴェロニク・イザール、レジーヌ・コランスキ、ホセ・モライス、リオネル・ナッカーチェ、クリストフ・パリエ、マリアーノ・シグマン、エリザベート・スペルケ、ジョシュ・テネンバウムなど、親しい同業者、友人たちもそう思ってくれるだろう。

親友のアントニオ・バットロは、絶えず、心や脳や教育に関する研究を続けるよう私を励ましてくれた。これにも感謝する。バットロには、あのニコを紹介してもらったことに感謝する。アーティストですばらしい人柄のニコは、本書にいくつかの絵を転載するのを親切に許可してくれた。ヨシュア・ベンジオ、アラン・シェドタル、ギヨーム・ドゥアンヌ、ダヴィド・ドゥアンヌ、モリー・ディロン、ジェシカ・デュボア、ジェルジ・ゲルゲイ、レイック・クヌーセン、レア・クルビツァー、ブルース・マカンドリス、ジョシュ・テネンバウム、フェイ・シュー、ロバート・ザットーレが、本書の多くの図の転載を許可してくれたことにも感謝する。

長年、変わらず私の研究を支援してくれた機関のすべて、とくにフランス国立保健医学研究所（ＩＮＳＥＲＭ）、原子力・代替エネルギー庁（ＣＥＡ）、コレージュ・ド・フランス、パリ南大学、欧州研究会議（ＥＲＣ）、ベタンクール・シューラー財団にも感謝したい。そうした機関のおかげで、聡明で精力的な学生や共同研究者に囲まれていることができた。数が多くて全員の名を挙げることができないが、後の文献リストに挙がっていることはわかっていただけるだろう。とくに、教育ソフトウェアや教室での教え方をともに開発した、アンナ・ウィルソン、ドロール・ドタン、カサンドラ・ポアティエ＝ワトキンスの名は挙げておきたい。

フランス国民教育相ジャン＝ミシェル・ブランケルには、名誉なことに私を信頼して、就任後最初の科学評議会の議長職を提示していただいた。この刺激的な任務に衷心より御礼申し上げる。エステル・デュフロ、ミシェル・ファヨル、マルク・グルガン、カロリーヌ・ユロン、エレナ・パスキネリ、フランク・ラミュ、エリザベート・スペルケ、ジョ・ジーグラーなどの評議会議員、事務局長のネルソン・バレージョ＝ゴメスには、評議会への参加と教えていただいたことすべてに感謝している。

本書はバイキング社の編集者、ウェンディ・ウルフとテレジア・シセルに批判的に目を通してもらったことで、大いに恩恵を受けている。また、エージェントのブロックマン社のジョン・ブロックマン、マックス・ブロックマンの絶え間ない助けがなかったら、原稿が編集者の二人の手には渡らなかった。みなさんの絶えざる支援と貴重なご意見に感謝する。

二〇一九年四月七日

オーストラリア、ヤリンガップにて

解説

中村仁洋

「僕は子どもが大好きなんだ」。今から二〇年近く前のある年の春、実験の合間の昼休みに出かけたパリ郊外の小さな公園のベンチで、園内を駆け回って遊ぶ子どもたちを眺めながらサンドイッチを頬張っていた著者、スタニスラス・ドゥアンヌが不意にそう呟いたとき、横に座ってそれを聞いた私は、なんだかひどく意外な感じを覚えた。その頃の私は、彼が率いる研究チームで脳機能計測実験に取り組んでいたのだが、きわめて頭脳明晰、野心的で射貫くような眼差しのこのリーダーには、日本人から見るとマイペースで悠長な人が多いフランスの若い同僚や学生たちを畏怖させるような雰囲気があった。それだけに、仕事を離れたほんのひと時、穏やかで優しい彼の一面に触れたのが妙に印象的で、今もありありと思い出せるのは、「重要だと思った瞬間がシナプスに刻み込まれる」(第5章)という、あの記憶の性質によるのだろう。本書を読み終えた読者にはしかし、古今の思想家の著作から最先端の神経科学やコンピュータ科学の知見を見渡しながら新しい教育についてのビジョンを語る、本書のその全編を通じて、この気鋭の神経科学者が子どもたちに向ける優しい眼差しを感じられたのではないかと思う。

＊

あらためて本書の著者について紹介しておきたい。スタニスラス・ドゥアンヌは一九六五年生まれ、人文社会から自然科学までの様々な学問分野で著名な学者を輩出してきた、フランス屈指の名門校である高等師範学校（Ecole Normale Supérieure）、その中でも狭き門とされる数学科を卒業した認知神経科学者である。コンピュータ科学の修士号を得たのち、酵素のアロステリック制御モデルで知られる、パスツール研究所の生化学者で神経生物学者のジャン＝ピエール・シャンジュー（現コレージュ・ド・フランス教授）に師事して神経科学研究に進んだ。日本の大学院に相当する社会科学高等研究院の博士課程で、小児の言語発達の研究で知られるジャック・メーラーに師事して博士号を取得し、その後はオレゴン大学のマイケル・ポズナーのもとでプロの研究者として出発した。ポズナーは、本書でも重要な論点となる「注意」の実験心理学研究のパイオニアとして知られる著名な研究者であり、その仕事の一部は第6章でも紹介されている。脳にアプローチするうえでは医学との接点もまた不可欠だが、本書でたびたび登場する夫人のジスレーヌ（ギレーヌ）・ドゥアンヌは小児科医で、パリ郊外にある脳画像研究センターで認知発達研究のチームを率いる研究者であり、著者の仕事の少なからぬ部分は、平素からこの研究者夫妻で交わされる、実に活発な議論に触発されている。また、本書でも紹介される脳損傷患者を対象とした臨床研究では、近代神経学の発祥の地で、今も臨床神経科学研究の拠点であるパリ市内のピティエ・サルペトリエール病院の医師たちとの長年にわたる共同作業によるものが多い。とかく、専門外の学問領域の文献を渉猟・検討して本格的な議論を展開するのは、多くの研究者にとって、単に困難なだけでなく、心理的にもなかなか勇気のいる試みだが、それにもかかわらず、多領域にかくも果敢に踏み込んでいける著者の力は、このように多彩な学問分野にわたる遍歴を通じて培われてきたのかもしれない。

フランスに帰国後は、自らの研究チームを率いて、本書でも紹介されているように、数量認知、意識、読み書き能力をはじめとする、ヒトの高次精神機能について、脳波・MRIをはじめさまざまな脳機能計測手法で研究成果を発表し、現代の認知神経科学研究を牽引してきた。二〇〇五年にはフランスの学術・文化の殿堂、コレージュ・ド・フランスの教授に四〇歳の若さで就任し、数年後には米国科学アカデミーの会員にも選出されている。ちなみに、著者が師と仰ぐ前述のシャンジューのそのまた師には、やはりコレージュ・ド・フランス教授で、遺伝子の研究でノーベル医学生理学賞を受賞し、「偶然と必然」などの著作で知られるジャック・モノーの名を見出すことができる。このあたりに戦後から今日までのコレージュ・ド・フランス、ひいてはフランスの生命科学研究のやや意外な系譜を垣間見ることができる。その経歴を見れば、本書の著者はまさにアカデミック・エリートの王道を進んできた人であると言って良いだろう。フランスと言えばヨーロッパでも有数の徹底したエリート教育で知られるお国柄で、本書にも登場するエマニュエル・マクロン大統領をはじめ、グランゼコールと呼ばれるエリート養成校の卒業生が政官財の要職を占める超学歴社会である。本書では、自身の青少年期を振り返る記述も見られるが、自らもまたその只中で熾烈な競争を勝ち抜いてきた著者が、「勉強」についての経験と、その学識に新しいアイデアを加えて結晶させたのが本書である、ということを思い出しながら読んでみるのもまた興味深いかもしれない。

＊

本書で頻繁に紹介されるMRIを用いた脳機能計測技術は、生きているヒトの脳の仕組みや働きを調べるための新しい方法として九〇年代から急速な発展を遂げた。そのおかげで、それまで脳損傷患者の行動分析に頼るほかなかった、ヒト脳のマクロレベルでの機能構築——脳の各領域がどんな役割を担っているか——に関する知見は飛躍的に増大した。著者もまたこのような流れの中で、研究対象を健常成人や脳損傷患者だけでなく、通常は調べるのが難しい乳幼児や学童、読み書きのできない人々（非識字者）、アマゾンの先住民、最近ではさらにヒト以外の霊長類にまで拡げて、実験と理論の両面で世界の認知神経科学研究をリードしてきた。本書は、脳の働き・仕組みに関する基礎的研究をフィールドとしてきた著者が、おそらく初めて教育という現実社会の課題に正面から取り組んで、自らのビジョンを体系的に展開した著作である。学習を支える脳の仕組みについて、行動科学や神経科学の知見だけでなく分子遺伝学、神経生物学、コンピュータ科学を含む関連諸領域の最新のデータを参照しながら、人工知能にはなく脳の学習に備わる様々な仕組み、特にその四つの柱としての「注意」、「能動的関与」、「フィードバック」、「定着」を抽出したうえで、これからの教育の在り方について具体的な一三か条の提言を行っている。そのメッセージはいずれも単純明快であり、専門家に向けた論文ではなく、一般向けの書籍の形で発信したところを見ると、後に述べるように、その提言を現実の教育政策として実現することを目指しているのかもしれない。

本書英語版には、「今のところ人間はコンピュータよりうまくやれる」といったニュアンスの副題が添えられているのだが、実際に読めばわかるように、本書では、この副題が仄めかすような、いわゆる人工知能の脅威について、人類の近未来への暗い見通しを語ろうとしているわけではない。そうではなく、著者は神経科学者として、ヒトの脳が持つ学習の能力を積極的に捉え、自らも感嘆とともに語っているのであり、学ぶという素晴らしい能力についての新旧の実証データを整理・抽出し、脳の潜在能力を最大限に引き出すための処方箋を示しているのである。実はフランス語原書の副題では、もっと快活に学ぶことの楽しさとヒトの脳が持つ潜在能力を表現していて、それに呼応するように冒頭で紹介される少年・フェリペとの出会いのエピソードは、本書の基底にある、学びについてのこのように肯定的で楽観的な著者の考え方を予告しているように思われる。

＊

神経科学の立場から学習、そして教育の未来を語るという、本書の企てからすれば、「生まれか育ちか」（nature or nurture）という、昔からある論争を避けては通れない。また、脳の可塑性と学習・経験は切っても切れない関係にあるため、経験主義をはじめ、教育に影響を与えてきた思想や価値観とどう向き合うかも問題となってくる。随所で強調されているように、著者の答えは単純明快である。たとえば、本書のストーリーの基調の一つとなっているニューロン・リサイクル仮説によれば、脳の大まかな配線は、長い進化を通じて膨大な経験を蓄積した遺伝子の設計図で決められていて、経験や学習でこれを変えることはできない。一方、可塑性によって経験が脳に作用するのは、感受期と呼ばれる限られた期間であり、脳の各領域の中でたかだか数ミリ程度の範囲に限られている。これに従って学習と教育を考えれば、ヒトの脳の仕組みに大きな差はないこと、誰もが生まれ持っている同じ神経生物学的な制約に縛られていること、そのため感受性の高い児童期に効率良く質の高い教育を施すことが重要だ、ということになる。さらに、生まれと育ちのどちらともいえない、生物と自然を構成する素材の物理化学的特性が織りなす「自己組織化」という現象を紹介してこの二元論の打ち止めとしている。もっとも、別の見方をすれば、子どもの学習のモデルとして、経験を取り入れて内的モデルをアップデートしていく、いわば現代版の経験主義としてのベイズ学習を取り込む一方で、経験論や連合論には譲れない所与としての脳の生物学的な制約を対置していると考えることもできる。

本書の第Ⅱ部までの重要なポイントの一つは、乳児は決して白紙状態から自由に書き込めるタブラ・ラサとして生まれてくるのではなく、出生前からすでに物体や他者、数量や確率、空間の感性様式など多くの基礎的能力を備えていることであり、次々と紹介される行動科学の実証データの前には、いかに懐疑的な経験主義の見方に立とうとも、脳に備わる先験的能力の存在を認めざるを得ないだろう。もっとも、先験的といっても、そこに経験がいっさいかかわっていないという意味ではまったくない。むしろ逆に、議論の中にダーウィン的進化の時間軸を導入することにより、生まれ=種の中には、数万年から数百万年に及ぶ、気の遠くなるほど長い自然選択の過程を通じて遺伝子に蓄積されてきた膨大な経験に由来する情報があり、それがこの基礎的能力の発現を可能にしている。一方で、出生後の個体レベルの経験や学習の役割を整理して説明したのが、第6章で紹介されるニューロン・リサイクル仮説である。算術能力や読み書き能力は、自立歩行や話し言葉のように成長・発達とともにヒトが自然に身につける能力ではなく、長期にわたる教育と学習によってのみ獲得できる人工的・文化的なスキルである。なぜヒトの脳にはこのような新しいスキルを身につける仕組みがあるのかを考えてきた著者が、より一般的に神経生物学的な視点からこの問題について体系的に説明したこのアイデアは、二〇〇七年に神経科学の専門誌『ニューロン』（*Neuron*）の総説として発表された。本書で説明されている内容は、この論文をよりわかりやすくパラフレーズする形で展開されており、遺伝子変化を通じて数万年の単位で起こる外適応（exaptation）など、進化生物学の既存の概念との違いを説明しつつ、議論のポイントとなるデータを挙げて組み立てるそのストーリーは本格的な学術論文のような堅牢さを備えている。

*

本書はもちろん、著者の既刊書でも貫かれている語りのスタイルには、脳にかかわる新旧の多領域からの研究成果の要点をわかりやすく簡潔に、かつ正確に説明していることに特筆すべき点がある。ユーモアを交えて平明な言葉で読者に語りかけてはいるが、科学研究をいたずらに単純化したり、大げさな言い回しで読者の注意を惹くようなことはしない。そうではなく、真面目に著者自身が厳選した原著論文のポイントをわかりやすく解説しているのだが、それでも神経科学の教科書や、学術誌の総説としても読めそうなくらいに緻密かつ慎重に話が組み立てられている。ストーリーテラーとしての著者の巧みさは、認知科学や神経科学に関心のある人なら断片的に知っている様々な知見を見事に捌いてすり合わせたうえで、思い切って見通しの良いビジョンを提示するところにあり、その鮮やかな手際には、神経科学に関心を持つ学生はもちろん、プロの研究者にとっても学ぶところは多い。著者が織り上げるストーリーは、すんなり頭に馴染むため、言われてみれば新しい話ではないように見えるかもしれないが、しかし本書をざっと見ただけでも、ヒトだけでなくマウスや霊長類などの実験動物を対象とした行動科学、脳損傷患者の行動研究、脳機能計測研究を軸として、関連領域ではカハールにさかのぼる神経解剖学、分子遺伝学や神経生物学、さらにはロックをはじめとする経験論、ルソーの教育論、ピアジェの発達心理学、チューリングからディープマインドにいたるコンピュータ科学まで、実に幅広く、相当に異質な新旧の学問領域にわたるばらばらの話題から、まるでパズルを組み立てるかのようにまとまりのある全体像を描いてみせる。このように古今の膨大な文献と、日々増え続ける先端科学の研究データから取捨選択して体系的にまとめたうえで、専門的な批判に耐え、説得力のあるアイデアやビジョンを練り上げることは、単に優れた論文をデータベース的に収集するだけの作業とは異なり、実はとても難しい。少し想像してみればわかるが、たとえ権威ある学術誌に発表された研究結果であっても、つねに不変の真理であるとは限らず、のちに修正されたり、場合によっては反証されることもあるのが現実であり、この不確かな世界で膨大なデータの中から現時点の最も確からしいデータを選別して、わかりやすく一貫性と安定感のあるストーリーを構成するのは、鋭い直観と強靭な思考力を欠いては到底なしえない。第1章の冒頭で、アルファ碁で知られるディープマインドの創始者、デミス・ハサビスを引用して暗示されているように、データベース的に知識を横に並べたてるだけで終わるのではなく、そこから次の行動につながる新しいアイデアを練り上げ、生成することに知性の本質があるのであり、本書の狙いもまさにそこにあるのだろう。

その一方で、真面目な解説や議論ばかりの科学の教科書や学術論文とは違って、独特のひねりの効いたジョークや喩え話がテクストの中に散りばめられているのも著者らしい語りの魅力の一つだろう。たとえば第6章では、識字能力の学習・獲得を支える神経モデルを説明するのに、顔のニューロンと文字のニューロンの競合を、大型のスーパーマーケットチェーンが中小の小売店を駆逐するのに喩えたり、紙や金属などの素材の用途には向き不向きがあって何にでも使えるわけではないように、大脳皮質にも向き不向きがあってリサイクルには限界があると説明するなど、身近な現象を持ち出して喩えることで話がぐっとわかりやすくなっていて、そのデータ解釈の語り口には、神経科医オリバー・サックスやヴィラヤヌル・S・ラマチャンドランの症例研究における物語性を思わせるものがある。また、本書の主役である子どもと学習の関係についても、子どもを、仮説を立てて実験的検証を重ねる科学者、あるいはいかにも英国的な経験科学の伝統を体現するキャラクターとしてのシャーロック・ホームズになぞらえているあたりも、本書の背景にある思想的・文化的な含みを匂わせた、気の利いた比喩になっている。さらに、第3章で紹介されるミーアキャットの親子の捕食行動では、熟練の日本料理人がフグの猛毒を処理して料理を仕上げる話が唐突に持ち出される。生まれと育ち、記憶の神経生物学基盤についてのやや混み入った話が続いて読者が疲れ始める頃合いに、敢えて思いつくままの脱線で遊んでみせる。日本食が世界中に広がった昨今とはいえ、さすがにフグ料理など見たこともない多くの海外の読者の理解に役立つのか疑問の余地はあるものの、意表を衝くこのアナロジーが日本の読者の笑いを誘うであろうことは想像に難くない。

＊

前述のように、著者は二〇〇五年にコレージュ・ド・フランスの教授に任命され、最先端の認知神経科学の話題について定例の公開講義を行っている。パリ・セーヌ左岸にあるコレージュ・ド・フランスは、科学・芸術を含む様々な分野で歴史に名を残す著名な学者・研究者を擁してきた、名実ともにフランスの知の殿堂といえる教育研究機関である。そのコレージュ・ド・フランスには、二〇世紀後半の思想を席巻した構造主義、さらにポストモダン思想のはしりとなった人類学者・クロード・レヴィ＝ストロースの名を冠した書庫があり、訪れる者に今もなおその存在感を感じさせている。本書では、一九六〇年代にそのレヴィ＝ストロースが「野生の思考」をはじめとする論考で未開社会の「知」を驚きや感嘆とともに描き出したのとは対照的に、アマゾンの先住民を対象とした数量感覚についての行動実験を紹介し、これらの人々が認識・操作できる数の概念はごく初歩的で曖昧なもので、そのレベルは教育を受けた西洋の児童にも及ばないという実証データを提示する。その一方で、教育によって複雑な数量感覚や無限の概念、抽象的な数式の理解・操作など、高度の数学的センスが培われることを列挙して、人間を高みへと飛躍させる教育の重要性を力説する。人類を蒙状態から救い出し、進歩へと導く灯としての合理的理性とその果実である近代文明の恩恵を謳うという点では、本書でも言及されるスティーヴン・ピンカー（ハーバード大学教授）が近著『21世紀の啓蒙』(*Enlightment Now*)で掲げた新しい科学的合理主義、戦後から二〇世紀後半に揺らいでいた理性への信頼を立て直し、人類社会の進歩を支えてきた合理的理性への信頼と再評価に通底するものが感じられるだろう。

＊

二〇一八年の秋、著者は共同研究者のジスレーヌ夫人とともに東京大学での講演に招かれ来日し、都内で再会した私に、これは最近出した本なんだ、と言って本書を差し出し、最近、国民教育省（日本の文部科学省に相当）の科学教育評議会の議長に就任したこと、そのため今後の課題として科学と教育の在り方について強い関心を持っていることを話してくれた。本書でも述べられているように、近年、フランスでも子どもたちの学力、特に理数系科目の学力の低下が懸念されており、そんな状況の中で著者は神経科学の立場から教育の立て直しにかかわることになったという。つまり、近い将来に、本書の結論で掲げられている、早期からの語学教育や、学習サイクルへの睡眠の取り込みなどの提言がフランスの教育現場で反映されるかもしれない、ということだ。欧州だけでなく日本でもこれまでにも長く検討や議論が重ねられてきた問題かもしれないが、行動科学・神経科学の立場から発信された本書の提言が、少なくとも新たな一石を投じることを期待したい。

教育のこれからを考える上で著者がモデルとして考えているのは、いわゆる「科学的根拠に基づく医療」(evidence-based medicine)である。教育と同じく、医療もまた直接に人間を対象とした大規模な社会制度・サービスであるが、伝統的・慣習的に用いられてきた薬や治療法が、その有効性が科学的に検証されないままに使われ続けていることは今日も珍しくない。ことが生命や健康にかかわるだけに、そうした慣習知からの脱却は必ずしも容易ではなく、その意味では、本書で「神話」や「都市伝説」として批判されているような伝統的な教育における諸問題と事情は似通っている。一方で医療では、九〇年代から治療法の有効性についての科学的根拠を評価し、意思決定に活用するための指針が確立・普及しつつあり、同じ人間を対象とした社会サービスの範例として、教育におけるエビデンスの導入のための良いモデルになるのだろう。本書ではまた、ロックのタブラ・ラサだけでなく、ルソーやピアジェ、チューリングといった先人たちの教育観や理論、考え方も俎上に上げ、今日の実証科学のメスで切り捌き、時にはきっぱり否定してしまうこともある。医療と同じく、教育についての考え方や方法もまた長い歴史の中で培われてきたものである以上、本書が提案する科学的根拠に基づく教育を推進するためには、古典は古典として、無批判に受け入れるのではなく、少し距離をおいて眺めていくスタンスも必要なのだろう。

＊

ＭＲＩをはじめとした脳機能画像研究は、これまで脳の構造や機能を調べて理解することを目標として発展してきた。著者が世界的にもこの領域を牽引してきた研究者の一人であることを考えれば、本書の提言は同時にまたヒトの脳機能研究が社会の課題に対して具体的なフィードバックを提供できる水準にまで進化し、さらには脳を変える、あるいは治すための技術として成熟して、現実的な社会実装へ向けた取り組みが世界で始まっていることを意味する。たとえば二〇二〇年には、本書で掲げたアイデアを実践する、タブレットを使って学童の読み書き学習の有効性を示す研究も著者のグループから発表されている（Watkins et al. 2020）。

著者にはこれまでにも数覚・意識・読み書きの神経科学について解説した一般読者向けの著作があるが、これらはいずれも、研究者・専門家に向けた論文や総説で発表された内容をベースにして書かれている。本書のテーマである教育に関しては、教育学はもちろん、認知科学や神経科学の学術誌でも、同じように元ネタになる論文を発表したことはなく、その意味では本書は著者にとっても、これまでにない新しい試みになっている。著者がフランス政府の科学教育評議会の仕事を引き受けた背景には、おそらく学問的な関心も強い動機になっているのではないかと思われるが、本書で述べられているアイデアは、最初から広く社会に向けて発信することにより、学術の世界で議論するためというより、現実の教育現場で検証すること——前述の医学におけるエビデンスとの対比で言えば、効果を判定するための大規模な臨床試験——を目指しているのかもしれない。こうして実験室を出て現実の政策を提言する立場にたった著者は、近い将来、自ら練り上げた理論や仮説を検証する、新しい「神経科学の社会実験」の成果について私たちに語るのだろうか。そんな日が来るのを楽しみにしながら筆をおきたい。

訳者あとがき

本書は、スタニスラス・ドゥアンヌ『How We Learn』(Viking, 2020)の翻訳です。著者はフランス人で、フランス語のオリジナルもありますが、翻訳に用いたのは英語版です(フランス語版とは、取り上げる例などが異なるところがけっこうあります)。著者や内容については、中村仁洋先生の行き届いた解説がついているのでそちらに委ね、本書を訳していて、あらためて感じたことを一つ記しておきたいと思います。

かつて予備校や塾で教えていた頃、多くの生徒が、マーカーやらイラストやらを使って、やたらときれいなノートを作りたがることに気づきました。生徒は、きれいに整理して、それをちゃんと見直してから問題を解きたいと言います。本当に整理されたきれいなノートを作りたければ、まずそれなりにおぼえて確かめる方が先じゃない? とこちらは助言するのですが、生徒の方は、とにかくきれいなノート作りに時間とエネルギーを費やし、結局、「おぼえるのはまた今度(テスト直前)」みたいな話になってしまいます。

そこで、「で、いつおぼえるの」というつっこみと、あの有名なセリフが予備校講師の口にのぼることになります。それこそ今はもう古いギャグにされてしまっている感がありますが、あれは生徒にちゃんとおぼえてもらいたい講師の本気の声で、その本気に、脳科学の根拠が与えられた! というふうに、訳者としては思いたいところです。もちろん、その「おぼえる」には、本書が取り出して明らかにする様々な因子がかかわっていて、そう簡単な話ではないのですが、少なくともどんな因子があるかは、本書で明瞭になることでしょう。その具体的な因子と、脳の仕組みとのかかわりやそれゆえの可能性や制約を読み取っていただければと思います。

＊

本書の翻訳は、以前にフォン・バイヤー著『QBism』の翻訳でお世話になった、森北出版の丸山隆一氏による熱心なお誘いで携わることになりました。このような機会を与えていただき、はかどらぬ作業を見守りつつ、翻訳について数々の助言をいただいたことに感謝します。また、丸山氏に加え、万端おこたりなく編集作業を進めてくださった村瀬健太氏に厚くお礼申し上げます。さらに、本書の翻訳を提案され、助言もいただき、解説をつけてくださった中村仁洋先生、装幀で本の顔を作っていただいた小山巧氏にも感謝いたします。ものの見方、方向性の考え方がますます大事になりそうな世の中で、本書がそれを熟慮する一つの手がかりになることを願います。

二〇二〇年一一月

訳者識

Pashler, and Mozer, 2014.
23. Cepeda et al., 2009; Cepeda, Pashler, Vul, Wixted, and Rohrer, 2006; Rohrer and Taylor, 2006; Schmidt and Bjork, 1992.
24. Bradley et al., 2015; Callan and Schweighofer, 2010.
25. Kang, Lindsey, Mozer, and Pashler, 2014.
26. Rohrer and Taylor, 2006, 2007.
27. Butler, Karpicke, and Roediger, 2008.

第 10 章：定着

1. Zoccolotti et al., 2005.
2. Dehaene-Lambertz et al., 2018.
3. Cohen, Dehaene, Vinckier, Jobert, and Montavont, 2008; Vinckier et al., 2006.
4. Binder, Medler, Westbury, Liebenthal, and Buchanan, 2006; Dehaene, Cohen, Sigman, and Vinckier, 2005; Grainger and Whitney, 2004; Vinckier et al., 2007.
5. Chang et al., 2015; Dehaene et al., 2010; Sigman et al., 2005; Szwed et al., 2011, 2014.
6. Dehaene et al., 2001, 2004.
7. Ansari and Dhital, 2006; Rivera, Reiss, Eckert, and Menon, 2005. 海馬も算数的事実の記憶に大きく貢献しているらしい（Qin et al., 2014）。
8. Jenkins and Dallenbach, 1924.
9. Karni, Tanne, Rubenstein, Askenasy, and Sagi, 1994.
10. Huber, Ghilardi, Massimini, and Tononi, 2004; Stickgold, 2005; Walker, Brakefield, Hobson, and Stickgold, 2003; Walker and Stickgold, 2004.
11. Ribeiro, Goyal, Mello, and Pavlides, 1999.
12. Ji and Wilson, 2007; Louie and Wilson, 2001; Skaggs and McNaughton, 1996; Wilson and McNaughton, 1994.
13. Chen and Wilson, 2017; Horikawa, Tamaki, Miyawaki, and Kamitani, 2013.
14. Diekelmann and Born, 2010.
15. Ramanathan, Gulati, and Ganguly, 2015. また、睡眠のシナプス可塑性に対する直接の作用について、Norimoto et al., 2018 も参照。
16. Horikawa et al., 2013; Jiang et al., 2017; Peigneux et al., 2004.
17. Huber et al., 2004.
18. Walker, Stickgold, Alsop, Gaab, and Schlaug, 2005.
19. Marshall, Helgadóttir, Mölle, and Born, 2006; Ngo, Martinetz, Born, and Mölle, 2013.
20. Rasch, Büchel, Gais, and Born, 2007.
21. Antony, Gobel, O'Hare, Reber, and Paller, 2012; Bendor and Wilson, 2012; Rudoy, Voss, Westerberg, and Paller, 2009.
22. 睡眠中に新たな事実が学習されるわけではないことについては、Bruce et al., 1970; Emmons and Simon, 1956 を参照。とはいえ、最新研究からは、睡眠中に音と匂いの連合を学習しているかもしれないことが示されている（Arzi et al., 2012）。
23. Gazsi, M. (2018, June 8). Philippe Starck: "I couldn't care less about my life." The Guardian, theguardian.com.
24. Wagner, Gais, Haider, Verleger, and Born, 2004.
25. Hinton, Dayan, Frey, and Neal, 1995; Hinton, Osindero, and Teh, 2006.
26. Samson and Nunn, 2015.
27. Wilhelm et al., 2013.
28. Friedrich, Wilhelm, Born, and Friederici, 2015; Seehagen, Konrad, Herbert, and Schneider, 2015.
29. Kurdziel, Duclos, and Spencer, 2013.
30. Avior et al., 2004; Cortese et al., 2013; Hiscock et al., 2015; Prehn-Kristensen et al., 2014.
31. American Academy of Pedia rics, 2014; Dunster et al., 2018.

結論：教育と神経科学の協調

1. Hassabis, Kumaran, Summerfield, and Botvinick, 2017; Lake et al., 2017.
2. PISA（生徒の学習到達度調査、oecd.org/pisa-fr）、TIMSS（国際数学・理科教育動向調査）、PIRLS（国際読書力調査、timssandpirls.bc.edu）を参照。

5050となる。
13. Mayer, 2004.
14. Kirschner and van Merriënboer, 2013.
15. Pashler, McDaniel, Rohrer, and Bjork, 2008.
16. Anderson, Wilson, and Fielding, 1988.
17. Shah, Weeks, Richards, and Kaciroti, 2018.
18. Bromberg-Martin and Hikosaka, 2009.
19. Bevins, 2001.
20. Gruber, Gelman, and Ranganath, 2014. また、Kang et al., 2009 も参照。
21. Hurley, Dennett, and Adams, 2011.
22. Esseily, Rat-Fischer, Somogyi, O'Regan, and Fagard, 2016.
23. Loewenstein, 1994.
24. Kang et al., 2009; Kidd, Piantadosi, and Aslin, 2012, 2014; Loewenstein, 1994.
25. Gottlieb, Oudeyer, Lopes, and Baranes, 2013; Kaplan and Oudeyer, 2007.
26. Kidd et al., 2012, 2014.
27. Dehaene et al., 2017; Goupil, Romand-Monnier, and Kouider, 2016; Lyons and Ghetti, 2011.
28. Spencer, Steele, and Quinn, 1999; Steele and Aronson, 1995.
29. Caroni et al., 2012; Donato et al., 2013; Kim and Diamond, 2002; Noble, Norman, and Farah, 2005.
30. Bonawitz et al., 2011.

第9章：誤りフィードバック

1. Grothendieck, 1986.
2. ジョン・ハッティのメタ分析は、フィードバックに 0.73 標準偏差分の効果を認めている。これは最大級の強力な学習調節因子となる（Hattie, 2008）。
3. Rescorla and Wagner, 1972.
4. 連合学習の詳細な批評については、Balsam and Gallistel, 2009; Gallistel, 1990 を参照。
5. Beckers, Miller, De Houwer, and Urushihara, 2006; Fanselow, 1998; Waelti, Dickinson, and Schultz, 2001.
6. Stahl and Feigenson, 2015.
7. Friston, 2005; Naatanen, Paavilainen, Rinne, and Alho, 2007; Schultz, Dayan, and Montague, 1997.
8. Strauss et al., 2015; Todorovic and de Lange, 2012.
9. Bekinschtein et al., 2009; Strauss et al., 2015; Uhrig, Dehaene, and Jarraya, 2014; Wang et al., 2015.
10. Meyer and Olson, 2011.
11. Curran, Tucker, Kutas, and Posner, 1993; Kutas and Federmeier, 2011; Kutas and Hillyard, 1980.
12. 文法に反することによる驚きについては、Friederici, 2002; Hahne and Friederici, 1999 を参照。しかし批判的に述べたものとして、Steinhauer and Drury, 2012 も参照。
13. Pessiglione, Seymour, Flandin, Dolan, and Frith, 2006; Schultz et al., 1997; Waelti et al., 2001.
14. Hattie, 2008.
15. Palminteri, Kilford, Coricelli, and Blakemore, 2016.
16. Pennac, D. (2017, February 11). Daniel Pennac: "J'ai été d'abord et avant tout professeur." *Le Monde.* lemonde.fr より。
17. Ashcraft, 2002; Lyons and Beilock, 2012; Maloney and Beilock, 2012; Young, Wu, and Menon, 2012.
18. Caroni et al., 2012; Donato et al., 2013.
19. 「固着した頭」と「伸びる頭」については、Claro, Paunesku, and Dweck, 2016; Dweck, 2006; Rattan, Savani, Chugh, and Dweck, 2015 を参照。もっとも、こうした作用の大きさや、したがって学校での実践的な適切性については、近年疑問視されていることにも注目。Sisk, Burgoyne, Sun, Butler, and Macnamara, 2018.
20. Sisk, Burgoyne, Sun, Butler, and Macnamara, 2018. Carrier and Pashler, 1992; Karpicke and Roediger, 2008; Roediger and Karpicke, 2006; Szpunar, Khan, and Schacter, 2013; Zaromb and Roediger, 2010. 様々な学習法の相対的な効果についての見事な総説として、Dunlosky, Rawson, Marsh, Nathan, and Willingham, 2013 を参照。
21. Robey, Dougherty, and Buttaccio, 2017.
22. Carrier and Pashler, 1992; Lindsey, Shroyer,

Nunes, Stahl, and Willows, 2001; National Institute of Child Health and Human Development, 2000. また、Dehaene, 2009 も参照。
19. D'Esposito and Grossman, 1996; Koechlin, Ody, and Kouneiher, 2003; Rouault and Koechlin, 2018.
20. Elston, 2003; Sakai et al., 2011; Schoenemann, Sheehan, and Glotzer, 2005; Smaers, Gómez-Robles, Parks, and Sherwood, 2017.
21. Fleming, Weil, Nagy, Dolan, and Rees, 2010; Koechlin et al., 2003; Rouault and Koechlin, 2018.
22. Dehaene and Changeux, 2011; Dehaene, Changeux, Naccache, Sackur, and Sergent, 2006; Dehaene, Kerszberg, and Changeux, 1998; Dehaene and Naccache, 2001.
23. Chun and Marois, 2002; Marti, King, and Dehaene, 2015; Marti, Sigman, and Dehaene, 2012; Sigman and Dehaene, 2008.
24. Corallo, Sackur, Dehaene, and Sigman, 2008; Marti et al., 2012.
25. Tombu and Jolicoeur, 2004.
26. Fisher, Godwin, and Seltman, 2014.
27. Glass and Kang, 2018.
28. Diamond and Doar, 1989; Diamond and Goldman-Rakic, 1989.
29. Borst, Poirel, Pineau, Cassotti, and Houdé, 2013; Piazza, De Feo, Panzeri, and Dehaene, 2018; Poirel et al., 2012.
30. Viswanathan and Nieder, 2015.
31. Houdé et al., 2000; Isingrini, Perrotin, and Souchay, 2008; Posner and Rothbart, 1998; Sheese, Rothbart, Posner, White, and Fraundorf, 2008; Siegler, 1989.
32. Diamond and Lee, 2011; Habibi, Damasio, Ilari, Elliott Sachs, and Damasio, 2018; Jaeggi, Buschkuehl, Jonides, and Shah, 2011; Klingberg, 2010; Moreno et al., 2011; Olesen, Westerberg, and Klingberg, 2004; Rueda, Rothbart, McCandliss, Saccomanno, and Posner, 2005.
33. Lillard and Else-Quest, 2006; Marshall, 2017.
34. Bermudez, Lerch, Evans, and Zatorre, 2009; James et al., 2014; Moreno et al., 2011.
35. Duncan, 2003, 2010, 2013.
36. Au et al., 2015.
37. Duyme, Dumaret, and Tomkiewicz, 1999.
38. Ritchie and Tucker-Drob, 2018.
39. Bergman-Nutley and Klingberg, 2014; Blair and Raver, 2014; Klingberg, 2010; Spencer-Smith and Klingberg, 2015.
40. Dumontheil and Klingberg, 2011; Gathercole, Pickering, Knight, and Stegmann, 2004; Geary, 2011.
41. Nemmi et al., 2016.
42. Kuhl, Tsao, and Liu, 2003.
43. Csibra and Gergely, 2009; Egyed, Király, and Gergely, 2013.
44. Yoon, Johnson, and Csibra, 2008.
45. Thornton and McAuliffe, 2006.
46. Gergely et al., 2002.
47. たとえば Bond and Smith, 1996 を参照。

第 8 章：能動的関与

1. Held and Hein, 1963.
2. Hay et al., 2011; Saffran et al., 1996; また、G. Dehaene-Lambertz's lab で進行中の、眠っている新生児での学習についての研究も参照。
3. Craik and Tulving, 1975; Jacoby and Dallas, 1981.
4. Auble and Franks, 1978; Auble, Franks, and Soraci, 1979.
5. Zaromb, Karpicke, and Roediger, 2010.
6. Kapur et al., 1994.
7. Brewer, Zhao, Desmond, Glover, and Gabrieli, 1998; Paller, McCarthy, and Wood, 1988; Sederberg et al., 2006; Sederberg, Kahana, Howard, Donner, and Madsen, 2003; Wagner et al., 1998.
8. Dehaene et al., 2001.
9. Kontra, Goldin-Meadow, and Beilock, 2012; Kontra, Lyons, Fischer, and Beilock, 2015.
10. Freeman et al., 2014.
11. Hattie, 2017; Kirschner, Sweller, and Clark, 2006; Kirschner and van Merriënboer, 2013; Mayer, 2004.
12. 1 から 100 までのすべての数を足すには、1 と 100、2 と 99、3 と 98……のように二つ一組にする。各組の和は 101 であり、それが 50 組あるので、合計は

Dehaene, 2004.
36. 偶数か奇数か：Dehaene, Bossini, and Giraux, 1993; 負の数：Blair, Rosenberg-Lee, Tsang, Schwartz, and Menon, 2012; Fischer, 2003; Gullick and Wolford, 2013; 分数：Jacob and Nieder, 2009; Siegler, Thompson, and Schneider, 2011.
37. Amalric, Wang, et al., 2017; Piantadosi et al., 2012, 2016.
38. 私の旧著 *Reading in the Brain* (Dehaene, 2009) を参照。
39. Dehaene et al., 2001, 2004.
40. Bouhali et al., 2014; Saygin et al., 2016.
41. Dehaene et al., 2010; Dehaene, Cohen, Morais, and Kolinsky, 2015; Pegado, Comerlato, et al., 2014.
42. Chang et al., 2015; Dehaene et al., 2010; Szwed, Qiao, Jobert, Dehaene, and Cohen, 2014.
43. Dehaene et al., 2010; Pegado, Comerlato, et al., 2014.
44. Dehaene-Lambertz, Monzalvo, and Dehaene, 2018; Dundas, Plaut, and Behrmann, 2013; Li et al., 2013; Monzalvo, Fluss, Billard, Dehaene, and Dehaene-Lambertz, 2012.
45. Monzalvo et al., 2012.
46. Rueckl et al., 2015.
47. Dehaene-Lambertz et al., 2018.
48. Braga et al., 2017; Cohen, Dehaene, McCormick, Durant, and Z nker, 2016.
49. Mongelli et al., 2017.
50. Amalric and Dehaene, 2016.
51. 幼児教育の数々の長期的作用については、Abecedarian program (Campbell et al., 2012, 2014; Martin, Ramey, and Ramey, 1990), the Perry preschool program (Heckman, Moon, Pinto, Savelyev, and Yavitz, 2010; Schweinhart, 1993), and the Jamaican Study (Gertler et al., 2014; Grantham-McGregor, Powell, Walker, and Himes, 1991; Walker, Chang, Powell, and Grantham-McGregor, 2005) を参照。
52. Shneidman, Arroyo, Levine, and Goldin-Meadow, 2013; Shneidman and Goldin-Meadow, 2012.
53. Hutton et al., 2015, 2017. また、Romeo et al., 2018 も参照。
54. Bialystok, Craik, Green, and Gollan, 2009; Costa and Sebastián-Gallés, 2014; Li, Legault, and Litcofsky, 2014.
55. Donato, Rompani, and Caroni, 2013; Knudsen et al., 2000; van Praag, Kempermann, and Gage, 2000; Voss et al., 2013; Zhu et al., 2014.

第7章：注意

1. Wang and Krauzlis, 2018.
2. Bahdanau, Cho, and Bengio, 2014; Cho, Courville, and Bengio, 2015.
3. Xu et al., 2015.
4. Ahissar and Hochstein, 1993.
5. Seitz, Lefebvre, Watanabe, and Jolicoeur, 2005; Watanabe, Nanez, and Sasaki, 2001.
6. Dehaene and Changeux, 2011; van Vugt et al., 2018.
7. Bao, Chan, and Merzenich, 2001; Froemke, Merzenich, and Schreiner, 2007; Kilgard and Merzenich, 1998.
8. Werker and Hensch, 2014.
9. Koepp et al., 1998.
10. Bavelier et al., 2011; Cardoso-Leite and Bavelier, 2014; Green and Bavelier, 2003.
11. ビデオゲームを用いた認知トレーニングについては、www.thenumberrace.com および www.thenumbercatcher.com にある、著者らによる数学ソフトウェアを参照。読み方の獲得については、grapholearn.fr を参照。
12. Posner, 1994.
13. Çukur, Nishimoto, Huth, and Gallant, 2013; Desimone and Duncan, 1995; Kastner and Ungerleider, 2000.
14. Mack and Rock, 1998; Simons and Chabris, 1999.
15. Marois and Ivanoff, 2005; Sergent, Baillet, and Dehaene, 2005.
16. Leong, Radulescu, Daniel, DeWoskin, and Niv, 2017.
17. Yoncheva, Blau, Maurer, and McCandliss, 2010.
18. Castles, Rastle, and Nation, 2018; Ehri,

すいという面を失う（Sangrigoli, Pallier, Argenti, Ventureyra, and de Schonen, 2005）。
48. Pierce, Klein, Chen, Delcenserie, and Genesee, 2014.
49. Knudsen and Knudsen, 1990; Knudsen, Zheng, and DeBello, 2000.
50. Ellis and Lambon Ralph, 2000; Gerhand and Barry, 1999; Morrison and Ellis, 1995.
51. Almas et al., 2012; Berens and Nelson, 2015; Nelson et al., 2007; Sheridan, Fox, Zeanah, McLaughlin, and Nelson, 2012; Windsor, Moraru, Nelson, Fox, and Zeanah, 2013.
52. Millum and Emanuel, 2007.

第６章：リサイクルする脳

1. Nabokov, 1962.
2. Kolinsky et al., 2011; Kolinsky, Morais, Content, and Cary, 1987; Szwed, Ventura, Querido, Cohen, and Dehaene, 2012.
3. Kolinsky et al., 2011, 1987; Pegado, Nakamura, et al., 2014.
4. Ventura et al., 2013.
5. Castro-Caldas, Petersson, Reis, Stone-Elander, and Ingvar, 1998; Morais, 2017; Morais, Bertelson, Cary, and Alegria, 1986; Morais and Kolinsky, 2005.
6. Dehaene, Izard, Pica, and Spelke, 2006; Dehaene, Izard, Spelke, and Pica, 2008; Piazza et al., 2013; Pica, Lemer, Izard, and Dehaene, 2004.
7. Frank, Everett, Fedorenko, and Gibson, 2008; Munduruku: Pica et al., 2004; Tsimane: Piantadosi, Jara-Ettinger, and Gibson, 2014.
8. Dehaene, 2003; Dehaene et al., 2008; Siegler and Opfer, 2003.
9. Dehaene, 2005, 2014; Dehaene and Cohen, 2007.
10. Chakraborty and Jarvis, 2015; Fukuchi-Shimogori and Grove, 2001.
11. Galgali and Mante, 2018; Golub et al., 2018; Sadtler et al., 2014.
12. Chafee, 2013; Fitzgerald et al., 2013.
13. Chiao, 2010.
14. Yoon et al., 2013.
15. Constantinescu, O'Reilly, and Behrens, 2016.
16. Musso et al., 2003; Nelson et al., 2017; Pallier et al., 2011.
17. Dehaene, 2011.
18. Ditz and Nieder, 2015; Viswanathan and Nieder, 2013.
19. Viswanathan and Nieder, 2015.
20. Diester and Nieder, 2007.
21. Knops, Thirion, Hubbard, Michel, and Dehaene, 2009; Knops, Viarouge, and Dehaene, 2009.
22. Amalric and Dehaene, 2016, 2017.
23. Izard et al., 2008.
24. Cantlon, Brannon, Carter, and Pelphrey, 2006. Cantlon and Li, 2013 は、言語と数に対応する皮質の各領野が、4 歳児が「セサミストリート」の動画の該当する部分を見つめているときに、すでに活発に活動しており、その活発度がその子の言語や数学の技能を推し量る手がかりになることを示している。
25. Amalric, Denghien, and Dehaene, 2017.
26. Amalric, Denghien, et al., 2017; Kanjlia, Lane, Feigenson, and Bedny, 2016.
27. Amedi, Raz, Pianka, Malach, and Zohary, 2003; Bedny, Pascual-Leone, Dodell-Feder, Fedorenko, and Saxe, 2011; Lane, Kanjlia, Omaki, and Bedny, 2015; Sabbah et al., 2016.
28. Bedny, 2017; Hannagan, Amedi, Cohen, Dehaene-Lambertz, and Dehaene, 2015.
29. Bock et al., 2015.
30. Abboud, Maidenbaum, Dehaene, and Amedi, 2015; Amedi et al., 2003; Bedny et al., 2011; Mahon, Anzellotti, Schwarzbach, Zampini, and Caramazza, 2009; Reich, Szwed, Cohen, and Amedi, 2011; Striem-Amit and Amedi, 2014; Strnad, Peelen, Bedny, and Caramazza, 2013.
31. Bouhali et al., 2014; Hannagan et al., 2015; Saygin et al., 2012, 2013, 2016.
32. Dehaene, 2007; Dehaene, Dupoux, and Mehler, 1990; Moyer and Landauer, 1967.
33. Dehaene and Akhavein, 1995; Diester and Nieder, 2010.
34. Groen and Parkman, 1972; Pinheiro-Chagas, Dotan, Piazza, and Dehaene, 2017.
35. Dehaene and Marques, 2002; Marques and

and McCandliss, 2006.
24. Leppanen et al., 2002; Lyytinen et al., 2004.
25. Friedmann, Kerbel, and Shvimer, 2010.
26. McCloskey and Rapp, 2000.
27. Shaywitz, Escobar, Shaywitz, Fletcher, and Makuch, 1992.
28. Butterworth, 2010; Iuculano, 2016.
29. Isaacs, Edmonds, Lucas, and Gadian, 2001.

第５章：育ちの出る幕

1. Holtmaat and Caroni, 2016; Takeuchi, Duszkiewicz, and Morris, 2014.
2. Salimpoor et al., 2013.
3. Bliss and Lømo, 1973; Lømo, 2018.
4. Pittenger and Kandel, 2003.
5. Whitlock, Heynen, Shuler, and Bear, 2006.
6. Kim and Cho, 2017.
7. Takeuchi et al., 2014.
8. Josselyn, Köhler, and Frankland, 2015; Poo et al., 2016.
9. Courtney, Ungerleider, Keil, and Haxby, 1997; Ester, Sprague, and Serences, 2015; Goldman-Rakic, 1995; Kerkoerle, Self, and Roelfsema, 2017; Vogel and Machizawa, 2004.
10. Mongillo, Barak, and Tsodyks, 2008.
11. Genzel et al., 2017; Lisman et al., 2017; Schapiro, Turk-Browne, Norman, and Botvinick, 2016; Shohamy and Turk-Browne, 2013.
12. Kitamura et al., 2017.
13. Ramirez et al., 2013.
14. Ramirez et al., 2015.
15. Kim and Cho, 2017.
16. de Lavilléon et al., 2015.
17. Iriki, 2005; Obayashi et al., 2001; Srihasam, Mandeville, Morocz, Sullivan, and Livingstone, 2012.
18. Fitzsimonds, Song, and Poo, 1997.
19. Gaser and Schlaug, 2003; Oechslin, Gschwind, and James, 2018; Schlaug, Jancke, Huang, Staiger, and Steinmetz, 1995.
20. Carreiras et al., 2009; Thiebaut de Schotten, Cohen, Amemiya, Braga, and Dehaene, 2014.
21. Draganski et al., 2004; Gerber et al., 2014.
22. Maguire et al., 2000, 2003.
23. Johansson, Jirenhed, Rasmussen, Zucca, and Hesslow, 2014; Rasmussen, Jirenhed, and Hesslow, 2008.
24. Prado and Dewey, 2014; Voss, Vivar, Kramer, and van Praag, 2013.
25. Fattal, Friedmann, and Fattal-Valevski, 2011.
26. Muckli, Naumer, and Singer, 2009.
27. Sur, Garraghty, and Roe, 1988; Sur and Rubenstein, 2005.
28. Quartz and Sejnowski, 1997.
29. Goodman and Shatz, 1993; Shatz, 1996.
30. Berkes, Orbán, Lengyel, and Fiser, 2011; Orbán, Berkes, Fiser, and Lengyel, 2016.
31. Werker and Hensch, 2014.
32. Conel, 1939; Courchesne et al., 2007.
33. Rakic, Bourgeois, Eckenhoff, Zecevic, and Goldman-Rakic, 1986.
34. Huttenlocher and Dabholkar, 1997.
35. Dubois et al., 2007, 2015; Flechsig, 1876.
36. Adibpour et al., 2018; Dehaene-Lambertz and Spelke, 2015.
37. Kouider et al., 2013.
38. Epelbaum, Milleret, Buisseret, and Duffer, 1993; Fawcett, Wang, and Birch, 2005; Hensch, 2005.
39. Dehaene-Lambertz and Spelke, 2015; Maye, Werker, and Gerken, 2002; Pena, Werker, and Dehaene-Lambertz, 2012; Werker and Tees, 1984.
40. McCandliss, Fiez, Protopapas, Conway, and McClelland, 2002.
41. Golestani, Molko, Dehaene, Le Bihan, and Pallier, 2007.
42. Flege, Munro, and MacKay, 1995; Hartshorne, Tenenbaum, and Pinker, 2018; Johnson and Newport, 1989; Weber-Fox and Neville, 1996.
43. Hartshorne et al., 2018.
44. Friedmann and Rusou, 2015.
45. Caroni, Donato, and Muller, 2012; Friedmann and Rusou, 2015; Werker and Hensch, 2014.
46. Krause et al., 2017.
47. Pallier et al., 2003. 顔認識の領野にも同様のことが観察されている。９歳以前に西洋の国で養子になった韓国の子どもは、自身の民族に属する人々を識別しや

2010 年〕にある。
4. Izard et al., 2009.
5. Koechlin, Dehaene, and Mehler, 1997; Wynn, 1992.
6. McCrink and Wynn, 2004.
7. Halberda and Feigenson, 2008; Piazza et al., 2010; Piazza, Pica, Izard, Spelke, and Dehaene, 2013.
8. Rugani, Fontanari, Simoni, Regolin, and Vallortigara, 2009; Rugani, Vallortigara, Priftis, and Regolin, 2015.
9. Ditz and Nieder, 2015; Viswanathan and Nieder, 2013.
10. Piazza, Izard, Pinel, Le Bihan, and Dehaene, 2004; Kutter, Bostroem, Elger, Mormann, and Nieder, 2018.
11. Spelke, 2003.
12. Xu and Garcia, 2008.
13. Gopnik, Meltzoff, and Kuhl, 1999; Gopnik et al., 2004.
14. Denison and Xu, 2010; Gweon, Tenenbaum, and Schulz, 2010; Kushnir, Xu, and Wellman, 2010.
15. Ma and Xu, 2013.
16. Cesana-Arlotti et al., 2018.
17. Gergely, Bekkering, and Király, 2002; Gergely and Csibra, 2003. また、Warneken and Tomasello, 2006 も参照。
18. Liu, Ullman, Tenenbaum, and Spelke, 2017.
19. Buon et al., 2014.
20. Behne, Carpenter, Call, and Tomasello, 2005.
21. Reid et al., 2017.
22. Adib-pour, Dubois, and Dehaene-Lambertz, 2018; Deen et al., 2017; Livingstone et al., 2017.
23. Morton and Johnson, 1991.
24. Mehler et al., 1988.
25. Luke 1:44.
26. 拙著 *Consciousness and the Brain* (2014)〔『意識と脳』2015 年〕を参照。
27. Mahmoudza-deh et al., 2013.
28. Hay, Pelucchi, Graf Estes, and Saffran, 2011; Saffran, Aslin, and Newport, 1996.
29. Bernal, Dehaene-Lambertz, Millotte, and Christophe, 2010.
30. たとえば、Penn, Holyoak, and Povinelli, 2008; Terrace, Petitto, Sanders, and Bever, 1979; Yang, 2013 を参照。
31. Senghas, Kita, and Özyürek, 2004.

第 4 章：脳の誕生

1. Dehaene-Lambertz et al., 2006; Dehaene-Lambertz, Dehaene, and Hertz-Pannier, 2002.
2. たとえば、Elman et al., 1996; Quartz and Sejnowski, 1997 を参照。
3. 皮質の各領域の進化（カラー口絵図 7）: Krubitzer, 2007.
4. Lerner, Honey, Silbert, and Hasson, 2011; Pallier, Devauchelle, and Dehaene, 2011.
5. Dehaene-Lambertz and Spelke, 2015; Dubois et al., 2015.
6. Quartz and Sejnowski, 1997.
7. Belle et al., 2017.
8. Amunts et al., 2010; Amunts and Zilles, 2015; Brodmann, 1909.
9. Kwan et al., 2012; Sun et al., 2005.
10. Dubois et al., 2009; Leroy et al., 2015.
11. Sun et al., 2012.
12. Lefevre and Mangin, 2010.
13. Banino et al., 2018; Brun et al., 2008; Fyhn, Molden, Witter, Moser, and Moser, 2004; Hafting, Fyhn, Molden, Moser, and Moser, 2005.
14. Kropff and Treves, 2008; Shipston-Sharman, Solanka, and Nolan, 2016; Widloski and Fiete, 2014; Yoon et al., 2013.
15. Langston et al., 2010; Wills, Cacucci, Burgess, and O'Keefe, 2010.
16. Doeller, Barry, and Burgess, 2010; Nau, Navarro Schröder, Bellmund, and Doeller, 2018.
17. Landau, Gleitman, and Spelke, 1981.
18. Deen et al., 2017; Livingstone et al., 2017.
19. Nieder and Dehaene, 2009.
20. Hannagan, Nieder, Viswanathan, and Dehaene, 2017.
21. Lake et al., 2017.
22. Galaburda, LoTurco, Ramus, Fitch, and Rosen, 2006.
23. Darki, Peyrard-Janvid, Matsson, Kere, and Klingberg, 2012; Hoeft et al., 2011; Niogi

原註

はじめに

1. 映画『奇跡の人』(1962) および『奇跡のひと――マリーとマルグリット』(2014)、ならびに Arnould, 1900; Keller, 1903 を参照。
2. Bessa, Maciel, and Rodrigues, 2013; Kano et al., 2008; Rankin, 2004.
3. 教育基金財団（EEF）のウェブサイト：educationendowment foundation.org.uk
4. Meyniel and Dehaene, 2017; Heilbron and Meyniel, 2019.

第1章：学習の七つの定義

1. パリの大きな科学博物館であるシテ科学産業博物館で催されている C3RV34U 展示へ行くと、自分でその実験を試すことができる。
2. LeCun, Bottou, Bengio, and Haffner, 1998.
3. Olah, Mordvintsev, and Schubert, 2017.
4. Guerguiev, Lillicrap, and Richards, 2017.
5. Mnih et al., 2015; Sutton and Barto, 1998.
6. Mnih et al., 2015.
7. Banino et al., 2018; Silver et al., 2016.
8. Goodfellow et al., 2014.
9. LeCun, Bengio, and Hinton, 2015; LeCun et al., 1998.
10. Dennett, 1996.

第2章：今のマシンより脳の方がうまく学習する理由

1. Dehaene, Lau, and Kouider, 2017.
2. Jo and Bengio, 2017.
3. Elsayed et al., 2018.
4. George et al., 2017.
5. Lake, Ullman, Tenenbaum, and Gershman, 2017.
6. Fodor and Pylyshyn, 1988; Fodor and McLaughlin, 1990.
7. Amalric, Wang, et al., 2017; Fodor, 1975.
8. Piantadosi, Tenenbaum, and Goodman, 2012. また、Piantadosi, Tenenbaum, and Goodman, 2016 も参照。
9. Dehaene, Meyniel, Wacongne, Wang, and Pallier, 2015; Everaert, Huybregts, Chomsky, Berwick, and Bolhuis, 2015; Hauser, Chomsky, and Fitch, 2002; Hauser and Watumull, 2017.
10. Wang, Uhrig, Jarraya, and Dehaene, 2015.
11. Jiang et al., 2018.
12. Sackur and Dehaene, 2009; Zylberberg, Dehaene, Roelfsema, and Sigman, 2011.
13. Tenenbaum, Kemp, Griffiths, and Goodman, 2011; Xu and Tenenbaum, 2007.
14. Baldwin et al., 1996.
15. Cyr and Shi, 2013; Shi and Lepage, 2008.
16. Carey and Bartlett, 1978; Clark, 1988; Markman and Wachtel, 1988; Markman, Wasow, and Hansen, 2003.
17. Byers-Heinlein and Werker, 2009.
18. Kaminski, Call, and Fischer, 2004.
19. Kemp and Tenenbaum, 2008.
20. Goodman, Ullman, and Tenenbaum, 2011; Tenenbaum et al., 2011.
21. Lake, Salakhutdinov, and Tenenbaum, 2015; Lake et al., 2017.
22. Jaynes, 2003.
23. Friston, 2005。皮質で確率論的エラーメッセージが階層的に伝わることについての経験的データは、たとえば以下を参照。Chao, Takaura, Wang, Fujii, and Dehaene, 2018; Wacongne et al., 2011.

第3章：赤ちゃんの見えざる知識

1. Baillargeon and DeVos, 1991; Kellman and Spelke, 1983.
2. Baillargeon, Needham, and DeVos, 1992; Hespos and B illargeon, 2008.
3. Izard, Dehaene-Lambertz, and Dehaene, 2008; Izard, Sann, Spelke, and Streri, 2009; Starkey and Cooper, 1980; Starkey, Spelke, and Gelman, 1990. こうした発見の詳細な総説は、拙著 *The Number Sense*（Dehaene, 2011）〔第1版の翻訳：『数覚とは何か？』

Werker, J. F., and Hensch, T. K. (2014). Critical periods in speech perception: New directions. *Annual Review of Psychology, 66*, 173–196.

Werker, J. F., and Tees, R. C. (1984). Cross-language speech perception: Evidence for perceptual reorganization during the first year of life. *Infant Behavior and Development, 7*(1), 49–63.

Whitlock, J. R., Heynen, A. J., Shuler, M. G., and Bear, M. F. (2006). Learning induces long-term potentiation in the hippocampus. *Science, 313*(5790), 1093–1097.

Widloski, J., and Fiete, I. R. (2014). A model of grid cell development through spatial exploration and spike time-dependent plasticity. *Neuron, 83*(2), 481–495.

Wilhelm, I., Rose, M., Imhof, K. I., Rasch, B., Büchel, C., and Born, J. (2013). The sleeping child outplays the adult's capacity to convert implicit into explicit knowledge. *Nature Neuroscience, 16*(4), 391–393.

Wills, T. J., Cacucci, F., Burgess, N., and O'Keefe, J. (2010). Development of the hippocampal cognitive map in preweanling rats. *Science, 328*(5985), 1573–1576.

Wilson, M. A., and McNaughton, B. L. (1994). Reactivation of hippocampal ensemble memories during sleep. *Science, 265*(5172), 676–679.

Windsor, J., Moraru, A., Nelson, C. A., Fox, N. A., and Zeanah, C. H. (2013). Effect of foster care on language learning at eight years: Findings from the Bucharest Early Intervention Project. *Journal of Child Language, 40*(3), 605–627.

Wynn, K. (1992). Addition and subtraction by human infants. *Nature, 358*, 749–750.

Xu, F., and Garcia, V. (2008). Intuitive statistics by 8-month-old infants. *Proceedings of the National Academy of Sciences, 105*(13), 5012–5015.

Xu, F., and Tenenbaum, J. B. (2007). Word learning as Bayesian inference. *Psychological Review, 114*(2), 245–272.

Xu, K., Ba, J., Kiros, R., Cho, K., Courville, A., Salakhutdinov, R., … Bengio, Y. (2015). Show, attend and tell: Neural image caption generation with visual attention. arxiv.org/abs/1502.03044.

Yang, C. (2013). Ontogeny and phylogeny of language. *Proceedings of the National Academy of Sciences, 110*(16), 6324–6327.

Yoncheva, Y. N., Blau, V. C., Maurer, U., and McCandliss, B. D. (2010). Attentional focus during learning impacts N170 ERP responses to an artificial script. *Developmental Neuropsychology, 35*(4), 423–445.

Yoon, J. M. D., Johnson, M. H., and Csibra, G. (2008). Communication-induced memory biases in preverbal infants. *Proceedings of the National Academy of Sciences, 105*(36), 13690–13695.

Yoon, K., Buice, M. A., Barry, C., Hayman, R., Burgess, N., and Fiete, I. R. (2013). Specific evidence of low-dimensional continuous attractor dynamics in grid cells. *Nature Neuroscience, 16*(8), 1077–1084.

Young, C. B., Wu, S. S., and Menon, V. (2012). The neurodevelopmental basis of math anxiety. *Psychological Science, 23*(5), 492–501.

Zaromb, F. M., Karpicke, J. D., and Roediger, H. L. (2010). Comprehension as a basis for metacognitive judgments: Effects of effort after meaning on recall and metacognition. *Journal of Experimental Psychology: Learning, Memory, and Cognition, 36*(2), 552–557.

Zaromb, F. M., and Roediger, H. L. I. (2010). The testing effect in free recall is associated with enhanced organizational processes. *Memory and Cognition, 38*(8), 995–1008.

Zhu, X., Wang, F., Hu, H., Sun, X., Kilgard, M. P., Merzenich, M. M., and Zhou, X. (2014). Environmental acoustic enrichment promotes recovery from developmentally degraded auditory cortical processing. *Journal of Neuroscience, 34*(16), 5406–5415.

Zoccolotti, P., De Luca, M., Di Pace, E., Gasperini, F., Judica, A., and Spinelli, D. (2005). Word length effect in early reading and in developmental dyslexia. *Brain and Language, 93*(3), 369–373.

Zylberberg, A., Dehaene, S., Roelfsema, P. R., and Sigman, M. (2011). The human Turing machine: A neural framework for mental programs. *Trend in Cognitive Sciences, 15*(7), 293–300.

Nature Reviews Neuroscience, 1(3), 191–198.

van Vugt, B., Dagnino, B., Vartak, D., Safaai, H., Panzeri, S., Dehaene, S., and Roelfsema, P. R. (2018). The threshold for conscious report: Signal loss and response bias in visual and frontal cortex. *Science, 360*(6388), 537–542.

Ventura, P., Fernandes, T., Cohen, L., Morais, J., Kolinsky, R., and Dehaene, S. (2013). Literacy acquisition reduces the influence of automatic holistic processing of faces and houses. *Neuroscience Letters, 554*, 105–109.

Vinckier, F., Dehaene, S., Jobert, A., Dubus, J. P., Sigman, M., and Cohen, L. (2007). Hierarchical coding of letter strings in the ventral stream: Dissecting the inner organization of the visual word-form system. *Neuron, 55*(1), 143–156.

Vinckier, F., Naccache, L., Papeix, C., Forget, J., Hahn-Barma, V., Dehaene, S., and Cohen, L. (2006). "What" and "where" in word reading: Ventral coding of written words revealed by parietal atrophy. *Journal of Cognitive Neuroscience, 18*(12), 1998–2012.

Viswanathan, P., and Nieder, A. (2013). Neuronal correlates of a visual "sense of number" in primate parietal and prefrontal cortices. *Proceedings of the National Academy of Sciences, 110*(27), 11187–11192.

Viswanathan, P., and Nieder, A. (2015). Differential impact of behavioral relevance on quantity coding in primate frontal and parietal neurons. *Current Biology, 25*(10), 1259–1269.

Vogel, E. K., and Machizawa, M. G. (2004). Neural activity predicts individual differences in visual working memory capacity. *Nature, 428*(6984), 748–751.

Voss, M. W., Vivar, C., Kramer, A. F., and van Praag, H. (2013). Bridging animal and human models of exercise-induced brain plasticity. *Trends in Cognitive Sciences, 17*(10), 525–544.

Wacongne, C., Labyt, E., van Wassenhove, V., Bekinschtein, T., Nacca he, L., and Dehaene, S. (2011). Evidence for a hierarchy of predictions and prediction errors in human cortex. *Proceedings of the National Academy of Sciences, 108*(51), 20754–20759.

Waelti, P., Dickinson, A., and Schultz, W. (2001). Dopamine responses comply with basic assumptions of formal learning theory. *Nature, 412*(6842), 43–48.

Wagner, A. D., Schacter, D. L., Rotte, M., Koutstaal, W., Maril, A., Dale, A. M., ... Buckner, R. L. (1998). Building memories: Remembering and forgetting of verbal experiences as predicted by brain activity. *Science, 281*(5380), 1188–1191.

Wagner, U., Gais, S., Haider, H., Verleger, R., and Born, J. (2004). Sleep inspires insight. *Nature, 427*(6972), 352–355.

Walker, M. P., Brakefield, T., Hobson, J. A., and Stickgold, R. (2003). Dissociable stages of human memory consolidation and reconsolidation. *Nature, 425*(6958), 616–620.

Walker, M. P., and Stickgold, R. (2004). Sleep-dependent learning and memory consolidation. *Neuron, 44*(1), 121–133.

Walker, M. P., Stickgold, R., Alsop, D., Gaab, N., and Schlaug, G. (2005). Sleep-dependent motor memory plasticity in the human brain. *Neuroscience, 133*(4), 911–917.

Walker, S. P., Chang S. M., Powell, C. A., and Grantham-McGregor, S. M. (2005). Effects of early childhood psychosocial stimulation and nutritional supplementation on cognition and education in growth-stunted Jamaican children: Prospective cohort study. *Lancet, 366*(9499), 1804–1807.

Wang, L., and Krauzlis, R. J. (2018). Visual selective attention in mice. *Current Biology, 28*(5), 676–685.

Wang, L., Uhrig, L., Jarraya, B., and Dehaene, S. (2015). Representation of numerical and sequential patterns in macaque and human brains. *Current Biology, 25*(15), 1966–1974.

Warneken, F., and Tomasello, M. (2006). Altruistic helping in human infants and young chimpanzees. *Science, 311*(5765), 1301–1303.

Watanabe, T., Nanez, J. E., and Sasaki, Y. (2001). Perceptual learning without perception. *Nature, 413*(6858), 844–848.

Weber-Fox, C. M., and Neville, H. J. (1996). Maturational constraints on functional specializations for language processing: ERP and behavioral evidence in bilingual speakers. *Journal of Cognitive Neuroscience, 8*(3), 231–256.

Steele, C. M., and Aronson, J. (1995). Stereotype threat and the intellectual test performance of African Americans. *Journal of Personality and Social Psychology, 69*(5), 797–811.

Steinhauer, K., and Drury, J. E. (2012). On the early left-anterior negativity (ELAN) in syntax studies. *Brain and Language, 120*(2), 135–162.

Stickgold, R. (2005). Sleep-dependent memory consolidation. *Nature, 437*(7063), 1272–1278.

Strauss, M., Sitt, J. D., King, J.-R., Elbaz, M., Azizi, L., Buiatti, M., … Dehaene, S. (2015). Disruption of hierarchical predictive coding during sleep. *Proceedings of the National Academy of Sciences, 112*(11), E1353–E1362.

Striem-Amit, E., and Amedi, A. (2014). Visual cortex extrastriate body-selective area activation in congenitally blind people "seeing" by using sounds. *Current Biology, 24*(6), 687–692.

Strnad, L., Peelen, M. V., Bedny, M., and Caramazza, A. (2013). Multivoxel pattern analysis reveals auditory motion information in MT+ of both congenitally blind and sighted individuals. *PLOS ONE, 8*(4), e63198.

Sun, T., Patoine, C., Abu-Khalil, A., Visvader, J., Sum, E., Cherry, T. J., … Walsh, C. A. (2005). Early asymmetry of gene transcription in embryonic human left and right cerebral cortex. *Science, 308*(5729), 1794–1798.

Sun, Z. Y., Klöppel, S., Rivière, D., Perrot, M., Frackowiak, R., Siebner, H., and Mangin, J.-F. (2012). The effect of handedness on the shape of the central sulcus. *NeuroImage, 60*(1), 332–339.

Sur, M., Garraghty, P. E., and Roe, A. W. (1988). Experimentally induced visual projections into auditory thalamus and cortex. *Science, 242*(4884), 1437–1441.

Sur, M., and Rubenstein, J. L. R. (2005). Patterning and plasticity of the cerebral cortex. *Science, 310*(5749), 805–810.

Sutton, R. S., and Barto, A. G. (1998). *Reinforcement learning: An introduction.* Cambridge, MA: MIT Press.〔『強化学習』、三上貞芳・皆川雅章 訳、森北出版、2000 年〕

Szpunar, K. K., Khan, N. Y., and Schacter, D. L. (2013). Interpolated memory tests reduce mind wandering and improve learning of online lectures. *Proceedings of the National Academy of Sciences, 110*(16), 6313–6317.

Szwed, M., Dehaene, S., Kleinschmidt, A., Eger, E., Valabregue, R., Amadon, A., and Cohen, L. (2011). Specialization for written words over objects in the visual cortex. *NeuroImage, 56*(1), 330–344.

Szwed, M., Qiao, E., Jobert, A., Dehaene, S., and Cohen, L. (2014). Effects of literacy in early visual and occipitotemporal areas of Chinese and French readers. *Journal of Cognitive Neuroscience, 26*(3), 459–475.

Szwed, M., Ventura, P., Querido, L., Cohen, L., and Dehaene, S. (2012). Reading acquisition enhances an early visual process of contour integration. *Developmental Science, 15*(1), 139–149.

Takeuchi, T., Duszkiewicz, A. J., and Morris, R. G. M. (2014). The synaptic plasticity and memory hypothesis: Encoding, storage and persistence. *Philosophical Transactions of the Royal Society B: Biological Sciences, 369*(1633), 20130288.

Tenenbaum, J. B., Kemp, C., Griffiths, T. L., and Goodman, N. D. (2011). How to grow a mind: Statistics, structure, and abstraction. *Science, 331*(6022), 1279–1285.

Terrace, H. S., Petitto, L. A., Sanders, R. J., and Bever, T. G. (1979). Can an ape create a sentence? *Science, 206*(4421), 891–902.

Thiebaut de Schotten, M., Cohen, L., Amemiya, E., Braga, L. W., and Dehaene, S. (2014). Learning to read improves the structure of the arcuate fasciculus. *Cerebral Cortex, 24*(4), 989–995.

Thornton, A., and McAuliffe, K. (2006). Teaching in wild meerkats. *Science, 313*(5784), 227–229.

Todorovic, A., and de Lange, F. P. (2012). Repetition suppression and expectation suppression are dissociable in time in early auditory evoked fields. *Journal of Neuroscience, 32*(39), 13389–13395.

Tombu, M., and Jolicoeur, P. (2004). Virtually no evidence for virtually perfect time-sharing. *Journal of Experimental Psychology: Human Perception and Performance, 30*(5), 795–810.

Uhrig, L., Dehaene, S., and Jarraya, B. (2014). A hierarchy of responses to auditory regularities in the macaque brain. *Journal of Neuroscience, 34*(4), 1127–1132.

van Kerkoerle, T., Self, M. W., and Roelfsema, P. R. (2017). Layer-specificity in the effects of attention and working memory on activity in primary visual cortex. *Nature Communications, 8*, 13804.

van Praag, H., Kempermann, G., and Gage, F. H. (2000). Neural consequences of environmental enrichment.

Sheese, B. E., Rothbart, M. K., Posner, M. I., White, L. K., and Fraundorf, S. H. (2008). Executive attention and self-regulation in infancy. *Infant Behavior and Development, 31*(3), 501–510.

Sheridan, M. A., Fox, N. A., Zeanah, C. H., McLaughlin, K. A., and Nelson, C. A. (2012). Variation in neural development as a result of exposure to institutionalization early in childhood. *Proceedings of the National Academy of Sciences, 109*(32), 12927–12932.

Shi, R., and Lepage, M. (2008). The effect of functional morphemes on word segmentation in preverbal infants. *Developmental Science, 11*(3), 407–413.

Shipston-Sharman, O., Solanka, L., and Nolan, M. F. (2016). Continuous attractor network models of grid cell firing based on excitatory–inhibitory interactions. *Journal of Physiology, 594*(22), 6547–6557.

Shneidman, L. A., Arroyo, M. E., Levine, S. C., and Goldin-Meadow, S. (2013). What counts as effective input for word learning? *Journal of Child Language, 40*(3), 672–686.

Shneidman, L. A., and Goldin-Meadow, S. (2012). Language input and acquisition in a Mayan village: How important is directed speech? *Developmental Science, 15*(5), 659–673.

Shohamy, D., and Turk-Browne, N. B. (2013). Mechanisms for widespread hippocampal involvement in cognition. *Journal of Experimental Psychology: General, 142*(4), 1159–1170.

Siegler, R. S. (1989). Mechanisms of cognitive development. *Annual Review of Psychology, 40*, 353–379.

Siegler, R. S., and Opfer, J. E. (2003). The development of numerical estimation: Evidence for multiple representations of numerical quantity. *Psychological Science, 14*(3), 237–243.

Siegler, R. S., Thompson, C. A., and Schneider, M. (2011). An integrated theory of whole number and fractions development. *Cognitive Psychology, 62*(4), 273–296.

Sigman, M., and Dehaene, S. (2008). Brain mechanisms of serial and parallel processing during dual-task performance. *Journal of Neuroscience, 28*(30), 7585–7598.

Sigman, M., Pan, H., Yang, Y., Stern, E., Silbersweig, D., and Gilbert, C. D. (2005). Top-down reorganization of activity in the visual pathway after learning a shape identification task. *Neuron, 46*(5), 823–835.

Silver, D., Huang, A., Maddison, C. J., Guez, A., Sifre, L., van den Driessche, G., … Hassabis, D. (2016). Mastering the game of Go with deep neural networks and tree search. *Nature, 529*(7587), 484–489.

Simons, D. J., and Chabris, C. F. (1999). Gorillas in our midst: Sustained inattentional blindness for dynamic events. *Perception, 28*(9), 1059–1074.

Sisk, V. F., Burgoyne, A. P., Sun, J., Butler, J. L., and Macnamara, B. N. (2018). To what extent and under which circumstances are growth mind-sets important to academic achievement? Two meta-analyses. *Psychological Science, 29*(4), 549–571.

Skaggs, W. E., and McNaughton, B. L. (1996). Replay of neuronal firing sequences in rat hippocampus during sleep following spatial experience. *Science, 271*(5257), 1870–1873.

Smaers, J. B., Gómez-Robles, A., Parks, A. N., and Sherwood, C. C. (2017). Exceptional evolutionary expansion of prefrontal cortex in great apes and humans. *Current Biology, 27*(5), 714–720.

Spelke, E. S. (2003). What makes us smart? Core knowledge and natural language. In D. Gentner and S. Goldin-Meadow (Eds.), *Language in mind: Advances in the study of language and thought* (pp. 277–311). Cambridge, MA: MIT Press.

Spencer, S. J., Steele, C. M., and Quinn, D. M. (1999). Stereotype threat and women's math performance. *Journal of Experimental Social Psychology, 35*(1), 4–28.

Spencer-Smith, M., and Klingberg, T. (2015). Benefits of a working memory training program for inattention in daily life: A systematic review and meta-analysis. *PLOS ONE, 10*(3), e0119522.

Srihasam, K., Mandeville, J. B., Morocz, I. A., Sullivan, K. J., and Livingstone, M. S. (2012). Behavioral and anatomical consequences of early versus late symbol training in macaques. *Neuron, 73*(3), 608–619.

Stahl, A. E., and Feigenson, L. (2015). Observing the unexpected enhances infants' learning and exploration. *Science, 348*(6230), 91–94.

Starkey, P., and Cooper, R. G. (1980). Perception of numbers by human infants. *Science, 210*(4473), 1033–1035.

Starkey, P., Spelke, E. S., and Gelman, R. (1990). Numerical abstraction by human infants. *Cognition, 36*(2), 97–127.

tial prefrontal white matter development in chimpanzees and humans. *Current Biology, 21*(16), 1397–1402.

Salimpoor, V. N., van den Bosch, I., Kovacevic, N., McIntosh, A. R., Dagher, A., and Zatorre, R. J. (2013). Interactions between the nucleus accumbens and auditory cortices predict music reward value. *Science, 340*(6129), 216–219.

Samson, D. R., and Nunn, C. L. (2015). Sleep intensity and the evolution of human cognition. *Evolutionary Anthropology, 24*(6), 225–237.

Sangrigoli, S., Pallier, C., Argenti, A.-M., Ventureyra, V. A. G., and de Schonen, S. (2005). Reversibility of the other-race effect in face recognition during childhood. *Psychological Science, 16*(6), 440–444.

Saygin, Z. M., Norton, E. S., Osher, D. E., Beach, S. D., Cyr, A. B., Ozernov-Palchik, O., … Gabrieli, J. D. E. (2013). Tracking the roots of reading ability: White matter volume and integrity correlate with phonological awareness in prereading and early-reading kindergarten children. *Journal of Neuroscience, 33*(33), 13251–13258.

Saygin, Z. M., Osher, D. E., Koldewyn, K., Reynolds, G., Gabrieli, J. D., and Saxe, R. R. (2012). Anatomical connectivity patterns predict face selectivity in the fusiform gyrus. *Nature Neuroscience, 15*(2), 321–327.

Saygin, Z. M., Osher, D. E., Norton, E. S., Youssoufian, D. A., Beach, S. D., Feather, J., … Kanwisher, N. (2016). Connectivity precedes function in the development of the visual word form area. *Nature Neuroscience, 19*(9), 1250–1255.

Schapiro, A. C., Turk-Browne, N. B., Norman, K. A., and Botvinick, M. M. (2016). Statistical learning of temporal community structure in the hippocampus. *Hippocampus, 26*(1), 3–8.

Schlaug, G., Jancke, L., Huang, Y., Staiger, J. F., and Steinmetz, H. (1995). Increased corpus callosum size in musicians. *Neuropsychologia, 33*(8), 1047–1055.

Schmidt, R. A., and Bjork, R. A. (1992). New conceptualizations of practice: Common principles in three paradigms suggest new concepts for training. *Psychological Science, 3*(4), 207–217.

Schoenemann, P. T., Sheehan, M. J., and Glotzer, L. D. (2005). Prefrontal white matter volume is disproportionately larger in humans than in other primates. *Nature Neuroscience, 8*(2), 242–252.

Schultz, W., Dayan, P., and Montague, P. R. (1997). A neural substrate of prediction and reward. *Science, 275*(5306), 1593–1599.

Schweinhart, L. J. (1993). Significant benefits: The High/Scope Perry Preschool study through age 27. Monographs of the High/Scope Educational Research Foundation, no. ten. Education Resources Information Center.

Sederberg, P. B., Kahana, M. J., Howard, M. W., Donner, E. J., and Madsen, J. R. (2003). Theta and gamma oscillations during encoding predict subsequent recall. *Journal of Neuroscience, 23*(34), 10809–10814.

Sederberg, P. B., Schulze-Bonhage, A., Madsen, J. R., Bromfield, E. B., McCarthy, D. C., Brandt, A., ... Kahana, M. J. (2006). Hippocampal and neocortical gamma oscillations predict memory formation in humans. *Cerebral Cortex, 17*(5), 1190–1196.

Seehagen, S., Konrad, C., Herbert, J. S., and Schneider, S. (2015). Timely sleep facilitates declarative memory consolidation in infants. *Proceedings of the National Academy of Sciences, 112*(5), 1625–1629.

Seitz, A., Lefebvre, C., Watanabe, T., and Jolicoeur, P. (2005). Requirement for high-level processing in subliminal learning. *Current Biology, 15*(18), R753–R755.

Senghas, A., Kita, S., and Özyürek, A. (2004). Children creating core properties of language: Evidence from an emerging sign language in Nicaragua. *Science, 305*(5691), 1779–1782.

Sergent, C., Baillet, S., and Dehaene, S. (2005). Timing of the brain events underlying access to consciousness during the attentional blink. *Nature Neuroscience, 8*(10), 1391–1400.

Shah, P. E., Weeks, H. M., Richards, B., and Kaciroti, N. (2018). Early childhood curiosity and kindergarten reading and math academic achievement. *Pediatric Research, 84*(3), 380–386.

Shatz, C. J. (1996). Emergence of order in visual system development. *Proceedings of the National Academy of Sciences, 93*(2), 602–608.

Shaywitz, S. E., Escobar, M. D., Shaywitz, B. A., Fletcher, J. M., and Makuch, R. (1992). Evidence that dyslexia may represent the lower tail of a normal distribution of reading ability. *New England Journal of Medicine, 326*(3), 145–150.

achievement: Policy recommendations. *Perspectives on Psychological Science, 10*(6), 721–726.
Reich, L., Szwed, M., Cohen, L., and Amedi, A. (2011). A ventral visual stream reading center independent of visual experience. *Current Biology, 21*(5), 363–368.
Reid, V. M., Dunn, K., Young, R. J., Amu, J., Donovan, T., and Reissland, N. (2017). The human fetus preferentially engages with face-like visual stimuli. *Current Biology, 27*(12), 1825–1828.
Rescorla, R. A., and Wagner, A. R. (1972). A theory of Pavlovian conditioning: Variations in the effectiveness of reinforcement and nonreinforcement. In A. H. Black and W. F. Prokasy (Eds.), *Classical conditioning II: Current research and theory* (pp. 64–99). New York, NY: Appleton-Century-Crofts.
Ribeiro, S., Goyal, V., Mello, C. V., and Pavlides, C. (1999). Brain gene expression during REM sleep depends on prior waking experience. *Learning and Memory, 6*(5), 500–508.
Ritchie, S. J., and Tucker-Drob, E. M. (2018). How much does education improve intelligence? A meta-analysis. *Psychological Science, 29*(8), 1358–1369.
Rivera, S. M., Reiss, A. L., Eckert, M. A., and Menon, V. (2005). Developmental changes in mental arithmetic: Evidence for increased functional specialization in the left inferior parietal cortex. *Cerebral Cortex, 15*(11), 1779–1790.
Robey, A. M., Dougherty, M. R., and Buttaccio, D. R. (2017). Making retrospective confidence judgments improves learners' ability to decide what *not* to study. *Psychological Science, 28*(11), 1683–1693.
Roediger, H. L., and Karpicke, J. D. (2006). Test-enhanced learning: Taking memory tests improves long-term retention. *Psychological Science, 17*(3), 249–255.
Rohrer, D., and Taylor, K. (2006). The effects of overlearning and distributed practise on the retention of mathematics knowledge. *Applied Cognitive Psychology, 20*(9), 1209–1224.
Rohrer, D., and Taylor, K. (2007). The shuffling of mathematics problems improves learning. *Instructional Science, 35*(6), 481–498.
Romeo, R. R., Leonard, J. A., Robinson, S. T., West, M. R., Mackey, A. P., Rowe, M. L., and Gabrieli, J. D. E. (2018). Beyond the 30-million-word gap: Children's conversational exposure is associated with language-related brain function. *Psychological Science, 29*(5), 700–710.
Rouault, M., and Koechlin, E. (2018). Prefrontal function and cognitive control: From action to language. *Current Opinion in Behavioral Sciences, 21*, 106–111.
Rudoy, J. D., Voss, J. L., Westerberg, C. E., and Paller, K. A. (2009). Strengthening individual memories by reactivating them during sleep. *Science, 326*(5956), 1079.
Rueckl, J. G., Paz-Alo so, P. M., Molfese, P. J., Kuo, W.-J., Bick, A., Frost, S. J., … Frost, R. (2015). Universal brain signature of proficient reading: Evidence from four contrasting languages. *Proceedings of the National Academy of Sciences, 112*(50), 15510–15515.
Rueda, M. R., Rothbart, M. K., McCandliss, B. D., Saccomanno, L., and Posner, M. I. (2005). Training, maturation, and genetic influences on the development of executive attention. *Proceedings of the National Academy of Sciences, 102*(41), 14931–14936.
Rugani, R., Fontanari, L., Simoni, E., Regolin, L., and Vallortigara, G. (2009). Arithmetic in newborn chicks. *Proceedings of the Royal Society B: Biological Sciences, 276*(1666), 2451–2460.
Rugani, R., Vallortigara, G., Priftis, K., and Regolin, L. (2015). Number-space mapping in the newborn chick resembles humans' mental number line. *Science, 347*(6221), 534–536.
Sabbah, N., Authié, C. N., Sanda, N., Mohand-Saïd, S., Sahel, J.-A., Safran, A. B., … Amedi, A. (2016). Increased functional connectivity between language and visually deprived areas in late and partial blindness. *NeuroImage, 136*, 162–173.
Sackur, J., and Dehaene, S. (2009). The cognitive architecture for chaining of two mental operations. *Cognition, 111*(2), 187–211.
Sadtler, P. T., Quick, K. M., Golub, M. D., Chase, S. M., Ryu, S. I., Tyler-Kabara, E. C., ⋯ Batista, A. P. (2014). Neural constraints on learning. *Nature, 512*(7515), 423–426.
Saffran, J. R., Aslin, R. N., and Newport, E. L. (1996). Statistical learning by 8-month-old infants. *Science, 274*(5294), 1926–1928.
Sakai, T., Mikami, A., Tomonaga, M., Matsui, M., Suzuki, J., Hamada, Y., … Matsuzawa, T. (2011). Differen-

35–45.

Piazza, M., Facoetti, A., Trussardi, A. N., Berteletti, I., Conte, S., Lucangeli, D., … Zorzi, M. (2010). Developmental trajectory of number acuity reveals a severe impairment in developmental dyscalculia. *Cognition, 116*(1), 33–41.

Piazza, M., Izard, V., Pinel, P., Le Bihan, D., and Dehaene, S. (2004). Tuning curves for approximate numerosity in the human intraparietal sulcus. *Neuron, 44*(3), 547–555.

Piazza, M., Pica, P., Izard, V., Spelke, E. S., and Dehaene, S. (2013). Education enhances the acuity of the nonverbal approximate number system. *Psychological Science, 24*(6), 1037–1043.

Pica, P., Lemer, C., Izard, V., and Dehaene, S. (2004). Exact and approximate arithmetic in an Amazonian indigene group. *Science, 306*(5695), 499–503.

Pierce, L. J., Klein, D., Chen, J.-K., Delcenserie, A., and Genesee, F. (2014). Mapping the unconscious maintenance of a lost first language. *Proceedings of the National Academy of Sciences, 111*(48), 17314–17319.

Pinheiro-Chagas, P., Dotan, D., Piazza, M., and Dehaene, S. (2017). Finger tracking reveals the covert stages of mental arithmetic. *Open Mind, 1*(1), 30–41.

Pittenger, C., and Kandel, E. R. (2003). In search of general mechanisms for long-lasting plasticity: Aplysia and the hippocampus. *Philosophical Transactions of the Royal Society B: Biological Sciences, 358*(1432), 757–763.

Poirel, N., Borst, G., Simon, G., Rossi, S., Cassotti, M., Pineau, A., and Houdé, O. (2012). Number conservation is related to children's prefrontal inhibitory control: An fMRI study of a Piagetian task. *PLOS ONE, 7*(7), e40802.

Poo, M.-M., Pignatelli, M., Ryan, T. J., Tonegawa, S., Bonhoeffer, T., Martin, K. C., … Stevens, C. (2016). What is memory? The present state of the engram. *BMC Biology, 14*, 40.

Posner, M. I. (1994). Attention: The mechanisms of consciousness. *Proceedings of the National Academy of Sciences, 91*(16), 7398–7403.

Posner, M. I., and Rothbart, M. K. (1998). Attention, self-regulation and consciousness. *Philosophical Transactions of the Royal Society B: Biological Sciences, 353*(1377), 1915–1927.

Prado, E. L., and Dewey, K. G. (2014). Nutrition and brain development in early life. *Nutrition Reviews, 72*(4), 267–284.

Prehn-Kristensen, A., Munz, M., Göder, R., Wilhelm, I., Korr, K., Vahl, W., … Baving, L. (2014). Transcranial oscillatory direct current stimulation during sleep improves declarative memory consolidation in children with attention-deficit/hyperactivity disorder to a level comparable to healthy controls. *Brain Stimulation, 7*(6), 793–799.

Qin, S., Cho, S., Chen, T., Rosenberg-Lee, M., Geary, D. C., and Menon, V. (2014). Hippocampal-neocortical functional reorganization underlies children's cognitive development. *Nature Neuroscience, 17*(9), 1263–1269.

Quartz, S. R., and Sejnowski, T. J. (1997). The neural basis of cognitive development: A constructivist manifesto. *Behavioral and Brain Sciences, 20*(4), 537–556; discussion 556–596.

Rakic, P., Bourgeois, J. P., Eckenhoff, M. F., Zecevic, N., and Goldman-Rakic, P. S. (1986). Concurrent overproduction of synapses in diverse regions of the primate cerebral cortex. *Science, 232*(4747), 232–235.

Ramanathan, D. S., Gulati, T., and Ganguly, K. (2015). Sleep-dependent reactivation of ensembles in motor cortex promotes skill consolidation. *PLOS Biology, 13*(9), e1002263.

Ramirez, S., Liu, X., Lin, P.-A., Suh, J., Pignate li, M., Redondo, R. L., … Tonegawa, S. (2013). Creating a false memory in the hippocampus. *Science, 341*(6144), 387–391.

Ramirez, S., Liu, X., MacDonald, C. J., Moffa, A., Zhou, J., Redondo, R. L., and Tonegawa, S. (2015). Activating positive memory engrams suppresses depression-like behaviour. *Nature, 522*(7556), 335–339.

Rankin, C. H. (2004). Invertebrate learning: What can't a worm learn? *Current Biology, 14*(15), R617–R618.

Rasch, B., Büchel, C., Gais, S., and Born, J. (2007). Odor cues during slow-wave sleep prompt declarative memory consolidation. *Science, 315*(5817), 1426–1429.

Rasmussen, A., Jirenhed, D. A., and Hesslow, G. (2008). Simple and complex spike firing patterns in Purkinje cells during classical conditioning. *Cerebellum, 7*(4), 563–566.

Rattan, A., Savani, K., Chugh, D., and Dweck, C. S. (2015). Leveraging mindsets to promote academic

185–208.

Niogi, S. N., and McCandliss, B. D. (2006). Left lateralized white matter microstructure accounts for individual differences in reading ability and disability. *Neuropsychologia, 44*(11), 2178–2188.

Noble, K. G., Norman, M. F., and Farah, M. J. (2005). Neurocognitive correlates of socioeconomic status in kindergarten children. *Developmental Science, 8*(1), 74–87.

Norimoto, H., Makino, K., Gao, M., Shikano, Y., Okamoto, K., Ishikawa, T., ... Ikegaya, Y. (2018). Hippocampal ripples down-regulate synapses. *Science, 359*(6383), 1524–1527.

Obayashi, S., Suhara, T., Kawabe, K., Okauchi, T., Maeda, J., Akine, Y., ... Iriki, A. (2001). Functional brain mapping of monkey tool use. *NeuroImage, 14*(4), 853–861.

Oechslin, M. S., Gschwind, M., and James, C. E. (2018). Tracking training-related plasticity by combining fMRI and DTI: The right hemisphere ventral stream mediates musical syntax processing. *Cerebral Cortex, 28*(4), 1209–1218.

Olah, C., Mordvintsev, A., and Schubert, L. (2017). Feature visualization. *Distill.* doi.org/10.23915/distill.00007.

Olesen, P. J., Westerberg, H., and Klingberg, T. (2004). Increased prefrontal and parietal activity after training of working memory. *Nature Neuroscience, 7*(1), 75–79.

Orbán, G., Berkes, P., Fiser, J., and Lengyel, M. (2016). Neural variability and sampling-based probabilistic representations in the visual cortex. *Neuron, 92*(2), 530–543.

Paller, K. A., McCarthy, G., and Wood, C. C. (1988). ERPs predictive of subsequent recall and recognition performance. *Biological Psychology, 26*(1–3), 269–276.

Pallier, C., Dehaene, S., Poline, J.-B., Le Bihan, D., Arg nti, A. M., Dupoux, E., and Mehler, J. (2003). Brain imaging of language plasticity in adopted adults: Can a second language replace the first? *Cerebral Cortex, 13*(2), 155–161.

Pallier, C., Devauchelle, A. D., and Dehaene, S. (2011). Cortical representation of the constituent structure of sentences. *Proceedings of the National Academy of Sciences, 108*(6), 2522–2527.

Palminteri, S., Kilford, E. J., Corice li, G., and Blakemore, S.-J. (2016). The computational development of reinforcement learning during adolescence. *PLOS Computational Biology, 12*(6), e1004953.

Pashler, H., McDaniel, M., Rohrer, D., and Bjork, R. (2008). Learning styles: Concepts and evidence. *Psychological Science in the Public Interest, 9*(3), 105–119.

Pegado, F., Comerlato, E., Ventura, F., Jobert, A., Nakamura, K., Buiatti, M., ... Dehaene, S. (2014). Timing the impact of literacy on visual processing. *Proceedings of the National Academy of Sciences, 111*(49), E5233–E5242.

Pegado, F., Nakamura, K., Braga, L. W., Ventura, P., Nunes Filho, G., Pallier, C., ... Dehaene, S. (2014). Literacy breaks mirror invariance for visual stimuli: A behavioral study with adult illiterates. *Journal of Experimental Psychology: General, 143*(2), 887–894.

Peigneux, P., Laureys, S., Fuchs, S., Collette, F., Perrin, F., Reggers, J., ... Maquet, P. (2004). Are spatial memories strengthened in the human hippocampus during slow wave sleep? *Neuron, 44*(3), 535–545.

Pena, M., Werker, J. F., and Dehaene-Lambertz, G. (2012). Earlier speech exposure does not accelerate speech acquisition. *Journal of Neuroscience, 32*(33), 11159–11163.

Penn, D. C., Holyoak, K. J., and Povinelli, D. J. (2008). Darwin's mistake: Explaining the discontinuity between human and nonhuman minds. *Behavioral and Brain Sciences, 31*(2), 109–130; discussion 130–178.

Pessiglione, M., Seymour, B., Flandin, G., Dolan, R. J., and Frith, C. D. (2006). Dopamine-dependent prediction errors underpin reward-seeking behaviour in humans. *Nature, 442*(7106), 1042–1045.

Piantadosi, S. T., Jara-Ettinger, J., and Gibson, E. (2014). Children's learning of number words in an indigenous farming-foraging group. *Developmental Science, 17*(4), 553–563.

Piantadosi, S. T., Tenenbaum, J. B., and Goodman, N. D. (2012). Bootstrapping in a language of thought: A formal model of numerical concept learning. *Cognition, 123*(2), 199–217.

Piantadosi, S. T., Tenenbaum, J. B., and Goodman, N. D. (2016). The logical primitives of thought: Empirical foundations for compositional cognitive models. *Psychological Review, 123*(4), 392–424.

Piazza, M., De Feo, V., Panzeri, S., and Dehaene, S. (2018). Learning to focus on number. *Cognition, 181*,

Millum, J., and Emanuel, E. J. (2007). The ethics of international research with abandoned children. *Science, 318*(5858), 1874–1875.

Mnih, V., Kavukcuoglu, K., Silver, D., Rusu, A. A., Veness, J., Bellemare, M. G., … Hassabis, D. (2015). Human-level control through deep reinforcement learning. *Nature, 518*(7540), 529–533.

Mongelli, V., Dehaene, S., Vinckier, F., Peretz, I., Bartolomeo, P., and Cohen, L. (2017). Music and words in the visual cortex: The impact of musical expertise. *Cortex, 86*, 260–274.

Mongillo, G., Barak, O., and Tsodyks, M. (2008). Synaptic theory of working memory. *Science, 319*(5869), 1543–1546.

Monzalvo, K., Fluss, J., Billard, C., Dehaene, S., and Dehaene-Lambertz, G. (2012). Cortical networks for vision and language in dyslexic and normal children of variable socio-economic status. *NeuroImage, 61*(1), 258–274.

Morais, J. (2017). Literacy and democracy. *Language, Cognition and Neuroscience, 33*(3), 351–372.

Morais, J., Bertelson, P., Cary, L., and Alegria, J. (1986). Literacy training and speech segmentation. *Cognition, 24*(1–2), 45–64.

Morais, J., and Kolinsky, R. (2005). Literacy and cognitive change. In M. J. Snowling and C. Hulme (Eds.), *The science of reading: A handbook* (pp. 188–203). Oxford: Blackwell.

Moreno, S., Bialystok, E., Barac, R., Schellenberg, E. G., Cepeda, N. J., and Chau, T. (2011). Short-term music training enhances verbal intelligence and executive function. *Psychological Science, 22*(11), 1425–1433.

Morrison, C. M., and Ellis, A. W. (1995). Roles of word frequency and age of acquisition in word naming and lexical decision. *Journal of Experimental Psychology: Learning, Memory, and Cognition, 21*(1), 116–133.

Morton, J., and Johnson, M. H. (1991). CONSPEC and CONLERN: A two-process theory of infant face recognition. *Psychological Review, 98*(2), 164–181.

Moyer, R. S., and Landauer, T. K. (1967). Time required for judgements of numerical inequality. *Nature, 215*(5109), 1519–1520.

Muckli, L., Naumer, M. J., and Singer, W. (2009). Bilateral visual field maps in a patient with only one hemisphere. *Proceedings of the National Academy of Sciences, 106*(31), 13034–13039.

Musso, M., Moro, A., Glauche, V., Rijntjes, M., Reichenbach, J., Buchel, C., and Weiller, C. (2003). Broca's area and the language instinct. *Nature Neuroscience, 6*(7), 774–781.

Naatanen, R., Paavilainen, P., Rinne, T., and Alho, K. (2007). The mismatch negativity (MMN) in basic research of central auditory processing: A review. *Clinical Neurophysiology, 118*(12), 2544–2590.

Nabokov, V. (1962). *Pale fire*. New York, NY: Putnam.〔ナボコフ『青白い炎』、富士川義之 訳、岩波書店、2014 年〕

National Institute of Child Health and Human Development. (2000). Report of the National Reading Panel: Teaching children to read: An evidence-based assessment of the scientific research literature on reading and its implications for reading instruction (NIH publication no. 00-4769). Washington, DC: US Government Printing Office.

Nau, M., Navarro Schröder, T., Bellmund, J. L. S., and Doeller, C. F. (2018). Hexadirectional coding of visual space in human entorhinal cortex. *Nature Neuroscience, 21*(2), 188–190.

Nelson, C. A., Zeanah, C. H., Fox, N. A., Marshall, P. J., Smyke, A. T., and Guthrie, D. (2007). Cognitive recovery in socially deprived young children: The Bucharest Early Intervention Project. *Science, 318*(5858), 1937–1940.

Nelson, M. J., El Karoui, I., Giber, K., Yang, X., Cohen, L., Koopman, H. … Dehaene, S. (2017). Neurophysiological dynamics of phrase-structure building during sentence processing. *Proceedings of the National Academy of Sciences, 114*(18), E3669–E3678.

Nemmi, F., Helander, E., Helenius, O., Almeida, R., Hassler, M., Räsänen, P., and Klingberg, T. (2016). Behavior and neuroimaging at baseline predict individual response to combined mathematical and working memory training in children. *Developmental Cognitive Neuroscience, 20*, 43–51.

Ngo, H.-V. V., Martinetz, T., Born, J., and Mölle, M. (2013). Auditory closed-loop stimulation of the sleep slow oscillation enhances memory. *Neuron, 78*(3), 545–553.

Nieder, A., and Dehaene, S. (2009). Representation of number in the brain. *Annual Review of Neuroscience, 32*,

Ma, L., and Xu, F. (2013). Preverbal infants infer intentional agents from the perception of regularity. *Developmental Psychology, 49*(7), 1330–1337.

Mack, A., and Rock, I. (1998). *Inattentional blindness*. Cambridge, MA: MIT Press.

Maguire, E. A., Gadian, D. G., Johnsrude, I. S., Good, C. D., Ashburner, J., Frackowiak, R. S., and Frith, C. D. (2000). Navigation-related structural change in the hippocampi of taxi drivers. *Proceedings of the National Academy of Sciences, 97*(8), 4398–4403.

Maguire, E. A., Spiers, H. J., Good, C. D., Hartley, T., Frackowiak, R. S., and Burgess, N. (2003). Navigation expertise and the human hippocampus: A structural brain imaging analysis. *Hippocampus, 13*(2), 250–259.

Mahmoudzadeh, M., Dehaene-Lambertz, G., Fournier, M., Kongolo, G., Goudjil, S., Dubois, J., … Wallois, F. (2013). Syllabic discrimination in premature human infants prior to complete formation of cortical layers. *Proceedings of the National Academy of Sciences, 110*(12), 4846–4851.

Mahon, B. Z., Anzellotti, S., Schwarzbach, J., Zampini, M., and Caramazza, A. (2009). Category-specific organization in the human brain does not require visual experience. *Neuron, 63*(3), 397–405.

Maloney, E. A., and Beilock, S. L. (2012). Math anxiety: Who has it, why it develops, and how to guard against it. *Trends in Cognitive Sciences, 16*(8), 404–406.

Markman, E. M., and Wachtel, G. F. (1988). Children's use of mutual exclusivity to constrain the meanings of words. *Cognitive Psychology, 20*(2), 121–157.

Markman, E. M., Wasow, J. L., and Hansen, M. B. (2003). Use of the mutual exclusivity assumption by young word learners. *Cognitive Psychology, 47*(3), 241–275.

Marois, R., and Ivanoff, J. (2005). Capacity limits of information processing in the brain. *Trends in Cognitive Sciences, 9*(6), 296–305.

Marques, J. F., and Dehaene, S. (2004). Developing intuition for prices in euros: Rescaling or relearning prices? *Journal of Experimental Psychology: Applied, 10*(3), 148–155.

Marshall, C. (2017). Montessori education: A review of the evidence base. *npj Science of Learning, 2*(1), 11.

Marshall, L., Helgadóttir, H., Mölle, M., and Born, J. (2006). Boosting slow oscillations during sleep potentiates memory. *Nature, 444*(7119), 610–613.

Marti, S., King, J.-R., and Dehaene, S. (2015). Time-resolved decoding of two processing chains during dual-task interference. *Neuron, 88*(6), 1297–1307.

Marti, S., Sigman, M., and Dehaene, S. (2012). A shared cortical bottleneck underlying attentional blink and psychological refractory period. *NeuroImage, 59*(3), 2883–2898.

Martin, S. L., Ramey, C. T., and Ramey, S. (1990). The prevention of intellectual impairment in children of impoverished families: Findings of a randomized trial of educational day care. *American Journal of Public Health, 80*(7), 844–847.

Maye, J., Werker, J. F., and Gerken, L. (2002). Infant sensitivity to distributional information can affect phonetic discrimination. *Cognition, 82*(3), B101–B111.

Mayer, R. E. (2004). Should there be a three-strikes rule against pure discovery learning? The case for guided methods of instruction. *American Psychologist, 59*(1), 14–19.

McCandliss, B. D., Fiez, J. A., Protopapas, A., Conway, M., and McClelland, J. L. (2002). Success and failure in teaching the [r]-[l] contrast to Japanese adults: Tests of a Hebbian model of plasticity and stabilization in spoken language perception. *Cognitive, Affective, and Behavioral Neuroscience, 2*(2), 89–108.

McCloskey, M., and Rapp, B. (2000). A visually based developmental reading deficit. *Journal of Memory and Language, 43*(2), 157–181.

McCrink, K., and Wynn, K. (2004). Large-number addition and subtraction by 9-month-old infants. *Psychological Science, 15*(11), 776–781.

Mehler, J., Jusczyk, P., Lambertz, G., Halsted, N., Bertoncini, J., and Amiel-Tison, C. (1988). A precursor of language acquisition in young infants. *Cognition, 29*(2), 143–178.

Meyer, T., and Olson, C. R. (2011). Statistical learning of visual transitions in monkey inferotemporal cortex. *Proceedings of the National Academy of Sciences, 108*(48), 19401–19406.

Meyniel, F., and Dehaene, S. (2017). Brain networks for confidence weighting and hierarchical inference during probabilistic learning. *Proceedings of the National Academy of Sciences, 114*(19), E3859–E3868.

think like people. *Behavioral and Brain Sciences, 40*, e253.

Landau, B., Gleitman, H., and Spelke, E. (1981). Spatial knowledge and geometric representation in a child blind from birth. *Science, 213*(4513), 1275–1278.

Lane, C., Kanjlia, S., Omaki, A., and Bedny, M. (2015). "Visual" cortex of congenitally blind adults responds to syntactic movement. *Journal of Neuroscience, 35*(37), 12859–12868.

Langston, R. F., Ainge, J. A., Couey, J. J., Canto, C. B., Bjerknes, T. L., Witter, M. P., … Moser, M.-B. (2010). Development of the spatial representation system in the rat. *Science, 328*(5985), 1576–1580.

LeCun, Y., Bengio, Y., and Hinton, G. (2015). Deep learning. *Nature, 521*(7553), 436–444.

LeCun, Y., Bottou, L., Bengio, Y., and Haffner, P. (1998). Gradient-based learning applied to document recognition. *Proceedings of the IEEE, 86*(11), 2278–2324.

Lefevre, J., and Mangin, J.-F. (2010). A reaction-diffusion model of human brain development. *PLOS Computational Biology, 6*(4), e1000749.

Leong, Y. C., Radulescu, A., Daniel, R., DeWoskin, V., and Niv, Y. (2017). Dynamic interaction between reinforcement learning and attention in multidimensional environments. *Neuron, 93*(2), 451–463.

Leppanen, P. H., Richardson, U., Pihko, E., Eklund, K. M., Guttorm, T. K., Aro, M., and Lyytinen, H. (2002). Brain responses to changes in speech sound durations differ between infants with and without familial risk for dyslexia. *Developmental Neuropsychology, 22*(1), 407–422.

Lerner, Y., Honey, C. J., Silbert, L. J., and Hasson, U. (2011). Topographic mapping of a hierarchy of temporal receptive windows using a narrated story. *Journal of Neuroscience, 31*(8), 2906–2915.

Leroy, F., Cai, Q., Bogart, S. L., Dubois, J., Coulon, O., Monzalvo, K., … Dehaene-Lambertz, G. (2015). New human-specific brain landmark: The depth asymmetry of superior temporal sulcus. *Proceedings of the National Academy of Sciences, 112*(4), 1208–1213.

Li, P., Legault, J., and Litcofsky, K. A. (2014). Neuroplasticity as a function of second language learning: Anatomical changes in the human brain. *Cortex, 58*, 301–324.

Li, S., Lee, K., Zhao, J., Yang, Z., He, S., and Weng, X. (2013). Neural competition as a developmental process: Early hemispheric specialization for word processing delays specialization for face processing. *Neuropsychologia, 51*(5), 950–959.

Lillard, A., and Else-Quest, N. (2006). Evaluating Montessori education. *Science, 313*(5795), 1893–1894.

Lindsey, R. V., Shroyer, J. D., Pashler, H., and Mozer, M. C. (2014). Improving students' long-term knowledge retention through personalized review. *Psychological Science, 25*(3), 639–647.

Lisman, J., Buzsáki, G., Eichenbaum, H., Nadel, L., Ranganath, C., and Redish, A. D. (2017). Viewpoints: How the hippocampus contributes to memory, navigation and cognition. *Nature Neuroscience, 20*(11), 1434–1447.

Liu, S., Ullman, T. D., Tenenbaum, J. B., and Spelke, E. S. (2017). Ten-month-old infants infer the value of goals from the costs of actions. *Science, 358*(6366), 1038–1041.

Livingstone, M. S., Vincent, J. L., Arcaro, M. J., Srihasam, K., Schade, P. F., and Savage, T. (2017). Development of the macaque face-patch system. *Nature Communications, 8*, 14897.

Loewenstein, G. (1994). The psychology of curiosity: A review and reinterpretation. *Psychological Bulletin, 116*(1), 75–98.

Lømo, T. (2018). Discovering long-term potentiation (LTP)—recollections and reflections on what came after. *Acta Physiologica, 222*(2), e12921.

Louie, K., and Wilson, M. A. (2001). Temporally structured replay of awake hippocampal ensemble activity during rapid eye movement sleep. *Neuron, 29*(1), 145–156.

Lyons, I. M., and Beilock, S. L. (2012). When math hurts: Math anxiety predicts pain network activation in anticipation of doing math. *PLOS ONE, 7*(10), e48076.

Lyons, K. E., and Ghetti, S. (2011). The development of uncertainty monitoring in early childhood. *Child Development, 82*(6), 1778–1787.

Lyytinen, H., Ahonen, T., Eklund, K., Guttorm, T., Kulju, P., Laakso, M. L., … Viholainen, H. (2004). Early development of children at familial risk for dyslexia— follow-up from birth to school age. *Dyslexia, 10*(3), 146–178.

Knops, A., Viarouge, A., and Dehaene, S. (2009). Dynamic representations underlying symbolic and nonsymbolic calculation: Evidence from the operational momentum effect. *Attention, Perception, and Psychophysics, 71*(4), 803–821.

Knudsen, E. I., and Knudsen, P. F. (1990). Sensitive and critical periods for visual calibration of sound localization by barn owls. *Journal of Neuroscience, 10*(1), 222–232.

Knudsen, E. I., Zheng, W., and DeBello, W. M. (2000). Traces of learning in the auditory localization pathway. *Proceedings of the National Academy of Sciences, 97*(22), 11815–11820.

Koechlin, E., Dehaene, S., and Mehler, J. (1997). Numerical transformations in five-month-old human infants. *Mathematical Cognition, 3*(2), 89–104.

Koechlin, E., Ody, C., and Kouneiher, F. (2003). The architecture of cognitive control in the human prefrontal cortex. *Science, 302*(5648), 1181–1185.

Koepp, M. J., Gunn, R. N., Lawrence, A. D., Cunningham, V. J., Dagher, A., Jones, T., … Grasby, P. M. (1998). Evidence for striatal dopamine release during a video game. *Nature, 393*(6682), 266–268.

Kolinsky, R., Morais, J., Content, A., and Cary, L. (1987). Finding parts within figures: A developmental study. *Perception, 16*(3), 399–407.

Kolinsky, R., Verhaeghe, A., Fernandes, T., Mengarda, E. J., Grimm-Cabral, L., and Morais, J. (2011). Enantiomorphy through the looking glass: Literacy effects on mirror-image discrimination. *Journal of Experimental Psychology: General, 140*(2), 210–238.

Kontra, C., Goldin-Mead w, S., and Beilock, S. L. (2012). Embodied learning across the life span. *Topics in Cognitive Science, 4*(4), 731–739.

Kontra, C., Lyons, D. J., Fischer, S. M., and Beilock, S. L. (2015). Physical experience enhances science learning. *Psychological Science, 26*(6), 737–749.

Kouider, S., Stahlhut, C., Gelskov, S. V., Barbosa, L. S., Dutat, M., de Gardelle, V., … Dehaene-Lambertz, G. (2013). A neural marker of perceptual consciousness in infants. *Science, 340*(6130), 376–380.

Krause, M. R., Zanos, T. P., Csorba, B. A., Pilly, P. K., Choe, J., Phillips, M. E., … Pack, C. C. (2017). Transcranial direct current stimulation facilitates associative learning and alters functional connectivity in the primate brain. *Current Biology, 27*(20), 3086–3096.

Kropff, E., and Treves, A. (2008). The emergence of grid cells: Intelligent design or just adaptation? *Hippocampus, 18*(12), 1256–1269.

Krubitzer, L. (2007). The magnificent compromise: Cortical field evolution in mammals. *Neuron, 56*(2), 201–208.

Kuhl, P. K., Tsao, F. M., and Liu, H. M. (2003). Foreign-language experience in infancy: Effects of short-term exposure and social interaction on phonetic learning. *Proceedings of the National Academy of Sciences, 100*(15), 9096–9101.

Kurdziel, L., Duclos, K., and Spencer, R. M. C. (2013). Sleep spindles in midday naps enhance learning in preschool children. *Proceedings of the National Academy of Sciences, 110*(43), 17267–17272.

Kushnir, T., Xu, F., and Wellman, H. M. (2010). Young children use statistical sampling to infer the preferences of other people. *Psychological Science, 21*(8), 1134–1140.

Kutas, M., and Federmeier, K. D. (2011). Thirty years and counting: Finding meaning in the N400 component of the event-related brain potential (ERP). *Annual Review of Psychology, 62*, 621–647.

Kutas, M., and Hillyard, S. A. (1980). Reading senseless sentences: Brain potentials reflect semantic incongruity. *Science, 207*(4427), 203–205.

Kutter, E. F., Bostroem, J., Elger, C. E., Mormann, F., and Nieder, A. (2018). Single neurons in the human brain encode numbers. *Neuron, 100*(3), 753–761.

Kwan, K. Y., Lam, M. M. S., Johnson, M. B., Dube, U., Shim, S., Rašin, M.-R., … Šestan, N. (2012). Species-dependent posttranscriptional regulation of NOS1 by FMRP in the developing cerebral cortex. *Cell, 149*(4), 899–911.

Lake, B. M., Salakhutdinov, R., and Tenenbaum, J. B. (2015). Human-level concept learning through probabilistic program induction. *Science, 350*(6266), 1332–1338.

Lake, B. M., Ullman, T. D., Tenenbaum, J. B., and Gershman, S. J. (2017). Building machines that learn and

16(9), 521–534.

Kaminski, J., Call, J., and Fischer, J. (2004). Word learning in a domestic dog: Evidence for "fast mapping." *Science, 304*(5677), 1682–1683.

Kang, M. J., Hsu, M., Krajbich, I. M., Loewenstein, G., McClure, S. M., Wang, J. T., and Camerer, C. F. (2009). The wick in the candle of learning: Epistemic curiosity activates reward circuitry and enhances memory. *Psychological Science, 20*(8), 963–973.

Kang, S. H. K., Lindsey, R. V., Mozer, M. C., and Pashler, H. (2014). Retrieval practice over the long term: Should spacing be expanding or equal-interval? *Psychonomic Bulletin and Review, 21*(6), 1544–1550.

Kanjlia, S., Lane, C., Feigenson, L., and Bedny, M. (2016). Absence of visual experience modifies the neural basis of numerical thinking. *Proceedings of the National Academy of Sciences, 113*(40), 11172–11177.

Kano, T., Brockie, P. J., Sassa, T., Fujimoto, H., Kawahara, Y., Iino, Y., ... Maricq, A. V. (2008). Memory in *Caenorhabditis elegans* is mediated by NMDA-type ionotropic glutamate receptors. *Current Biology, 18*(13), 1010–1015.

Kaplan, F., and Oudeyer, P.-Y. (2007). In search of the neural circuits of intrinsic motivation. *Frontiers in Neuroscience, 1*(1), 225–236.

Kapur, S., Craik, F. I., Tulving, E., Wilson, A. A., Houle, S., and Brown, G. M. (1994). Neuroanatomical correlates of encoding in episodic memory: Levels of processing effect. *Proceedings of the National Academy of Sciences, 91*(6), 2008–2011.

Karni, A., Tanne, D., Rubenstein, B. S., Askenasy, J., and Sagi, D. (1994). Dependence on REM sleep of overnight improvement of a perceptual skill. *Science, 265*(5172), 679–682.

Karpicke, J. D., and Roediger, H. L. (2008). The critical importance of retrieval for learning. *Science, 319*(5865), 966–968.

Kastner, S., and Ungerleider, L. G. (2000). Mechanisms of visual attention in the human cortex. *Annual Review of Neuroscience, 23*, 315–341.

Keller, H. (1903). *The story of my life*. New York, NY: Doubleday, Page and Co.〔ヘレン・ケラー『奇跡の人ヘレン・ケラー自伝』、小倉慶郎 訳、新潮社、2004 年〕

Kellman, P. J., and Spelke, E. S. (1983). Perception of partly occluded objects in infancy. *Cognitive Psychology, 15*(4), 483–524.

Kemp, C., and Tenenbaum, J. B. (2008). The discovery of structural form. *Proceedings of the National Academy of Sciences, 105*(31), 10687–10692.

Kidd, C., Piantadosi, S. T., and Aslin, R. N. (2012). The Goldilocks effect: Human infants allocate attention to visual sequences that are neither too simple nor too complex. *PLOS ONE, 7*(5), e36399.

Kidd, C., Piantadosi, S. T., and Aslin, R. N. (2014). The Goldilocks effect in infant auditory attention. *Child Development, 85*(5), 1795–1804.

Kilgard, M. P., and Merzenich, M. M. (1998). Cortical map reorganization enabled by nucleus basalis activity. *Science, 279*(5357), 1714–1718.

Kim, J. J., and Diamond, D. M. (2002). The stressed hippocampus, synaptic plasticity and lost memories. *Nature Reviews Neuroscience, 3*(6), 453–462.

Kim, W. B., and Cho, J.-H. (2017). Encoding of discriminative fear memory by input-specific LTP in the amygdala. *Neuron, 95*(5), 1129–1146.

Kirschner, P. A., Sweller, J., and Clark, R. E. (2006). Why minimal guidance during instruction does not work: An analysis of the failure of constructivist, discovery, problem-based, experiential, and inquiry-based teaching. *Educational Psychologist, 41*(2), 75–86.

Kirschner, P. A., and van Merriënboer, J. J. G. (2013). Do learners really know best? Urban legends in education. *Educational Psychologist, 48*(3), 169–183.

Kitamura, T., Ogawa, S. K., Roy, D. S., Okuyama, T., Morrissey, M. D., Smith, L. M., … Tonegawa, S. (2017). Engrams and circuits crucial for systems consolidation of a memory. *Science, 356*(6333), 73–78.

Klingberg, T. (2010). Training and plasticity of working memory. *Trends in Cognitive Sciences, 14*(7), 317–324.

Knops, A., Thirion, B., Hubbard, E. M., Michel, V., and Dehaene, S. (2009). Recruitment of an area involved in eye movements during mental arithmetic. *Science, 324*(5934), 1583–1585.

Cambridge, MA: MIT Press.〔マシュー・M・ハーレー、ダニエル・C・デネット、レジナルド・B・アダムズ Jr『ヒトはなぜ笑うのか:ユーモアが存在する理由』、片岡宏仁 訳、勁草書房、2015 年〕

Huttenlocher, P. R., and Dabholkar, A. S. (1997). Regional differences in synaptogenesis in human cerebral cortex. *Journal of Comparative Neurology*, *387*(2), 167–178.

Hutton, J. S., Horowitz-Kraus, T., Mendelsohn, A. L., DeWitt, T., Holland, S. K., and C-MIND Authorship Consortium. (2015). Home reading environment and brain activation in preschool children listening to stories. *Pediatrics*, *136*(3), 466–478.

Hutton, J. S., Phelan, K., Horowitz-Kraus, T., Dudley, J., Altaye, M., DeWitt, T., and Holland, S. K. (2017). Shared reading quality and brain activation during story listening in preschool-age children. *Journal of Pediatrics*, *191*, 204–211.e1.

Iriki, A. (2005). A prototype of *Homo faber*: A silent precursor of human intelligence in the tool-using monkey brain. In S. Dehaene, J.-R. Duhamel, M. D. Hauser, and G. Rizzolatti (Eds.), *From monkey brain to human brain* (pp. 253–271). Cambridge, MA: MIT Press.

Isaacs, E. B., Edmonds, C. J., Lucas, A., and Gadian, D. G. (2001). Calculation difficulties in children of very low birthweight: A neural correlate. *Brain*, *124*(9), 1701–1707.

Isingrini, M., Perrotin, A., and Souchay, C. (2008). Aging, metamemory regulation and executive functioning. *Progress in Brain Research*, *169*, 377–392.

Iuculano, T. (2016). Neurocognitive accounts of developmental dyscalculia and its remediation. *Progress in Brain Research*, *227*, 305–333.

Izard, V., Dehaene-Lambertz, G., and Dehaene, S. (2008). Distinct cerebral pathways for object identity and number in human infants. *PLOS Biology*, *6*(2), 275–285.

Izard, V., Sann, C., Spelke, E. S., and Streri, A. (2009). Newborn infants perceive abstract numbers. *Proceedings of the National Academy of Sciences*, *106*(25), 10382–10385.

Jacob, S. N., and Nieder, A. (2009). Notation-independent representation of fractions in the human parietal cortex. *Journal of Neuroscience*, *29*(14), 4652–4657.

Jacoby, L. L., and Dallas, M. (1981). On the relationship between autobiographical memory and perceptual learning. *Journal of Experimental Psychology: General*, *110*(3), 306–340.

Jaeggi, S. M., Buschkuehl, M., Jonides, J., and Shah, P. (2011). Short- and long-term benefits of cognitive training. *Proceedings of the National Academy of Sciences*, *108*(25), 10081–10086.

James, C. E., Oechslin, M. S., Van De Ville, D., Hauert, C.-A., Descloux, C., and Lazeyras, F. (2014). Musical training intensity yields opposite effects on grey matter density in cognitive versus sensorimotor networks. *Brain Structure and Function*, *219*(1), 353–366.

Jaynes, E. T. (2003). *Probability theory: The logic of science*. Cambridge, MA: Cambridge University Press.

Jenkins, J. G., and Dallenbach, K. M. (1924). Obliviscence during sleep and waking. *American Journal of Psychology*, *35*(4), 605–612.

Ji, D., and Wilson, M. A. (2007). Coordinated memory replay in the visual cortex and hippocampus during sleep. *Nature Neuroscience*, *10*(1), 100–107.

Jiang, X., Long, T., Cao, W., Li, J., Dehaene, S., and Wang, L. (2018). Production of supra-regular spatial sequences by macaque monkeys. *Current Biology*, *28*(12), 1851–1859.

Jiang, X., Shamie, I., Doyle, W. K., Friedman, D., Dugan, P., Devinsky, O., ... Halgren, E. (2017). Replay of large-scale spatio-temporal patterns from waking during subsequent NREM sleep in human cortex. *Scientific Reports*, *7*, 17380.

Jo, J., and Bengio, Y. (2017). Measuring the tendency of CNNs to learn surface statistical regularities. arxiv.org/abs/1711.11561.

Johansson, F., Jirenhed, D.-A., Rasmussen, A., Zucca, R., and Hesslow, G. (2014). Memory trace and timing mechanism localized to cerebellar Purkinje cells. *Proceedings of the National Academy of Sciences*, *11* (41), 14930–14934.

Johnson, J. S., and Newport, E. L. (1989). Critical period effects in second language learning: The influence of maturational state on the acquisition of English as a second language. *Cognitive Psychology*, *21*(1), 60–99.

Josselyn, S. A., Köhler, S., and Frankland, P. W. (2015). Finding the engram. *Nature Reviews Neuroscience*, approximate number system in 3-, 4-, 5-, and 6-year-olds and adults. *Developmental Psychology, 44*(5), 1457–1465.

Hannagan, T., Amedi, A., Cohen, L., Dehaene-Lambertz, G., and Dehaene, S. (2015). Origins of the specialization for letters and numbers in ventral occipitotemporal cortex. *Trends in Cognitive Sciences, 19*(7), 374–382.

Hannagan, T., Nieder, A., Viswanathan, P., and Dehaene, S. (2017). A random-matrix theory of the number sense. *Philosophical Transactions of the Royal Society B: Biological Sciences, 373*(1740), 20170253.

Hartshorne, J. K., Tenenbaum, J. B., and Pinker, S. (2018). A critical period for second language acquisition: Evidence from ⅔ million English speakers. *Cognition, 177*, 263–277.

Hassabis, D., Kumaran, D., Summerfield, C., and Botvinick, M. (2017). Neuroscience-inspired artificial intelligence. *Neuron, 95*(2), 245–258.

Hattie, J. (2008). *Visible learning*. London and New York, NY: Routledge.

Hattie, J. (2017). *L'apprentissage visible pour les enseignants: Connaître son impact pour maximiser le rendement des élèves*. Québec: Presses de l'Université du Québec.

Hauser, M. D., Chomsky, N., and Fitch, W. T. (2002). The faculty of language: What is it, who has it, and how did it evolve? *Science, 298*(5598), 1569–1579.

Hauser, M. D., and Watumull, J. (2017). The Universal Generative Faculty: The source of our expressive power in language, mathematics, morality, and music. *Journal of Neurolinguistics, 43 Part B*, 78–94.

Hay, J. F., Pelucchi, B., Graf Estes, K., and Saffran, J. R. (2011). Linking sounds to meanings: Infant statistical learning in a natural language. *Cognitive Psychology, 63*(2), 93–106.

Heckman, J. J., Moon, S. H., Pinto, R., Savelyev, P. A., and Yavitz, A. (2010). The rate of return to the High-Scope Perry Preschool Program. *Journal of Public Economics, 94*(1), 114–128.

Heilbron, M., and Meyniel, F. (2019). Confidence resets reveal hierarchical adaptive learning in humans. *PLOS Computational Biology, 15*(4), e1006972. doi.org/10.1371/journal.pcbi.1006972.

Held, R., and Hein, A. (1963). Movement-produced stimulation in the development of visually guided behavior. *Journal of Comparative and Physiological Psychology, 56*(5), 872–876.

Hensch, T. K. (2005). Critical period plasticity in local cortical circuits. *Nature Reviews Neuroscience, 6*(11), 877–888.

Hespos, S. J., and Baillargeon, R. (2008). Young infants' actions reveal their developing knowledge of support variables: Converging evidence for violation-of-expectation findings. *Cognition, 107*(1), 304–316.

Hinton, G. E., Dayan, P., Frey, B. J., and Neal, R. M. (1995). The "wake-sleep" algorithm for unsupervised neural networks. *Science, 268*(5214), 1158–1161.

Hinton, G. E., Osindero, S., and Teh, Y.-W. (2006). A fast learning algorithm for deep belief nets. *Neural Computation, 18*(7), 1527–1554.

Hiscock, H., Sciberras, E., Mensah, F., Gerner, B., Efron, D., Khano, S., and Oberklaid, F. (2015). Impact of a behavioural sleep intervention on symptoms and sleep in children with attention deficit hyperactivity disorder, and parental mental health: Randomised controlled trial. *BMJ (Clinical Research Ed.), 350*, h68.

Hoeft, F., McCandliss, B. D., Black, J. M., Gantman, A., Zakerani, N., Hulme, C., ... Gabrieli, J. D. E. (2011). Neural systems predicting long-term outcome in dyslexia. *Proceedings of the National Academy of Sciences, 108*(1), 361–366.

Holtmaat, A., and Caroni, P. (2016). Functional and structural underpinnings of neuronal assembly formation in learning. *Nature Neuroscience, 19*(12), 1553–1562.

Horikawa, T., Tamaki, M., Miyawaki, Y., and Kamitani, Y. (2013). Neural decoding of visual imagery during sleep. *Science, 340*(6132), 639–642.

Houdé, O., Zago, L., Mellet, E., Moutier, S., Pineau, A., Mazoyer, B., and Tzourio-Mazoyer, N. (2000). Shifting from the perceptual brain to the logical brain: The neural impact of cognitive inhibition training. *Journal of Cognitive Neuroscience, 12*(5), 721–728.

Huber, R., Ghilardi, M. F., Massimini, M., and Tononi, G. (2004). Local sleep and learning. *Nature, 430*(6995), 78–81.

Hurley, M. M., Dennett, D. C., and Adams, R. B. (2011). *Inside jokes: Using humor to reverse-engineer the mind.*

Gertler, P., Heckman, J., Pinto, R., Zanolini, A., Vermeersch, C., Walker, S., ... Grantham-McGregor, S. (2014). Labor market returns to an early childhood stimulation intervention in Jamaica. *Science*, *344*(6187), 998–1001.

Glass, A. L., and Kang, M. (2018). Dividing attention in the classroom reduces exam performance. *Educational Psychology*, *39*(3), 395–408.

Goldman-Rakic, P. S. (1995). Cellular basis of working memory. *Neuron*, *14*(3), 477–485.

Golestani, N., Molko, N., Dehaene, S., Le Bihan, D., and Pallier, C. (2007). Brain structure predicts the learning of foreign speech sounds. *Cerebral Cortex*, *17*(3), 575–582.

Golub, M. D., Sadtler, P. T., Oby, E. R., Quick, K. M., Ryu, S. I., Tyler-Kabara, E. C., ... Yu, B. M. (2018). Learning by neural reassociation. *Nature Neuroscience*, *21*(4), 607–616.

Goodfellow, I. J., Pouget-Abadie, J., Mirza, M., Xu, B., Warde-Farley, D., Ozair, S., ... Bengio, Y. (2014). Generative adversarial networks. arxiv.org/abs/1406.2661.

Goodman, C. S., and Shatz, C. J. (1993). Developmental mechanisms that generate precise patterns of neuronal connectivity. *Cell*, *72 Suppl*, 77–98.

Goodman, N. D., Ullman, T. D., and Tenenbaum, J. B. (2011). Learning a theory of causality. *Psychological Review*, *118*(1), 110–119.

Gopnik, A., Glymour, C., Sobel, D. M., Schulz, L. E., Kushnir, T., and Danks, D. (2004). A theory of causal learning in children: Causal maps and Bayes nets. *Psychological Review*, *111*(1), 3–32.

Gopnik, A., Meltzoff, A. N., and Kuhl, P. K. (1999). *The scientist in the crib: What early learning tells us about the mind.* New York, NY: William Morrow.

Gottlieb, J., Oudeyer, P.-Y., Lopes, M., and Baranes, A. (2013). Information-seeking, curiosity, and attention: Computational and neural mechanisms. *Trends in Cognitive Sciences*, *17*(11), 585–593.

Goupil, L., Romand-Monnier, M., and Kouider, S. (2016). Infants ask for help when they know they don't know. *Proceedings of the National Academy of Sciences*, *113*(13), 3492–3496.

Grainger, J., and Whitney, C. (2004). Does the human mind read words as a whole? *Trends in Cognitive Sciences*, *8*(2), 58–59.

Grantham-McGregor, S. M., Powell, C. A., Walker, S. P., and Himes, J. H. (1991). Nutritional supplementation, psychosocial stimulation, and mental development of stunted children: The Jamaican Study. *Lancet*, *338*(8758), 1–5.

Green, C. S., and Bavelier, D. (2003). Action video game modifies visual selective attention. *Nature*, *423*(6939), 534–537.

Groen, G. J., and Parkman, J. M. (1972). A chronometric analysis of simple addition. *Psychological Review*, *79*(4), 329–343.

Grothendieck, A. (1986). *Récoltes et semailles: Réflexions et témoignage sur un passé de mathématicien*. quarante-deux.org/archives/klein/prefaces/Romans_1965-1969/Recoltes_et_semailles.pdf.

Gruber, M. J., Gelman, B. D., and Ranganath, C. (2014). States of curiosity modulate hippocampus-dependent learning via the dopaminergic circuit. *Neuron*, *84*(2), 486–496.

Guerguiev, J., Lillicrap, T. P., and Richards, B. A. (2017). Towards deep learning with segregated dendrites. *ELife*, *6*, e22901.

Gullick, M. M., and Wolford, G. (2013). Understanding less than nothing: Children's neural response to negative numbers shifts across age and accuracy. *Frontiers in Psychology*, *4*, 584.

Gweon, H., Tenenbaum, J. B., and Schulz, L. E. (2010). Infants consider both the sample and the sampling process in inductive generalization. *Proceedings of the National Academy of Sciences*, *107*(20), 9066–9071.

Habibi, A., Damasio, A., Ilari, B., Elliott Sachs, M., and Damasio, H. (2018). Music training and child development: A review of recent findings from a longitudinal study. *Annals of the New York Academy of Sciences*.

Hafting, T., Fyhn, M., Molden, S., Moser, M.-B., and Moser, E. I. (2005). Microstructure of a spatial map in the entorhinal cortex. *Nature*, *436*(7052), 801–806.

Hahne, A., and Friederici, A. D. (1999). Electrophysiological evidence for two steps in syntactic analysis: Early automatic and late controlled processes. *Journal of Cognitive Neuroscience*, *11*(2), 194–205.

Halberda, J., and Feigenson, L. (2008). Developmental change in the acuity of the "number sense": The

Fodor, J. A. (1975). *The language of thought*. New York, NY: Thomas Y. Crowell.

Fodor, J. A., and Pylyshyn, Z. W. (1988). Connectionism and cognitive architecture: A critical analysis. *Cognition, 28*(1–2), 3–71.

Fodor, J., and McLaughlin, B. P. (1990). Connectionism and the problem of systematicity: Why Smolensky's solution doesn't work. *Cognition, 35*(2), 183–204.

Frank, M. C., Everett, D. L., Fedorenko, E., and Gibson, E. (2008). Number as a cognitive technology: Evidence from Pirahã language and cognition. *Cognition, 108*(3), 819–824.

Freeman, S., Eddy, S. L., McDonough, M., Smith, M. K., Okoroafor, N., Jordt, H., and Wenderoth, M. P. (2014). Active learning increases student performance in science, engineering, and mathematics. *Proceedings of the National Academy of Sciences, 111*(23), 8410–8415.

Friederici, A. D. (2002). Towards a neural basis of auditory sentence processing. *Trends in Cognitive Sciences, 6*(2), 78–84.

Friedmann, N., Kerbel, N., and Shvimer, L. (2010). Developmental attentional dyslexia. *Cortex, 46*(10), 1216–1237.

Friedmann, N., and Rusou, D. (2015). Critical period for first language: The crucial role of language input during the first year of life. *Current Opinion in Neurobiology, 35*, 27–34.

Friedrich, M., Wilhelm, I., Born, J., and Friederici, A. D. (2015). Generalization of word meanings during infant sleep. *Nature Communications, 6*, 6004.

Friston, K. (2005). A theory of cortical responses. *Philosophical Transactions of the Royal Society B: Biological Sciences, 360*(1456), 815–836.

Froemke, R. C., Merzenich, M. M., and Schreiner, C. E. (2007). A synaptic memory trace for cortical receptive field plasticity. *Nature, 450*(7168), 425–429.

Fukuchi-Shimogori, T., and Grove, E. A. (2001). Neocortex patterning by the secreted signaling molecule FGF8. *Science, 294*(5544), 1071–1074.

Fyhn, M., Molden, S., Witter, M. P., Moser, E. I., and Moser, M.-B. (2004). Spatial representation in the entorhinal cortex. *Science, 305*(5688), 1258–1264.

Galaburda, A. M., LoTurco, J., Ramus, F., Fitch, R. H., and Rosen, G. D. (2006). From genes to behavior in developmental dyslexia. *Nature Neuroscience, 9*(10), 1213–1217.

Galgali, A. R., and Mante, V. (2018). Set in one's thoughts. *Nature Neuroscience, 21*(4), 459–460.

Gallistel, C. R. (1990). *The organization of learning*. Cambridge, MA: MIT Press.

Gaser, C., and Schlaug, G. (2003). Brain structures differ between musicians and non-musicians. *Journal of Neuroscience, 23*(27), 9240–9245.

Gathercole, S. E., Pickering, S. J., Knight, C., and Stegmann, Z. (2004). Working memory skills and educational attainment: Evidence from national curriculum assessments at 7 and 14 years of age. *Applied Cognitive Psychology, 18*(1), 1–16.

Geary, D. C. (2011). Cognitive predictors of achievement growth in mathematics: A five-year longitudinal study. *Developmental Psychology, 47*(6), 1539–1552.

Genzel, L., Rossato, J. I., Jacobse, J., Grieves, R. M., Spooner, P. A., Battaglia, F. P., ... Morris, R. G. M. (2017). The yin and yang of memory consolidation: Hippocampal and neocortical. *PLOS Biology, 15*(1), e2000531.

George, D., Lehrach, W., Kansky, K., Lázaro-Gredilla, M., Laan, C., Marthi, B., ... Phoenix, D. S. (2017). A generative vision model that trains with high data efficiency and breaks text-based CAPTCHAs. *Science, 358*(6368).

Gerber, P., Schlaffke, L., Heba, S., Greenlee, M. W., Schultz, T., and Schmidt-Wilcke, T. (2014). Juggling revisited—a voxel-based morphometry study with expert jugglers. *NeuroImage, 95*, 320–325.

Gergely, G., Bekkering, H., and Király, I. (2002). Rational imitation in preverbal infants. *Nature, 415*(6873), 755.

Gergely, G., and Csibra, G. (2003). Teleological reasoning in infancy: The naïve theory of rational action. *Trends in Cognitive Sciences, 7*(7), 287–292.

Gerhand, S., and Barry, C. (1999). Age of acquisition, word frequency, and the role of phonology in the lexical decision task. *Memory and Cognition, 27*(4), 592–602.

in high school students. *Science Advances, 4*(12), eaau6200.

Duyme, M., Dumaret, A.-C., and Tomkiewicz, S. (1999). How can we boost IQs of "dull children"? A late adoption study. *Proceedings of the National Academy of Sciences, 96*(15), 8790–8794.

Dweck, C. S. (2006). *Mindset: The new psychology of success*. New York, NY: Random House. 〔キャロル・S・ドゥエック『マインドセット：「やればできる！」の研究』、今西康子 訳、草思社、2016 年〕

Egyed, K., Király, I., and Gergely, G. (2013). Communicating shared knowledge in infancy. *Psychological Science, 24*(7), 1348–1353.

Ehri, L. C., Nunes, S. R., Stahl, S. A., and Willows, D. M. (2001). Systematic phonics instruction helps students learn to read: Evidence from the National Reading Panel's meta-analysis. *Review of Educational Research, 71*(3), 393–447.

Ellis, A. W., and Lambon Ralph, M. A. (2000). Age of acquisition effects in adult lexical processing reflect loss of plasticity in maturing systems: Insights from connectionist networks. *Journal of Experimental Psychology: Learning, Memory, and Cognition, 26*(5), 1103–1123.

Elman, J. L., Bates, E. A., Johnson, M. H., Karmiloff-Smith, A., Parisi, D., and Plunkett, K. (1996). *Rethinking innateness: A connectionist perspective on development*. Cambridge, MA: MIT Press. 〔Jeffrey L. Elman ほか『認知発達と生得性：心はどこから来るのか』、乾敏郎・今井むつみ・山下博志 訳、共立出版、1998 年〕

Elsayed, G. F., Shankar, S., Cheung, B., Papernot, N., Kurakin, A., Goodfellow, I., and Sohl-Dickstein, J. (2018). Adversarial examples that fool both human and computer vision. https://arxiv.org/abs/1802.08195v1.

Elston, G. N. (2003). Cortex, cognition and the cell: New insights into the pyramidal neuron and prefrontal function. *Cerebral Cortex, 13*(11), 1124–1138.

Emmons, W. H., and Simon, C. W. (1956). The non-recall of material presented during sleep. *The American Journal of Psychology, 69*, 76–81.

Epelbaum, M., Milleret, C., Buisseret, P., and Duffer, J. L. (1993). The sensitive period for strabismic amblyopia in humans. *Ophthalmology, 100*(3), 323–327.

Esseily, R., Rat-Fischer, L., Somogyi, E., O'Regan, K. J., and Fagard, J. (2016). Humour production may enhance observational learning of a new tool-use action in 18-month-old infants. *Cognition and Emotion, 30*(4), 817–825.

Ester, E. F., Sprague, T. C., and Serences, J. T. (2015). Parietal and frontal cortex encode stimulus-specific mnemonic representations during visual working memory. *Neuron, 87*(4), 893–905.

Everaert, M. B. H., Huybregts, M. A. C., Chomsky, N., Berwick, R. C., and Bolhuis, J. J. (2015). Structures, not strings: Linguistics as part of the cognitive sciences. *Trends in Cognitive Sciences, 19*(12), 729–743.

Fanselow, M. S. (1998). Pavlovian conditioning, negative feedback, and blocking: Mechanisms that regulate association formation. *Neuron, 20*(4), 625–627.

Fattal, I., Friedmann, N., and Fattal-Valevski, A. (2011). The crucial role of thiamine in the development of syntax and lexical retrieval: A study of infantile thiamine deficiency. *Brain, 134*(6), 1720–1739.

Fawcett, S. L., Wang, Y.-Z., and Birch, E. E. (2005). The critical period for susceptibility of human stereopsis. *Investigative Ophthalmology and Visual Science, 46*(2), 521–525.

Fischer, M. H. (2003). Cognitive representation of negative numbers. *Psychological Science, 14*(3), 278–282.

Fisher, A. V., Godwin, K. E., and Seltman, H. (2014). Visual environment, attention allocation, and learning in young children when too much of a good thing may be bad. *Psychological Science, 25*(7), 1362–1370.

Fitzgerald, J. K., Freedman, D. J., Fanini, A., Bennur, S., Gold, J. I., and Assad, J. A. (2013). Biased associative representations in parietal cortex. *Neuron, 77*(1), 180–191.

Fitzsimonds, R. M., Song, H.-J., and Poo, M.-M. (1997). Propagation of activity-dependent synaptic depression in simple neural networks. *Nature, 388*(6641), 439–448.

Flechsig, P. (1876). *Die Leitungsbahnen im Gehirn und Rückenmark des Menschen auf Grund Entwickelungsgeschichtlicher Untersuchungen*. Leipzig: Engelmann.

Flege, J. E., Munro, M. J., and MacKay, I. R. (1995). Factors affecting strength of perceived foreign accent in a second language. *Journal of the Acoustical Society of America, 97*(5), 3125–3134.

Fleming, S. M., Weil, R. S., Nagy, Z., Dolan, R. J., and Rees, G. (2010). Relating introspective accuracy to individual differences in brain structure. *Science, 329*(5998), 1541–1543.

Dennett, D. C. (1995). *Darwin's dangerous idea: Evolution and the meanings of life*. New York, NY: Simon and Schuster.〔ダニエル・C・デネット『ダーウィンの危険な思想:生命の意味と進化』、山口泰司 監訳、石川幹人 ほか訳、青土社、2000 年〕

Desimone, R., and Duncan, J. (1995). Neural mechanisms of selective visual attention. *Annual Review of Neuroscience, 18*, 193–222.

D'Esposito, M., and Grossman, M. (1996). The physiological basis of executive function and working memory. *Neuroscientist, 2*(6), 345–352.

Diamond, A., and Doar, B. (1989). The performance of human infants on a measure of frontal cortex function, the delayed response task. *Developmental Psychobiology, 22*(3), 271–294.

Diamond, A., and Goldman-Rakic, P. S. (1989). Comparison of human infants and rhesus monkeys on Piaget's AB task: Evidence for dependence on dorsolateral prefrontal cortex. *Experimental Brain Research, 74*(1), 24–40.

Diamond, A., and Lee, K. (2011). Interventions shown to aid executive function development in children 4 to 12 years old. *Science, 333*(6045), 959–964.

Diekelmann, S., and Born, J. (2010). The memory function of sleep. *Nature Reviews Neuroscience, 11*(2), 114–126.

Diester, I., and Nieder, A. (2007). Semantic associations between signs and numerical categories in the prefrontal cortex. *PLOS Biology, 5*(11), e294.

Diester, I., and Nieder, A. (2010). Numerical values leave a semantic imprint on associated signs in monkeys. *Journal of Cognitive Neuroscience, 22*(1), 174–183.

Ditz, H. M., and Nieder, A. (2015). Neurons selective to the number of visual items in the corvid songbird endbrain. *Proceedings of the National Academy of Sciences, 112*(25), 7827–7832.

Doeller, C. F., Barry, C., and Burgess, N. (2010). Evidence for grid cells in a human memory network. *Nature, 463*(7281), 657–661.

Donato, F., Rompani, S. B., and Caroni, P. (2013). Parvalbumin-expressing basket-cell network plasticity induced by experience regulates adult learning. *Nature, 504*(7479), 272–276.

Draganski, B., Gaser, C., Busch, V., Schuierer, G., Bogdahn, U., and May, A. (2004). Neuroplasticity: Changes in grey matter induced by training. *Nature, 427*(6972), 311–312.

Dubois, J., Dehaene-Lambertz, G., Perrin, M., Mangin, J.-F., Cointepas, Y., Duchesnay, E., ... Hertz-Pannier, L. (2007). Asynchrony of the early maturation of white matter bundles in healthy infants: Quantitative landmarks revealed noninvasively by diffusion tensor imaging. *Human Brain Mapping, 29*, 14–27.

Dubois, J., Hertz-Pannier, L., Cachia, A., Mangin, J.-F., Le Bihan, D., and Dehaene-Lambertz, G. (2009). Structural asymmetries in the infant language and sensori-motor networks. *Cerebral Cortex, 19*(2), 414–423.

Dubois, J., Poupon, C., Thirion, B., Simonnet, H., Kulikova, S., Leroy, F., ... Dehaene-Lambertz, G. (2015). Exploring the early organization and maturation of linguistic pathways in the human infant brain. *Cerebral Cortex, 26*(5), 2283–2298.

Dumontheil, I., and Klingberg, T. (2011). Brain activity during a visuospatial working memory task predicts arithmetical performance 2 years later. *Cerebral Cortex, 22*(5), 1078–1085.

Duncan, J. (2003). Intelligence tests predict brain response to demanding task events. *Nature Neuroscience, 6*(3), 207–208.

Duncan, J. (2010). The multiple-demand (MD) system of the prima e brain: Mental programs for intelligent behaviour. *Trends in Cognitive Sciences, 14*(4), 172–179.

Duncan, J. (2013). The structure of cognition: Attentional episodes in mind and brain. *Neuron, 80*(1), 35–50.

Dundas, E. M., Plaut, D. C., and Behrmann, M. (2013). The joint development of hemispheric lateralization for words and faces. *Journal of Experimental Psychology: General, 142*(2), 348–358.

Dunlosky, J., Rawson, K. A., Marsh, E. J., Nathan, M. J., and Willingham, D. T. (2013). Improving students' learning with effective learning techniques: Promising directions from cognitive and educational psychology. *Psychological Science in the Public Interest, 14*(1), 4–58.

Dunster, G. P., Iglesia, L. de la, Ben-Hamo, M., Nave, C., Fleischer, J. G., Panda, S., and Iglesia, H. O. de la. (2018). Sleepmore in Seattle: Later school start times are associated with more sleep and better performance

ing. *Journal of Experimental Psychology: Learning, Memory, and Cognition*, *21*(2), 314–326.
Dehaene, S., Bossini, S., and Giraux, P. (1993). The mental representation of parity and numerical magnitude. *Journal of Experimental Psychology: General*, *122*(3), 371–396.
Dehaene, S., and Changeux, J. P. (2011). Experimental and theoretical approaches to conscious processing. *Neuron*, *70*(2), 200–227.
Dehaene, S., Changeux, J. P., Naccache, L., Sackur, J., and Sergent, C. (2006). Conscious, preconscious, and subliminal processing: A testable taxonomy. *Trends in Cognitive Sciences*, *10*(5), 204–211.
Dehaene, S., and Cohen, L. (2007). Cultural recycling of cortical maps. *Neuron*, *56*(2), 384–398.
Dehaene, S., Cohen, L., Morais, J., and Kolinsky, R. (2015). Illiterate to literate: Behavioural and cerebral changes induced by reading acquisition. *Nature Reviews Neuroscience*, *16*(4), 234–244.
Dehaene, S., Cohen, L., Sigman, M., and Vinckier, F. (2005). The neural code for written words: A proposal. *Trends in Cognitive Sciences*, *9*(7), 335–341.
Dehaene, S., Dupoux, E., and Mehler, J. (1990). Is numerical comparison digital? Analogical and symbolic effects in two-digit number comparison. *Journal of Experimental Psychology: Human Perception and Performance*, *16*(3), 626–641.
Dehaene, S., Izard, V., Pica, P., and Spelke, E. (2006). Core knowledge of geometry in an Amazonian indigene group. *Science*, *311*(5759), 381–384.
Dehaene, S., Izard, V., Spelke, E., and Pica, P. (2008). Log or linear? Distinct intuitions of the number scale in Western and Amazonian indigene cultures. *Science*, *320*(5880), 1217–1220.
Dehaene, S., Jobert, A., Naccache, L., Ciuciu, P., Poline, J.-B., Le Bihan, D., and Cohen, L. (2004). Letter binding and invariant recognition of masked words: Behavioral and neuroimaging evidence. *Psychological Science*, *15*(5), 307–313.
Dehaene, S., Kerszberg, M., and Changeux, J. P. (1998). A neuronal model of a global workspace in effortful cognitive tasks. *Proceedings of the National Academy of Sciences*, *95*(24), 14529–14534.
Dehaene, S., Lau, H., and Kouider, S. (2017). What is consciousness, and could machines have it? *Science*, *358*(6362), 486–492.
Dehaene, S., and Marques, J. F. (2002). Cognitive Neuroscience: Scalar variability in price estimation and the cognitive consequences of switching to the euro. *Quarterly Journal of Experimental Psychology*, *55*(3), 705–731.
Dehaene, S., Meyniel, F., Wacongne, C., Wang, L., and Pallier, C. (2015). The neural representation of sequences: From transition probabilities to algebraic patterns and linguistic trees. *Neuron*, *88*(1), 2–19.
Dehaene, S., and Naccache, L. (2001). Towards a cognitive neuroscience of consciousness: Basic evidence and a workspace framework. *Cognition*, *79*(1–2), 1–37.
Dehaene, S., Naccache, L., Cohen, L., Le Bihan, D., Mangin, J.-F., Poline, J.-B., and Rivière, D. (2001). Cerebral mechanisms of word masking and unconscious repetition priming. *Nature Neuroscience*, *4*(7), 752–758.
Dehaene, S., Pegado, F., Braga, L. W., Ventura, P., Nunes Filho, G., Jobert, A., ... Cohen, L. (2010). How learning to read changes the cortical networks for vision and language. *Science*, *330*(6009), 1359–1364.
Dehaene-Lambertz, G., Dehaene, S., and Hertz-Pannier, L. (2002). Functional neuro-imaging of speech perception in infants. *Science*, *298*(5600), 2013–2015.
Dehaene-Lambertz, G., Hertz-Pannier, L., Dubois, J., Meriaux, S., Roche, A., Sigman, M., and Dehaene, S. (2006). Functional organization of perisylvian activation during presentation of sentences in preverbal infants. *Proceedings of the National Academy of Sciences*, *103*(38), 14240–14245.
Dehaene-Lambertz, G., Monzalvo, K., and Dehaene, S. (2018). The emergence of the visual word form: Longitudinal evolution of category-specific ventral visual areas during reading acquisition. *PLOS Biology*, *16*(3), e2004103.
Dehaene-Lambertz, G., and Spelke, E. S. (2015). The infancy of the human brain. *Neuron*, *88*(1), 93–109.
de Lavilléon, G., Lacroix, M. M., Rondi-Reig, L., and Benchenane, K. (2015). Explicit memory creation during sleep demonstrates a causal role of place cells in navigation. *Natura Neuroscience*, *18*(4), 493–495.
Denison, S., and Xu, F. (2010). Integrating physical constraints in statistical inference by 11-month-old infants. *Cognitive Science*, *34*(5), 885–908.

achievement. *Proceedings of the National Academy of Sciences, 113*(31), 8664–8668.

Cohen, L., Dehaene, S., McCormick, S., Durant, S., and Zanker, J. M. (2016). Brain mechanisms of recovery from pure alexia: A single case study with multiple longitudinal scans. *Neuropsychologia, 91*, 36–49.

Cohen, L., Dehaene, S., Vinckier, F., Jobert, A., and Montavont, A. (2008). Reading normal and degraded words: Contribution of the dorsal and ventral visual pathways. *NeuroImage, 40*(1), 353–366.

Conel, J. L. (1939–67). *The postnatal development of the human cerebral cortex* (Vols. 1–8). Cambridge, MA: Harvard University Press.

Constantinescu, A. O., O'Reilly, J. X., and Behrens, T. E. J. (2016). Organizing conceptual knowledge in humans with a gridlike code. *Science, 352*(6292), 1464–1468.

Corallo, G., Sackur, J., Dehaene, S., and Sigman, M. (2008). Limits on introspection: Distorted subjective time during the d al-task bottleneck. *Psychological Science, 19*(11), 1110–1117.

Cortese, S., Brown, T. E., Corkum, P., Gruber, R., O'Brien, L. M., Stein, M., ... Owens, J. (2013). Assessment and management of sleep problems in youths with attention deficit/hyperactivity disorder. *Journal of the American Academy of Child and Adolescent Psychiatry, 52*(8), 784–796.

Costa, A., and Sebastián-Gallés, N. (2014). How does the bilingual experience sculpt the brain? *Nature Reviews Neuroscience, 15*(5), 336–345.

Courchesne, E., Pierce, K., Schumann, C. M., Redcay, E., Buckwalter, J. A., Kennedy, D. P., and Morgan, J. (2007). Mapping early brain development in autism. *Neuron, 56*(2), 399–413.

Courtney, S. M., Ungerleider, L. G., Keil, K., and Haxby, J. V. (1997). Transient and sustained activity in a distributed neural system for human working memory. *Nature, 386*(6625), 608–611.

Craik, F. I. M., and Tulving, E. (1975). Depth of processing and the retention of words in episodic memory. *Journal of Experimental Psychology: General, 104*(3), 268–294.

Csibra, G., and Gergely, G. (2009). Natural pedagogy. *Trends in Cognitive Sciences, 13*(4), 148–153.

Çukur, T., Nishimoto, S., Huth, A. G., and Gallant, J. L. (2013). Attention during natural vision warps semantic representation across the human brain. *Nature Neuroscience, 16*(6), 763–770.

Curran, T., Tucker, D. M., Kutas, M., and Posner, M. I. (1993). Topography of the N400: Brain electrical activity reflecting semantic expectancy. *Electroencephalography and Clinical Neurophysiology, 88*(3), 188–209.

Cyr, M., and Shi, R. (2013). Development of abstract grammatical categorization in infants. *Child Development, 84*(2), 617–629.

Darki, F., Peyrard-Janvid, M., Matsson, H., Kere, J., and Klingberg, T. (2012). Three dyslexia susceptibility genes, DYX1C1, DCDC2, and KIAA0319, affect temporo-parietal white matter structure. *Biological Psychiatry, 72*(8), 671–676.

Deen, B., Richardson, H., Dilks, D. D., Takahashi, A., Keil, B., Wald, L. L., ... Saxe, R. (2017). Organization of high-level visual cortex in human infants. *Nature Communications, 8*, 13995.

Dehaene, S. (2003). The neural basis of the Weber-Fechner law: A logarithmic mental number line. *Trends in Cognitive Sciences, 7*(4), 145–147.

Dehaene, S. (2005). Evolution of human cortical circuits for reading and arithmetic: The "neuronal recycling" hypothesis. In S. Dehaene, J.-R. Duhamel, M. D. Hauser, and G. Rizzolatti (Eds.), *From monkey brain to human brain* (pp. 133–157). Cambridge, MA: MIT Press.

Dehaene, S. (2007). Symbols and quantities in parietal cortex: Elements of a mathematical theory of number representation and manipulation. In P. Haggard, Y. Rossetti, and M. Kawato (Eds.), *Attention and performance XXII: Sensorimotor foundations of higher cognition* (pp. 527–574). Cambridge, MA: Harvard University Press.

Dehaene, S. (2009). *Reading in the brain: The new science of how we read*. New York, NY: Penguin Group.

Dehaene, S. (2011). *The number sense: How the mind creates mathematics* (2nd ed.). New York, NY: Oxford University Press.〔第 1 版の翻訳：スタニスラス・ドゥアンヌ『数覚とは何か？：心が数を創り、操る仕組み』、長谷川眞理子・小林哲生 訳、早川書房、2010 年〕

Dehaene, S. (2014). *Consciousness and the brain*. New York, NY: Penguin Group.〔スタニスラス・ドゥアンヌ『意識と脳：思考はいかにコード化されるか』、高橋洋 訳、紀伊國屋書店、2015 年〕

Dehaene, S., and Akhavein, R. (1995). Attention, automaticity, and levels of representation in number process-

encoding support the deficient-processing theory. *Human Brain Mapping*, *31*(4), 645–659.
Campbell, F. A., Pungello, E. P., Burchinal, M., Kainz, K., Pan, Y., Wasik, B. H., ... Ramey, C. T. (2012). Adult outcomes as a function of an early childhood educational program: An Abecedarian Project follow-up. *Developmental Psychology*, *48*(4), 1033–1043.
Campbell, F., Conti, G., Heckman, J. J., Moon, S. H., Pinto, R., Pungello, E., and Pan, Y. (2014). Early childhood investments substantially boost adult health. *Science*, *343*(6178), 1478–1485.
Cantlon, J. F., Brannon, E. M., Carter, E. J., and Pelphrey, K. A. (2006). Functional imaging of numerical processing in adults and 4-y-old children. *PLOS Biology*, *4*(5), e125.
Cantlon, J. F., and Li, R. (2013). Neural activity during natural viewing of *Sesame Street* statistically predicts test scores in early childhood. *PLOS Biology*, *11*(1), e1001462.
Cardoso-Leite, P., and Bavelier, D. (2014). Video game play, attention, and learning: How to shape the development of attention and influence learning? *Current Opinion in Neurology*, *27*(2), 185–191.
Carey, S., and Bartlett, E. (1978). Acquiring a single new word. *Papers and Reports on Child Language Development*, *15*, 17–29.
Caroni, P., Donato, F., and Muller, D. (2012). Structural plasticity upon learning: Regulation and functions. *Nature Reviews Neuroscience*, *13*(7), 478–490.
Carreiras, M., Seghier, M. L., Baquero, S., Estevez, A., Lozano, A., Devlin, J. T., and Price, C. J. (2009). An anatomical signature for literacy. *Nature*, *461*(7266), 983–986.
Carrier, M., and Pashler, H. (1992). The influence of retrieval on retention. *Memory and Cognition*, *20*(6), 633–642.
Castles, A., Rastle, K., and Nation, K. (2018). Ending the reading wars: Reading acquisition from novice to expert. *Psychological Science in the Public Interest*, *19*(1), 5–51.
Castro-Caldas, A., Petersson, K. M., Reis, A., Stone-Elander, S., and Ingvar, M. (1998). The illiterate brain: Learning to read and write during childhood influences the functional organization of the adult brain. *Brain*, *121*(6), 1053–1063.
Cepeda, N. J., Coburn, N., Rohrer, D., Wixted, J. T., Mozer, M. C., and Pashler, H. (2009). Optimizing distributed practice: Theoretical analysis and practical implications. *Experimental Psychology*, *56*(4), 236–246.
Cepeda, N. J., Pashler, H., Vul, E., Wixted, J. T., and Rohrer, D. (2006). Distributed practice in verbal recall tasks: A review and quantitative synthesis. *Psychological Bulletin*, *132*(3), 354–380.
Cesana-Arlotti, N., Martín, A., Téglás, E., Vorobyova, L., Cetnarski, R., and Bonatti, L. L. (2018). Precursors of logical reasoning in preverbal human infants. *Science*, *359*(6381), 1263–1266.
Chafee, M. V. (2013). A scalar neural code for categories in parietal cortex: Representing cognitive variables as "more" or "less." *Neuron*, *77*(1), 7–9.
Chakraborty, M., and Jarvis, E. D. (2015). Brain evolution by brain pathway duplication. *Philosophical Transactions of the Royal Society B: Biological Sciences*, *370*(1684), 20150056.
Chang, C. H. C., Pallier, C., Wu, D. H., Nakamura, K., Jobert, A., Kuo, W.-J., and Dehaene, S. (2015). Adaptation of the human visual system to the statistics of letters and line configurations. *NeuroImage*, *120*, 428–440.
Chao, Z. C., Takaura, K., Wang, L., Fujii, N., and Dehaene, S. (2018). Large-scale cortical networks for hierarchical prediction and prediction error in the primate brain. *Neuron*, *100*(5), 1252–1266.
Chen, Z., and Wilson, M. A. (2017). Deciphering neural codes of memory during sleep. *Trends in Neurosciences*, *40*(5), 260–275.
Chiao, J. Y. (2010). Neural basis of social status hierarchy across species. *Current Opinion in Neurobiology*, *20*(6), 803–809.
Cho, K., Courville, A., and Bengio, Y. (2015). Describing multimedia content using attention-based encoder-decoder networks. *IEEE Transactions on Multimedia*, *17*(11), 1875–1886.
Chun, M. M., and Marois, R. (2002). The dark side of visual attention. *Current Opinion in Neurobiology*, *12*(2), 184–189.
Clark, E. V. (1988). On the logic of contrast. *Journal of Child Language*, *15*(2), 317–335.
Claro, S., Paunesku, D., and Dweck, C. S. (2016). Growth mindset tempers the effects of poverty on academic

Bialystok, E., Craik, F. I. M., Green, D. W., and Gollan, T. H. (2009). Bilingual minds. *Psychological Science in the Public Interest, 10*(3), 89–129.

Binder, J. R., Medler, D. A., Westbury, C. F., Liebenthal, E., and Buchanan, L. (2006). Tuning of the human left fusiform gyrus to sublexical orthographic structure. *NeuroImage, 33*(2), 739–748.

Blair, C., and Raver, C. C. (2014). Closing the achievement gap through modification of neurocognitive and neuroendocrine function: Results from a cluster randomized controlled trial of an innovative approach to the education of children in kindergarten. *PLOS ONE, 9*(11), e112393.

Blair, K. P., Rosenberg-Lee, M., Tsang, J. M., Schwartz, D. L., and Menon, V. (2012). Beyond natural numbers: Negative number representation in parietal cortex. *Frontiers in Human Neuroscience, 6*, 7.

Bliss, T. V., and Lømo, T. (1973). Long-lasting potentiation of synaptic transmission in the dentate area of the anaesthetized rabbit following stimulation of the perforant path. *Journal of Physiology, 232*(2), 331–356.

Bock, A. S., Binda, P., Benson, N. C., Bridge, H., Watkins, K. E., and Fine, I. (2015). Resting-state retinotopic organization in the absence of retinal input and visual experience. *Journal of Neuroscience, 35*(36), 12366–12382.

Bonawitz, E., Shaft, P., Gweon, H., Goodman, N. D., Spelke, E., and Schulz, L. (2011). The double-edged sword of pedagogy: Instruction limits spontaneous exploration and discovery. *Cognition, 120*(3), 322–330.

Bond, R., and Smith, P. B. (1996). Culture and conformity: A meta-analysis of studies using Asch's (1952b, 1956) line judgment task. *Psychological Bulletin, 119*(1), 111–137.

Borst, G., Poirel, N., Pineau, A., Cassotti, M., and Houdé, O. (2013). Inhibitory control efficiency in a Piaget-like class-inclusion task in school-age children and adults: A developmental negative priming study. *Developmental Psychology, 49*(7), 1366–1374.

Bouhali, F., Thiebaut de Schotten, M., Pinel, P., Poupon, C., Mangin, J.-F., Dehaene, S., and Cohen, L. (2014). Anatomical connections of the visual word form area. *Journal of Neuroscience, 34*(46), 15402–15414.

Bradley, M. M., Costa, V. D., Ferrari, V., Codispoti, M., Fitzsimmons, J. R., and Lang, P. J. (2015). Imaging distributed and massed repetitions of natural scenes: Spontaneous retrieval and maintenance. *Human Brain Mapping, 36*(4), 1381–1392.

Braga, L. W., Amemiya, E., Tauil, A., Sugueida, D., Lacerda, C., Klein, E., … Dehaene, S. (2017). Tracking adult literacy acquisition with functional MRI: A single-case study. *Mind, Brain, and Education, 11*(3), 121–132.

Brewer, J. B., Zhao, Z., Desmond, J. E., Glover, G. H., and Gabrieli, J. D. (1998). Making memories: Brain activity that predicts how well visual experience will be remembered. *Science, 281*(5380), 1185–1187.

Brodmann, K. (1909). *Vergleichende Lokalisationslehre der Grosshirnrinde* [*Localisation in the cerebral cortex*]. Leipzig: Barth.

Bromberg-Martin, E. S., and Hikosaka, O. (2009). Midbrain dopamine neurons signal preference for advance information about upcoming rewards. *Neuron, 63*(1), 119–126.

Bruce, D. J., Evans, C. R., Fenwick, P. B. C., and Spencer, V. (1970). Effect of Presenting Novel Verbal Material during Slow-wave Sleep. *Nature, 225*(5235), 873.

Brun, V. H., Leutgeb, S., Wu, H.-Q., Schwarcz, R., Witter, M. P., Moser, E. I., and Moser, M.-B. (2008). Impaired spatial representation in CA1 after lesion of direct input from entorhinal cortex. *Neuron, 57*(2), 290–302.

Buon, M., Jacob, P., Margules, S., Brunet, I., Dutat, M., Cabrol, D., and Dupoux, E. (2014). Friend or foe? Early social evaluation of human interactions. *PLOS ONE, 9*(2), e88612.

Butler, A. C., Karpicke, J. D., and Roediger, H. L. (2008). Correcting a metacognitive error: Feedback increases retention of low-confidence correct responses. *Journal of Experimental Psychology: Learning, Memory, and Cognition, 34*(4), 918–928.

Butterworth, B. (2010). Foundational numerical capacities and the origins of dyscalculia. *Trends in Cognitive Sciences, 14*(12), 534–541.

Byers-Heinlein, K., and Werker, J. F. (2009). Monolingual, bilingual, trilingual: Infants' language experience influences the development of a word-learning heuristic. *Developmental Science, 12*(5), 815–823.

Callan, D. E., and Schweighofer, N. (2010). Neural correlates of the spacing effect in explicit verbal semantic

Avior, G., Fishman, G., Leor, A., Sivan, Y., Kaysar, N., and Derowe, A. (2004). The effect of tonsillectomy and adenoidectomy on inattention and impulsivity as measured by the Test of Variables of Attention (TOVA) in children with obstructive sleep apnea syndrome. *Otolaryngology, 131*(4), 367–371.

Bahdanau, D., Cho, K., and Bengio, Y. (2014). Neural machine translation by jointly learning to align and translate. arxiv.org/abs/1409.0473.

Baillargeon, R., and DeVos, J. (1991). Object permanence in young infants: Further evidence. *Child Development, 62*(6), 1227–1246.

Baillargeon, R., Needham, A., and DeVos, J. (1992). The development of young infants' intuitions about support. *Early Development and Parenting, 1*(2), 69–78.

Baldwin, D. A., Markman, E. M., Bill, B., Desjardins, R. N., Irwin, J. M., and Tidball, G. (1996). Infants' reliance on a social criterion for establishing word-object relations. *Child Development, 67*(6), 3135–3153.

Balsam, P. D., and Gallistel, C. R. (2009). Temporal maps and informativeness in associative learning. *Trends in Neurosciences, 32*(2), 73–78.

Banino, A., Barry, C., Uria, B., Blundell, C., Lillicrap, T., Mirowski, P., ... Kumaran, D. (2018). Vector-based navigation using grid-like representations in artificial agents. *Nature, 557*(7705), 429–433.

Bao, S., Chan, V. T., and Merzenich, M. M. (2001). Cortical remodelling induced by activity of ventral tegmental dopamine neurons. *Nature, 412*(6842), 79–83.

Bavelier, D., Green, C. S., Han, D. H., Renshaw, P. F., Merzenich, M. M., and Gentile, D. A. (2011). Brains on video games. *Nature Reviews Neuroscience, 12*(12), 763–768.

Beckers, T., Miller, R. R., De Houwer, J., and Urushihara, K. (2006). Reasoning rats: Forward blocking in Pavlovian animal conditioning is sensitive to constraints of causal inference. *Journal of Experimental Psychology: General, 135*(1), 92–102.

Bedny, M. (2017). Evidence from blindness for a cognitively pluripotent cortex. *Trends in Cognitive Sciences, 21*(9), 637–648.

Bedny, M., Pascual-Leone, A., Dodell-Feder, D., Fedorenko, E., and Saxe, R. (2011). Language processing in the occipital cortex of congenitally blind adults. *Proceedings of the National Academy of Sciences, 108*(11), 4429–4434.

Behne, T., Carpenter, M., Call, J., and Tomasello, M. (2005). Unwilling versus unable: Infants' understanding of intentional action. *Developmental Psychology, 41*(2), 328–337.

Bekinschtein, T. A., Dehaene, S., Rohaut, B., Tadel, F., Cohen, L., and Naccache, L. (2009). Neural signature of the conscious processing of auditory regularities. *Proceedings of the National Academy of Sciences, 106*(5), 1672–1677.

Belle, M., Godefroy, D.,Couly, G., Malone, S. A., Collier, F., Giacobini, P., and Chédotal, A. (2017). Tridimensional visualization and analysis of early human development. *Cell, 169*(1), 161–173.

Bendor, D., and Wilson, M. A. (2012). Biasing the content of hippocampal replay during sleep. *Nature Neuroscience, 15*(10), 1439–1444.

Berens, A. E., and Nelson, C. A. (2015). The science of early adversity: Is there a role for large institutions in the care of vulnerable children? *Lancet, 386*(9991), 388–398.

Bergman-Nutley, S., and Klingberg, T. (2014). Effect of working memory training on working memory, arithmetic and following instructions. *Psychological Research, 78*(6), 869–877.

Berkes, P., Orbán, G., Lengyel, M., and Fiser, J. (2011). Spontaneous cortical activity reveals hallmarks of an optimal internal model of the environment. *Science, 331*(6013), 83–87.

Bermudez, P., Lerch, J. P., Evans, A. C., and Zatorre, R. J. (2009). Neuroanatomical correlates of musicianship as revealed by cortical thickness and voxel-based morphometry. *Cerebral Cortex, 19*(7), 1583–1596.

Bernal, S., Dehaene-Lambertz, G., Millotte, S., and Christophe, A. (2010). Two-year-olds compute syntactic structure on-line. *Developmental Science, 13*(1), 69–76.

Bessa, C., Maciel, P., and Rodrigues, A. J. (2013). Using *C. elegans* to decipher the cellular and molecular mechanisms underlying neurodevelopmental disorders. *Molecular Neurobiology, 48*(3), 465–489.

Bevins, R. A. (2001). Novelty seeking and reward: Implications for the study of high-risk behaviors. *Current Directions in Psychological Science, 10*(6), 189–193.

参考文献

Abboud, S., Maidenbaum, S., Dehaene, S., and Amedi, A. (2015). A number-form area in the blind. *Nature Communications, 6*, 6026.

Adibpour, P., Dubois, J., and Dehaene-Lambertz, G. (2018). Right but not left hemispheric discrimination of faces in infancy. *Nature Human Behaviour, 2*(1), 67–79.

Ahissar, M., and Hochstein, S. (1993). Attentional control of early perceptual learning. *Proceedings of the National Academy of Sciences, 90*(12), 5718–5722.

Almas, A. N., Degnan, K. A., Radulescu, A., Nelson, C. A., Zeanah, C. H., and Fox, N. A. (2012). Effects of early intervention and the moderating effects of brain activity on institutionalized children's social skills at age 8. *Proceedings of the National Academy of Sciences, 109 Suppl 2*, 17228–17231.

Amalric, M., and Dehaene, S. (2016). Origins of the brain networks for advanced mathematics in expert mathematicians. *Proceedings of the National Academy of Sciences, 113*(18), 4909–4917.

Amalric, M., and Dehaene, S. (2017). Cortical circuits for mathematical knowledge: Evidence for a major subdivision within the brain's semantic networks. *Philosophical Transactions of the Royal Society B: Biological Sciences, 373*(1740), 20160515.

Amalric, M., Denghien, I., and Dehaene, S. (2017). On the role of visual experience in mathematical development: Evidence from blind mathematicians. *Developmental Cognitive Neuroscience, 30*, 314–323.

Amalric, M., Wang, L., Pica, P., Figueira, S., Sigman, M., and Dehaene, S. (2017). The language of geometry: Fast comprehension of geometrical primitives and rules in human adults and preschoolers. *PLOS Computational Biology, 13*(1), e1005273.

Amedi, A., Raz, N., Pianka, P., Malach, R., and Zohary, E. (2003). Early 'visual' cortex activation correlates with superior verbal memory performance in the blind. *Nature Neuroscience, 6*(7), 758–766.

American Academy of Pediatrics. (2014). School start times for adolescents. *Pediatrics, 134*(3), 642–649.

Amunts, K., Lenzen, M., Friederici, A. D., Schleicher, A., Morosan, P., Palomero-Gallagher, N., and Zilles, K. (2010). Broca's region: Novel organizational principles and multiple receptor mapping. *PLOS Biology, 8*(9), e1000489.

Amunts, K., and Zilles, K. (2015). Architectonic mapping of the human brain beyond Brodmann. *Neuron, 88*(6), 1086–1107.

Anderson, R. C., Wilson, P. T., and Fielding, L. G. (1988). Growth in reading and how children spend their time outside of school. *Reading Research Quarterly, 23*(3), 285–303.

Ansari, D., and Dhital, B. (2006). Age-related changes in the activation of the intraparietal sulcus during nonsymbolic magnitude processing: An event-related functional magnetic resonance imaging study. *Journal of Cognitive Neuroscience, 18*(11), 1820–1828.

Antony, J. W., Gobel, E. W., O'Hare, J. K., Reber, P. J., and Paller, K. A. (2012). Cued memory reactivation during sleep influences skill learning. *Nature Neuroscience, 15*(8), 1114–1116.

Arnould, L. (1900). *Une âme en prison: Histoire de l' éducation d'une aveugle-sourde-muette de naissance.* Paris: Oudin.

Arzi, A., Shedlesky, L., Ben-Shaul, M., Nasser, K., Oksenberg, A., Hairston, I. S., and Sobel, N. (2012). Humans can learn new information during sleep. *Nature Neuroscience, 15*(10), 1460–1465.

Ashcraft, M. H. (2002). Math anxiety: Personal, educational, and cognitive consequences. *Current Directions in Psychological Science, 11*(5), 181–185.

Au, J., Sheehan, E., Tsai, N., Duncan, G. J., Buschkuehl, M., and Jaeggi, S. M. (2015). Improving fluid intelligence with training on working memory: A meta-analysis. *Psychonomic Bulletin and Review, 22*(2), 366–377.

Auble, P. M., and Franks, J. J. (1978). The effects of effort toward comprehension on recall. *Memory and Cognition, 6*(1), 20–25.

Auble, P. M., Franks, J. J., and Soraci, S. A. (1979). Effort toward comprehension: Elaboration or "aha"? *Memory and Cognition, 7*(6), 426–434.

Science, vol. 24(7), pg. 1348–1353, (2013). https://journals.sagepub.com/doi/10.1177/0956797612471952.
図 7.6 下：次の論文のデータから描画。Gergely, György, Harold Bekkering, and Ildikó Király. "Rational imitation in preverbal infants." *Nature*, vol. 415(6873), pg. 755 (2002). https://www.nature.com/articles/415755a.
図 8.1：figure 3 in Kaplan, Frederic, and Pierre-Yres Oudeyer. "In Search of the Neural Circuits of Intrinsic Motivation." *Frontiers in Neuroscience*, 1(1), 225, (2007). https://www.frontiersin.org/articles/10.3389/neuro.01.1.1.017.2007/full. Copyright © 2007 by Kaplan and Oudeyer. This is an open-access article subject to an exclusive license agreement between the authors and the Frontiers Research Foundation, which permits unrestricted use, distribution, and reproduction in any medium, provided the original authors and source are credited. Licensed under Creative Commons Attribution License CC-BY 4.0.
図 9.1：Copyright © by Stanislas Dehaene.
Attribution 4.0 International (CC BY 4.0) can be found at https://creativecommons.org/licenses/by/4.0/.
Attribution-ShareAlike 4.0 International (CC BY-SA 4.0) can be found at https://creative commons.org/licenses/by-sa/4.0/.

図 5.1 右上：Philip Buttery により提供。
図 5.1 右下：Copyright © by Stanislas Dehaene.
図 5.2：*The Postnatal Development of the Human Cerebral Cortex*, Volumes I-VIII, by Jesse LeRoy Conel, Cambridge, Mass.: Harvard University Press, Copyright © 1939, 1941, 1947, 1951, 1955, 1959, 1963, 1967, by the President and Fellows of Harvard College. Renewed 1967, 1969, 1975, 1979, 1983, 1987, 1991.
図 5.3 上段：次の論文のデータから描画。Flege, James E., Murray J. Munro, and Ian R. A. MacKay. "Factors affecting strength of perceived foreign accent in a second language." *Journal of the Acoustical Society of America*, 97(5), 3125–3134 (1995); Johnson, J. S., and E.L. Newport. "Critical period effects in second language learning: The influence of maturational state on the acquisition of English as a second language." *Cognitive Psychology*, 21(1), 60–99, (1989) https://psycnet.apa.org/record/1989-18581-001; and Hartshorne, J. K., J. B. Tenenbaum, and S. Pinker. "A critical period for second language acquisition: Evidence from 2/3 million English speakers." *Cognition*, 177, 263–277, (2018). https://www.ncbi.nlm.nih.gov/pubmed/29729947.
図 5.3 下段：figure 3 in Pierce, Lara J., Denise Klein, Jen-Kai Chen, Audrey Delcenserie, and Fred Genesee. "Mapping the unconscious maintenance of a lost first language." *Proceedings of the National Academy of Sciences of the United States of America*, vol. 111(48), pg. 17314–17319, (2014). https://www.pnas.org/content/111/48/17314.
図 5.4 上：Eric Knudsen より提供。
図 5.4 下：figures 2 and 3 in Knudsen, Eric I., Weimin Zheng, and William M. DeBello. "Traces of learning in the auditory localization pathway." *Proceedings of the National Academy of Sciences of the United States of America*, vol. 97(22), pg.11815–11820, (2000). https://www.pnas.org/content/97/22/11815. Copyright © 2000 by the National Academy of Sciences, U.S.A.
図 5.5 上：Copyright © 2001 by Michael Carroll.
図 5.5 下：figure 1 in Almas, Alisa N., Kathryn A. Degnan, Anca Radulescu, Charles A. Nelson III, Charles H. Zeanah, and Nathan A. Fox. "Effects of early intervention and the moderating effects of brain activity on institutionalized children's social skills at age 8." *Proceedings of the National Academy of Sciences of the United States of America,* vol. 109 Suppl 2, pg. 17228–17231, (2012). https://www.pnas.org/content/109/Supplement_2/17228.
図 6.1：次の論文のデータをもとに著者が作成。Dehaene, Stanislas, Felipe Pegado, Lucia W. Braga, Paulo Ventura, Gilberto Nunes Filho, Antoinette Jobert, Ghislaine Dehaene-Lambertz, Régine Kolinsky, José Morais, and Laurent Cohen. "How Learning to Read Changes the Cortical Networks for Vision and Language." *Science*, vol. 330(6009), pg. 1359–1364, (2010). https://doi.org/10.1126/science.1194140.
図 6.2：Dehaene-Lambertz, Ghislaine, Karla Monzalvo, and Stanislas Dehaene (2018). "The emergence of the visual word form: Longitudinal evolution of category-specific ventral visual areas during reading acquisition." *PLoS Biology*, vol. 16(3), e2004103, (2018). https://journals.plos.org/plosbiology/article?id=10.1371/journal.pbio.2004103. Licensed under Creative Commons Attribution License CC-BY 4.0.
図 7.1：Xu, Kelvin, Jimmy Ba, Ryan Kiros, Kyunghyun Cho, Aaron Courvi- lle, Ruslan Salakhutdinov, Richard Zemel, and Yoshua Bengio. "Show, Attend and Tell: Neural Image Caption Generation with Visual Attention." ArXiv:1502.03044 [Cs], (2015). Retrieved from http://arxiv.org/abs/1502.03044.
図 7.2：次の論文のデータをもとに著者が作成。Yoncheva, Y. N., Blau, V. C., Maurer, U., & McCandliss, B. D. "Attentional Focus During Learning Impacts N170 ERP Responses to an Artificial Script." *Developmental Neuropsychology*, 35(4), 423–445 (2010). https://www.ncbi.nlm.nih.gov/pmc/articles/PMC4365954/.
図 7.5 上：Copyright © by Stanislas Dehaene.
図 7.5 下：Robert Zatorre の次の論文から。Bermudez, Patrick, Jason P. Lerch, Alan C. Evans, and Robert J. Zatorre. "Neuroanatomical Correlates of Musicianship as Revealed by Cortical Thickness and Voxel-Based Morphometry." *Cereb Cortex*, vol. 19(7), pg. 1583–1596, (2009). https://academic.oup.com/cercor/article/19/7/1583/317010.
図 7.6 上：György Gergely より提供された写真をもとに作成。データは次の論文から。Egyed, Katalin, Ildikó Király, and György Gergely. "Communicating Shared Knowledge in Infancy." *Psychological*

expert mathematicians." *Proceedings of the National Academy of Sciences of the United States of America*, vol. 113 (18) 4909-4917, (2016). https://www.pnas.org/content/early/2016/04/06/1603205113 .

図 13 右：Amalric, Marie, Isabelle Denghien, and Stanislas Dehaene. "On the role of visual experience in mathematical development: Evidence from blind mathematicians." *Developmental Cognitive Neuroscience*, vol. 30 pg. 314-323 (2018). https://www.sciencedirect.com/science/article/pii/S1878929316302201?via%3Dihub. Licensed under Creative Commons Non-Commercial No-Derivatives 4.0 International License CC BY-NC-ND 4.0. https://creativecommons.org/licenses/by-nc-nd/4.0/.

図 14：次の論文のデータをもとに著者が作成。Dehaene, Stanislas, Felipe Pegado, Lucia W. Braga, Paulo Ventura, Gilberto Nunes Filho, Antionette Jobert, Ghis laine Dehaene-Lambertz, Régine Kolinsky, José Morais, and Laurent Cohen. "How Learning to Read Changes the Cortical Networks for Vision and Language." *Science*, vol. 330, issue 6009, pg. 1359–1364, (2010). https://science.sciencemag.org/content/330/6009/1359.

図 15 上：G. Dehaene-Lambertz より提供。

図 15 下：未発表データおよび次の論文のデータをもとに著者が作成。Monzalvo, Karla, Joel Fluss, Catherine Billard, Stanislas Dehaene, and Ghislaine Dehaene-Lambertz. "Cortical networks for vision and language in dyslexic and normal children of variable socio-economic status." *Neuroimage*, vol. 61(1), pg. 258–274, (2012). https://doi.org/10.1016/j.neuroimage.2012.02.035.

図 16 上：Bruce Blaus, Blausen.com staff. "Medical gallery of Blausen Medical 2014". *WikiJournal of Medicine* 1 (2), (2014). doi:10.15347/wjm/2014.010. Licensed under Creative Commons Attribution-ShareAlike 4.0 International License (CC BY-SA 4.0).

図 16 下：Kilgard, Michael P., and Michael M. Merzenich. "Cortical Map Reorganization Enabled by Nucleus Basalis Activity." *Science*, vol. 279, issue 5357, (1998), pg. 1714–8. Reprinted with permission from AAAS.

図 17：次の論文のデータをもとに著者が作成。Bekinschtein, Tristan A., Stanislas Dehaene, Benjamin Rohaut, François Tadel, Laurent Cohen, & Lionel Naccache. "Neural signature of the conscious processing of auditory regularities." *Proceedings from the National Academy of Sciences U.S.A.*, vol. 106(5), pg. 1672–1677, (2009). https://doi.org/10.1073/pnas.0809667106; and Strauss, Melanie, Jacobo D. Sitt, Jean-Remi King, Maxime Elbaz, Leila Azizi, Marco Buiatti, Lionel Naccache, Virginia van Wassenhove, and Stanislas Dehaene. "Disruption of hierarchical predictive coding during sleep." *Proceedings of the National Academy of Sciences of the United States of America*, vol. 112(11), E1353-1362, (2015). https://doi.org/10.1073/pnas.1501026112.

図 18 左：Dehaene-Lambertz, Ghislaine, Karla Monzalvo, and Stanislas Dehaene. "The emergence of the visual word form: Longitudinal evolution of category-specific ventral visual areas during reading acquisition." *PLoS Biology*, 16(3), e2004103, (2018). https://journals.plos.org/plosbiology/article?id=10.1371/journal.pbio.2004103. Licensed under Creative Commons Attribution License CC-BY 4.0.

図 18 右：Zoccolotti, Pierluigi, Maria De Luca, Enrico Di Pace, Filippo Gasperini, Anna Judica, & Donatella Spinelli. "Word length effect in early reading and in developmental dyslexia." *Brain and Language*, vol. 93(3), pg. 369–373, (2005). https://www.sciencedirect.com/science/article/abs/pii/S0093934X04002792?via%3Dihub.

図 19：次の論文をもとに著者が描画。Chen, Zhe, and Matthew A. Wilson. "Deciphering Neural Codes of Memory during Sleep." *Trends in Neurosciences*, vol. 40(5), pg. 260–275, (2017). https://doi.org/10.1016/j.tins.2017.03.005.

本文中の図

図 1.1 下：Copyright © by Stanislas Dehaene.

図 2.1：figure 1 in Tenenbaum, Joshua B., Charles Kemp, Thomas L. Griffiths, and Noah D. Goodman. "How to Grow a Mind: Statistics, Structure, and Abstraction." *Science*, vol. 331(6022), pg. 1279–1285, (2011). https://science.sciencemag.org/content/331/6022/1279.

図 3.1：Copyright © by Stanislas Dehaene.

図 5.1 左：Cajal y Ramón, Santiago. "The Croonian Lecture: La Fine Structure des Centres Nerveux. *Proceedings of the Royal Society of London* (1894). https://archive.org/details/philtrans09891650/page/n17.

図版クレジット

カラー口絵

図 1：Copyright © by Nicolás Sainz Trápaga.

図 2 上：Google Brain Team. "Using Machine Learning to Explore Neural Network Architecture." *Google AI Blog* (2017). https://ai.googleblog.com/2017/05/using-machine-learning-to-explore.html.

図 2 下：Olah, Chris, Alexander Mordvintsev, and Ludwig Schubert. "Feature Visualization." *Distill* (2017). https://distill.pub/2017/feature-visualization/. Licensed under Creative Commons Attribution License CC-BY 4.0.

図 3 右：Guerguiev, Jordan, Timothy P. Lillicrap, and Blake A. Richards. "Towards deep learning with segregated dendrites." *ELife*, 6, e22901, (2017). https://elife sciences.org/articles/22901. Licensed under Creative Commons Attribution License CC-BY 4.0.

図 3 左：the MNIST database of handwritten digits. LeCun, Yann, Corinna Cortes, and Christopher J. C. Burges. http://yann.lecun.com/exdb/mnist/.

図 4：figures 2 and 3 in Kemp, Charles, and Joshua B. Tenenbaum. "The discovery of structural form." *Proceedings of the National Academy of Sciences of the United States of America*, 105(31), 10687–10692 (2008). https://www.pnas.org/content/105/31/10687.short. Copyright © 2008 by National Academy of Sciences, U.S.A.

図 5 左：Fei Xu Lab より提供。

図 5 右：Moira Dillon、Elizabeth Spelke より提供。

図 6 上：G. Dehaene-Lambertz、J. Dubois より提供。

図 6 下：下記文献のデータをもとに再描画。Dehaene-Lambertz, Ghislaine, Lucie Hertz-Pannier, Jessica Dubois, Sébastien Mériaux, Alexis Roche, Mariano Sigman, and Stanislas Dehaene. "Functional organizatio of perisylvian activation during presentation of sentences in preverbal infants." *Proceedings of the National Academy of Sciences of the United States of America*, 103(38), 14240–14245, (2006). https://www.pnas.org/content/103/38/14240. Copyright © 2006 by National Academy of Sciences, U.S.A.

図 7：Leah Krubitzer より提供された図を、許諾を得て改変。同研究の総説は次を参照。Krubitzer, Leah. "The Magnificent Compromise: Cortical Field Evolution in Mammals." *Neuron*, 56(2), 201–208, (2007).

図 8 上：Alain Chédotal より提供された図を、許諾を得て改変。次も参照。Belle, Morgane, David Godefroy, Gérard Couly, Samuel A. Malone, Francis Collier, Paolo Giacobini, and Alain Chédotal. "Tridimensional Visualization and Analysis of Early Human Development." *Cell*, vol. 169(1), 161-173.e12, (2017). https://doi.org/10.1016/j.cell.2017.03.008.

図 8 下：G. Dehaene-Lambertz、J. Dubois より提供。

図 9：figures 1 and 7 in Amunts, Katrin, Marianne Lenzen, Angela D. Friederici, Axel Schleicher, Patricia Morosan, Nicola Palomero-Gallagher, and Karl Zilles. "Broca's Region: Novel Organizational Principles and Multiple Receptor Mapping." *PLoS Biology*, 8(9). e1000489, (2010). https://journals.plos.org/plosbiology/article?id=10.1371/journal.pbio.1000489. Licensed under Creative Commons Attribution License CC-BY 4.0.

図 10 右上：photo by David Hablützel from Pexels.

図 10 下：*Nature*. Hafting, Torkel, Marianne Fyhn, Sturla Molden, May Britt Moser, and Edvard I. Moser. "Microstructure of a spatial map in the entorhinal cortex." Copyright © 2005.

図 10 左上・中段：Copyright © by Stanislas Dehaene.

図 11：figure 2 in Muckli, Lars, Marcus J. Naumer, and Wolf Singer. "Bilateral visual field maps in a patient with only one hemisphere." *Proceedings of the National Academy of Sciences of the United States of America*, 106(31), 13034–13039, (2009). https://www.pnas.org/content/106/31/13034.

図 12：Amalric, Marie, and Stanislas Dehaene. "Origins of the brain networks for advanced mathematics in

ま行

や行・ら行・わ行

な行

は行

た行

さ行

索引

著　者　**スタニスラス・ドゥアンヌ**（Stanislas Dehaene）

コレージュ・ド・フランス教授、NeuroSpin（フランスのサクレーを拠点とする脳画像化の研究所）所長。大学で数学を学んだのち、心理学で Ph.D. 取得。脳画像化研究の第一人者であり、とくに数や言語を扱う脳の能力、また意識に関わる研究で多くの業績を上げてきた。翻訳された著書に『数覚とは何か？：心が数を創り、操る仕組み』（長谷川眞理子・小林哲生 訳, 早川書房, 2010 年）、『意識と脳：思考はいかにコード化されるか』（高橋洋 訳, 紀伊國屋書店, 2015 年）がある。

訳　者　**松浦俊輔**（まつうら・しゅんすけ）

翻訳家。名古屋学芸大学非常勤講師。最近の訳書にフォン・バイヤー『QBism』（森北出版）、オコネル『トランスヒューマニズム』（作品社）、エヴェレット『言語の起源』（白揚社）、アレクサンダー『世界は幾何学で作られている』（柏書房）などがある。

解　説　**中村仁洋**（なかむら・きみひろ）

国立障害者リハビリテーションセンター研究所、脳機能系障害研究部主任研究官・脳神経科学研究室長。博士（医学）。仏・社会科学高等研究院博士研究員、東京大学医学系研究科助教、コレージュ・ド・フランス客員助教授などを経て現職。フランス滞在時には、スタニスラス・ドゥアンヌ氏のもとで機能的磁気共鳴画像（fMRI）を用いた脳機能研究を行った。

編集担当　丸山隆一・村瀬健太（森北出版）
編集責任　上村紗帆（森北出版）
組　　版　コーヤマ
印　　刷　日本制作センター
製　　本　　同

脳はこうして学ぶ
学習の神経科学と教育の未来

2021 年 2 月 26 日　第 1 版第 1 刷発行
2023 年 3 月 15 日　第 1 版第 4 刷発行

訳　　者　松浦俊輔
発 行 者　森北博巳
発 行 所　**森北出版株式会社**
東京都千代田区富士見 1-4-11（〒 102-0071）
電話 03-3265-8341／FAX 03-3264-8709
https://www.morikita.co.jp/
日本書籍出版協会・自然科学書協会　会員

Printed in Japan／ISBN978-4-627-88081-8